URSULA WALCH

Blutiges Brautgeld

Afrikas beraubte Frauen – eine Hebamme klagt an

braumüller

Bibliografische Information der Deutschen Nationalbibliothek
Die Deutsche Nationalbibliothek verzeichnet diese Publikation in der Deutschen Nationalbibliografie; detaillierte bibliografische Daten sind im Internet über http://dnb.d-nb.de abrufbar.

1. Auflage 2020

Servitengasse 5, A-1090 Wien
www.braumueller.at

Coverfoto: © Shutterstock/the24studio
Druck: Buch Theiss GmbH, A-9431 St. Stefan im Lavanttal
ISBN 978-3-99100-289-5

Als ich nicht glauben konnte, dass es außer in Indien noch irgendwo auf der Welt ein derart kompliziertes Kastensystem und sogar Sklaven gibt, sah mich die beschnittene Frau an und sagte: „Wie nennst du dann Menschen, die zeit ihres Lebens ständig der Aufsicht irgendeines Mannes unterworfen sind? Manchmal sind die Frauen hier nicht mehr als billige Sklaven, immer sind sie die wahren Unfreien und stehen noch unter den Schmieden …"
Am Ende meines Aufenthalts in den Mangrovenwäldern hatte ich eine Ahnung davon, wie die Macht über die Frauen und ihre Unterdrückung funktionieren – nicht nur in der Casamance.

So begann meine Rede auf dem XIV. Internationalen Hebammenkongress in Hamburg 2016 „SAAMA – denn Genitalverstümmelung ist kein Schicksal". Sie fasst die Erkenntnisse aus meinen Einsätzen in Afrika zusammen, die Mark Twain mit den schlichten Worten postulierte: „Reisen ist tödlich für Vorurteile."

Brautgeld zu zahlen, ist bei vielen Völkern der Erde üblich, besonders verbreitet ist die Praxis aber in den Gesellschaften Westafrikas. Dort heiraten auch die meisten Mädchen weltweit, nämlich mehr als 40 Prozent, vor ihrem 18. Lebensjahr. Das Risiko im Zuge einer Geburt zu versterben, ist bei diesen Mädchen fünfmal so hoch wie bei Frauen ab 20 Jahren. 15 Millionen Mädchen unter 18 Jahren werden jährlich verheiratet – für die meisten von ihnen wird Brautgeld bezahlt.

Inhalt

1. Felik

Ein Schrei zerriss die Nacht. Sofort war ich hellwach und orientierte mich an den wenigen silbern schimmernden Umrissen im Raum. Das kalte Mondlicht flutete durch eine kreisrunde Fensteröffnung und warf scharfe Schatten auf die gegenüberliegende Wand. Riesenhaft huschte mein Schattenbild über die lehmverputzte Mauer. Ich stolperte über Gladis' Rucksack, fluchte, fand meine Crocs und taumelte nach draußen.

Wie ein Verbündeter wies mir der tief stehende Mond den Weg an den Hütten vorbei bis an den Rand des Dorfes. Zu Adouna, dem Haus des Lebens. Zu Abys Haus. Nur der Wind und der Sand bewegten sich durch den Ort. Sonst war nichts zu hören. Da hallte ein weiterer Schrei durch die Dunkelheit. Ich beschleunigte meine Schritte, das Knirschen im Sand klang irgendwie surreal. Kurz streifte mein Blick das Wasser und die Mangrovenwälder in der Ferne. Der Landschaft haftete etwas Magisches an.

Durch das vergitterte Fenster der Hütte drang das grelle Licht einer Neonröhre nach draußen und warf ein verzerrtes Bild in den Sand. Ein Geräusch sagte mir, dass mein mitternächtlicher Ausgang nicht unbemerkt geblieben war, doch ich beachtete den Schatten nicht. Entschlossen betrat ich Abysarrs Reich.

Auf dem Gebärbett krümmte sich Ouréye, die einzige Hochschwangere des Dorfes. Gespenstisch trat das Weiß ihrer Augäpfel aus den Höhlen, und Schweißperlen glänzten auf ihrer schwarzen Haut. Dann glätteten sich ihre Züge wieder, und sie sank zurück auf die Liege. Bei meinem Anblick weiteten sich ihre Augen erneut. Neben der Qual spiegelte sich Entsetzen in ihrem Blick und noch etwas:

Verunsicherung und Hass. Hass gegen mich als Fremde, Andersartige. Eine Fremde hatte hier nichts zu suchen. Mit eisiger Miene griff sie nach dem Knebel, der ihr inzwischen in den Mund geschoben worden war. Ihre schrille Hasstirade traf mich mit ganzer Wucht. Aby schien von meinem Erscheinen ebenfalls irritiert, ließ mich aber näher treten. Souverän stoppte sie eine ältere Frau, die gerade ansetzte, sich aufzublasen wie eine Unke. Ouréyes Gekreische beendete sie ebenfalls mit einem einzigen, sehr autoritär klingenden Laut.

Ich umrundete die nur unwillig zur Seite tretende Angehörige, offensichtlich die Mutter der Gebärenden, und näherte mich dem Fußende der Liege. In der Luft lag eine beunruhigende Spannung, nicht die feierliche Erwartung und Vorfreude, die ich von Geburten auf dem Land kannte. Auch Abys Ausdruck war ernst und unergründlich, beinahe maskenhaft. Dann schweifte mein Blick von der Hebamme zwischen Ouréyes Beine.

Scharf sog ich die Luft ein. Großer Gott! Sofort war klar, warum ich nicht verständigt worden war. Warum ich nicht hier sein sollte. Hier, bei Ouréyes Geburt.

Ich schluckte.

„Du willst es nicht hören", beteuerte Aby und griff zur Schere.

Nein, eigentlich wollte ich es nicht hören und noch weniger sehen, aber da führte jetzt kein Weg vorbei. Spätestens bei der fünften Verstümmelten würde ich abgestumpft sein, und wusste dennoch, dass ich mich nie an diesen Anblick würde gewöhnen können. Ich nickte tonlos.

Die nächste Wehe rollte an. Ich sah noch keinen Kopf, aber das war bei der pflaumengroßen Öffnung am Scheideneingang auch nicht möglich. Der Rest war zugenäht.

Aby setzte die Schere an und schnitt. Tief. Tiefer. Das vernarbte, harte Gewebe knirschte und knackte zwischen dem blanken Stahl. Ouréye bäumte sich auf, das Gesicht verzerrt vor Wut und Schmerz.

Die ältere Frau hatte Mühe, sie auf die Liege zu pressen. Wie Klauen krallten sich Ouréyes Finger in den knochigen Rücken ihrer Mutter.

In mir verkrampfte sich alles. Wie versteinert starrte ich auf die klaffende Wunde, durch die sich quälend langsam der Kopf schob.

Aby legte die blutige Schere weg, mit der sie soeben den Schnitt an einer Stelle gesetzt hatte, die für uns nicht nur die intimste, sondern auch die lustvollste ist. Unspektakulär, wie selbstverständlich. Oder vielleicht doch nicht? Zitterten ihre Hände oder bildete ich mir das nur ein?

„Mach langsam, Ouréye", mahnte Aby, während sie die Finger einer Hand bremsend auf den feuchten, kahlen Kopf des Kindes legte. Aus der dünnsäumigen, blassrosa Wunde blutete es nur wenig.

Das Kind wurde in derselben Wehe geboren. Die hagere Alte bekreuzigte sich – eine Katholikin in dem muslimischen Dorf? – und brummte erleichtert. Dann streifte sie dem Kind ein Gris-gris, ein kleines Lederamulett, über den Kopf.

Aby legte den Jungen auf den Bauch seiner Mutter, die sich den Knebel aus dem Mund nahm und den Kleinen zur Brust zog. Gurgelnd und Fruchtwasser spuckend kämpfte das Kind darum, genügend Luft zu bekommen. Ich sah mich nach einem Sauger um und entdeckte auf dem sauberen Tuch neben Spritze und Hörrohr für die Herztöne einen Ballonsauger, wie ich ihn aus Südamerika kannte. Als ich damit die Atemwege freimachen wollte, war die Großmutter schneller. Schon hatte sie sich über das Kind gebeugt und ihre dünnen Lippen über den kleinen Mund gestülpt. Was sie geräuschvoll heraussaugte, spuckte sie auf den Boden. Als das Kind lauthals zu schreien begann, wischte sich die Alte zufrieden den Mund an ihrem Kaftan ab.

Während wir auf die Nachgeburt warteten, mied Aby meinen Blick, vermutlich waren mir das Entsetzen und die Verständnislosigkeit allzu deutlich ins Gesicht geschrieben. Ich beobachtete die Frau mittleren Alters mit der Haut so schwarz wie Ebenholz, deren kurzes Kraushaar wild nach allen Seiten abstand wie die Stacheln eines Morgensterns. Akribisch bereitete sie auf der Ablage neben dem Waschbecken alles zum Nähen vor. Viel war es nicht: eine Schere, eine chirurgische Pinzette, ein Nadelhalter. Die Nadeln hatten Ösen, aber keinen Faden, und ich erinnerte mich an längst vergangene Zeiten, als ich während meiner Ausbildung noch kein atraumatisches Nahtmaterial zur Verwendung hatte, das weniger Schmerzen verursachte.

Als hätte sie meine Gedanken erraten, flüsterte Aby: „Ich habe nicht mehr Anästhesie zur Verfügung." Seufzend strich sie sich mit dem behandschuhten Handrücken über das Haar.

Auch das noch. Das durfte nicht wahr sein! Also hatte sie die Frau schon vor dem Schnitt infiltriert, fragte sich nur womit. Im Müllsack fand ich eine kleine Ampulle Lokalanästhetikum, ein Witz angesichts der ausgedehnten Wunde oberhalb und zu beiden Seiten des Scheideneingangs, die nun stärker zu bluten anfing.

„Aber Aby, das ist doch Wahnsinn!", zischte ich.

„Hast du eine bessere Idee?", fauchte sie zurück.

Scheiße!, fluchte ich. So eine Scheiße! Fieberhaft arbeiteten meine grauen Zellen, suchten nach Betäubungsmethoden aus früheren Zeiten, aber außer Alkohol, Mohn und Holzhammer fiel mir nichts ein. In welchen Film, nein, in welchen Albtraum war ich da geraten?

„Es ist das fünfte Kind", meinte Aby und legte den Kopf schief. „Aber ein Mal geht noch." Meinen fragenden Blick ignorierend fädelte sie Catgut in eine Nadel. Es war ein langer Faden.

Unterdessen hatte die Großmutter dem Kind ein Tuch übergeworfen und sich auf einem Hocker neben der Liege niedergelassen. Wir alle wussten, dass die Geburt noch nicht vorbei war, bei einer Vielgebärenden lauerte die größte Gefahr gerade danach bei der Plazentalösung. Ich tastete den Bauch ab. Die Gebärmutter stand hoch, war aber nicht schwammig oder weich. Da Ouréye keine Anstalten machte, half ich nach und schob dem Kind eine Brustwarze in den Mund, um durch das Saugen eine schnellere Lösung der Plazenta zu erreichen.

„Hast du kein Oxytocin?“, fragte ich. Es war eine rein rhetorische Frage.

Unglücklich schüttelte Aby den Kopf. „Das alles steht auf meiner Liste“, murmelte sie.

Natürlich. Die Liste. Aber ganz oben auf der Liste sollte stehen: keine Verstümmelungen mehr, dann gebären die Frauen ganz unkompliziert. Ich überlegte mir den Worst Case, wie es ein Arzt tun würde, der in der Geburtshilfe vor allem für Komplikationen trainiert wurde. In einem solchen Fall wäre Eis hilfreich, aber das gab es ebenfalls nicht. Hirtentäschelkraut vermutlich auch nicht. Und in der Botanik der Mangrovenwälder kannte ich mich nicht aus. Falls eine verstärkte Nachblutung einsetzen sollte, blieb uns nur zu beten, aber darin hatten diese Frauen ja Übung.

Ich schielte zu dem Rinnsal, das von den Wundrändern in die unter dem Gebärbett angebrachte Schüssel tropfte. „Hast du sonst irgendetwas Rückbildendes?“ Nur für den Fall. Mit verstärkten Nachblutungen war nicht zu scherzen. Nicht mitten in den Mangroven.

„Einen Sandsack.“

Ah ja. Ich nickte. Immerhin. Im selben Moment richtete Ouréye sich auf und presste die Plazenta heraus. Aby fischte sie aus der Schüssel und breitete sie auf einer Folie am Boden aus. Stirnrunzelnd hockten wir über die Nachgeburt gebeugt, die aussah, als wäre sie von den Fängen eines Hundes zerfetzt worden. Obwohl sie schwer zu beurteilen war, schien sie vollständig zu sein. Aby entschied, die Frau zu nähen.

Davor aber griff sie ein weiteres Mal zur Schere. Ouréye bäumte sich auf. Sie zog und zerrte am Stoff ihres Kleides und stieß Schreie aus. Doch nur ein wimmernder Ton drang durch den Knebel, den ihr die Mutter unbeeindruckt wieder in den Mund geschoben hatte.

Damit die Wundränder zusammenheilen konnten, schnitt Aby den derben Saum entlang der frischen Wunde weg – sorgfältig und achtsam, um so wenig Gewebe wie möglich zu erwischen. Bis anstelle der ehemaligen großen und kleinen Labien und der unter Lust anschwellenden Schwellkörper nur noch dünne helle Ränder übrig waren. Dünne Ränder, die klaffend die rosa Schleimhaut der Scheide von der schwarzen Haut trennten und die an ihrem oberen Ende spitz zuliefen, dort, wo bei nicht Beschnittenen die Klitoris sitzt.

„Mein Gott …“, flüsterte ich tonlos. Ich konnte es nicht fassen, was da geschah. Ein hässliches Gefühl würgte sich in mir hoch, ein Gefühl der Hilflosigkeit und der Wut. Eine Welle grenzenloser Empörung drohte mich zu ersticken, denn ich konnte nichts tun. Heute erst hatte Marta das einzige Lokalanästhetikum unserer Notfallbox verbraucht.

Vor Schmerzen halb wahnsinnig presste Ouréye die Fersen in die Matratze. Wortlos griff Aby zum Nadelhalter. Bei jedem der weit gestochenen Knoten in dem traumatisierten Gewebe stieß die Frau gutturale Laute aus, die von dem Knebel gedämpft wurden.

Wie paralysiert starrte ich auf den tanzenden Nadelhalter in Abys Händen. In Spaniens Inselspitälern hatte ich im Laufe der Jahre viel gesehen, vieles, was ich lieber nicht hätte sehen wollen. Doch es war nichts im Vergleich mit dieser Abscheulichkeit. Alles hatte seine Grenzen! Mit jedem Stich wurde ich wütender. Das hier war kein gewöhnlicher Dammschnitt, verflucht noch mal, und selbst diesem stehe ich äußerst kritisch gegenüber, weil ich ihn für völlig unnötig und verstümmelnd halte. Ich kannte die Problematik der Beschneidungen von meinen Einsätzen in der Wüste nicht, aber natürlich hatte ich immer wieder davon gehört. Sie hautnah mitzuerleben, war etwas völlig anderes.

Die bestialische Verstümmelung im Kindesalter war bei Ouréye zwar schon viele Jahre her, doch wurde sie immer wieder schmerzhaft und blutig daran erinnert: bei jedem Geschlechtsverkehr, bei jeder Geburt. Das malträtierte Narbengewebe rund um ihren Scheideneingang dehnte sich schon lange nicht mehr, und ich fragte mich: Ging das nun schon das fünfte Mal so? Aufschneiden und wieder zunähen? Fünf Mal die gleichen Qualen? Was war das für eine menschenverachtende Tradition! Aber Hauptsache, die Männer hatten danach wieder ihren Spaß! Sex und eine zahlreiche Nachkommenschaft waren wohl das Einzige, was Männer in diesen Gesellschaften hier interessierte. Ich warf einen Blick zu Ouréye. Warum zur Hölle nahm sie dieses Martyrium auf sich? Hatte sie eine Wahl?

Auf einmal konnte ich den Geruch von Schweiß und frischem Blut nicht mehr ertragen und auch nicht die dürre Alte in ihrem emotionalen Koma, die ihre Tochter als kleines Mädchen der Beschneiderin ausgeliefert hatte. Ich warf einen hasserfüllten Blick in das schwarze runzlige Gesicht. An Jahren gemessen würde sie bei uns zu den Best Agern zählen, hier in Afrikas Mangrovenwäldern nicht. Da ist das Best Age mit dreißig schon vorbei, für die meisten Frauen mit fünfzehn. Ouréyes unbeschwerte Kindheit war mit fünf zu Ende.

Als Aby den letzten Knoten setzte und Ouréyes Scheideneingang erneut zugenäht hatte, machte ich auf dem Absatz kehrt. Aufgebracht verließ ich den Kreißsaal. Im Aufnahmezimmer war unterdessen ein Korb mit Früchten und Wasser auf den Schreibtisch gestellt worden. Durstig setzte ich die Flasche an die Lippen und sank auf den Stuhl. Draußen vernahm ich Gemurmel. Schon beim Herbeieilen hatte ich mich gewundert, dass sich nicht, wie in anderen Teilen Afrikas üblich, Heerscharen von Verwandten und Freunden vor dem Medizinhaus versammelt hatten.

Einige Zeit starrte ich ins Leere, dann erschien Aby im Türrahmen. Was auch immer ich jetzt sagte, würde sie nicht verstehen. Traurig schüttelte ich den Kopf.

„Sie hat gehungert“, raunte Aby, „um ein kleines Kind zu bekommen.“ Sie näherte sich dem Tisch und schob eine Pobacke auf die Tischplatte. Sie hatte, wie die meisten Frauen der Gegend, lange schlanke Beine ohne Waden und einen kräftigen Hintern.

„Hast du so etwas, ich meine eine solche Geburt, heute zum ersten Mal gesehen?“

Ich nickte und streifte mir hektisch eine Strähne hinter das Ohr. „Oui“, sagte ich knapp in rüdem Ton, „und ich finde es …“

„Ich weiß, was ihr davon haltet, ich bin nicht von gestern“, fiel Aby mir ins Wort. „Und ich hoffe, dass sich etwas ändern wird …!“

„Indem du sie wieder zunähst? Komm schon!“

„Was soll ich denn tun?“, ereiferte sich Aby und warf die langen Arme in die Luft. „Es war Ouréyes ausdrücklicher Wunsch!“

„Wie?“, fragte ich und starrte mein Gegenüber an. Es wurde immer irrsinniger. „Aby …“, krächzte ich und fürchtete, dass ich gleich überschnappen würde.

„Ouréye ist aus Goudomp.“ Aby wich meinem Blick aus. „Goudomp ist weit weg, es ist sehr … traditionsbewusst.“

Traditionsbewusst. Wie schön das klang. Bei uns hatte das Wort den Beigeschmack von Kulturpflege und Heimatverbundenheit, hier von Verstümmelung und Unterdrückung. Wie hässlich die Wahrheit oft ist. „Dann ist sie keine Diola?“

„Doch“, erklärte Aby. „Uns gibt es auch weiter im Landesinneren. So wie hier in der Gegend auch Peuhls und Bainouk leben, und Balanta, Manjaks …“ Sie holte Luft.

„D’accord, d’accord“, bremste ich Aby ein, denn ich befürchtete einen weiteren Ausbruch ethnologischer Belehrungen. „Dann ist sie eben eine Diola. Aber katholisch, stimmt’s?“ Das musste Ouréye wohl sein, denn ihre Mutter hatte sich bekreuzigt, das war eindeutig. Unter den Katholiken gab es weniger Genitalverstümmelungen, obwohl FGM, wie *female genital mutilation* kurz genannt wird, kein religiöses Phänomen ist. Dennoch kommt es in muslimischen Gesellschaften drei- bis viermal so häufig vor.

„Die meisten Diola sind katholisch – also katholisch-animistisch." Aby überlegte und lächelte schief. „Gut, animistisch", gab sie klein bei.

Ich nickte. Längst wusste ich, dass weder das Christentum noch der Islam hier vorherrschend waren, sondern der alte Glaube an die Naturgötter.

„Ouréye war Christin, in diesem erweiterten Sinne, und hat einen muslimischen Mann geheiratet. Das hier ist ein muslimisches Dorf."

„Mag sein, aber die Verstümmelung passierte in einer katholischen Familie, Aby!" Unfassbar. Aber zumindest war jetzt das hässliche Wort gefallen. Bis jetzt war Aby mir immer ausgewichen. Darüber zu reden, war absolut tabu.

„Hör zu", flüsterte Aby. „Eine stark beschnittene Frau, die durch mehrere Geburten sexuell unattraktiv geworden ist, läuft Gefahr, verstoßen zu werden – wie Frauen mit Ausfluss oder stinkenden Infektionen. Sie wird bei uns in das Haus ihres Bruders geschickt und ist fortan eine Schande für ihre Familie. Oder sie wird fortgejagt. Weißt du, was es für eine Frau mit Familie bedeutet, aus der Dorfgemeinschaft ausgeschlossen zu werden?"

„Du willst damit sagen: Eine Frau, die Kinder hat, hat keine Wahl …? Man hat immer eine Wahl, Aby."

Kurz schweifte Abys Blick in die Ferne. „Die Beschneidungen", sagte sie leise und benutzte das andere Wort, das harmlosere, „passieren überall im Senegal."

Ich schüttelte den Kopf. „Nicht bei jeder Ethnie, das stimmt nicht."

Aby senkte den Blick. „Alors, ich sehe jetzt mal nach Ouréye."

Sekunden später ein erstickter Schrei, dann ein Fluch. Sofort eilte ich in den Kreißsaal und sah Aby, mit einer Hand den Bauch massierend, zwischen Ouréyes Beine starren. Überall Blut. Ich tastete nach der Gebärmutter, die hoch stand und groß und schwammig war. Auf dosierten Druck hin spritzte hellrotes Blut aus Ouréyes Schoß – ein schlimmes Zeichen.

„Scheiße!", entfuhr es uns unisono, Aby auf Portugiesisch gefärbtem Französisch, mir auf Deutsch. Ein Anflug von Panik zuckte mir durch die Magengegend. Dann dieses eisige Gefühl im Nacken, bevor einem der kalte Schweiß ausbrach.

Aby fuhr sich immer wieder über den Kopf. Sie erkannte den Ernst der Lage ebenfalls und warf mir einen angsterfüllten Blick zu. Selbst die Alte schien zu verstehen, denn sie nahm den Säugling und verschwand fluchend nach draußen.

Als ich weiter Blut aus dem weichen Uterus drückte, verlor Ouréye das Bewusstsein. Dunkle Blutgerinnsel quollen aus ihrem Schoß. Aber es war nur Blut, keine Reste der Nachgeburt. Die Blutmenge bescherte mir allerdings eine Gänsehaut. Und weiche Knie.

„Lass kaltes Wasser holen!"

Blitzartig nahm ich mir einen Handschuh aus dem offenen Koffer, während Aby etwas nach draußen schrie, schnappte mir die Schere und setzte sie an. „Zugenäht bis auf Schwanzdicke!", fluchte ich und schnitt die letzten Knoten der Naht wieder auf. Verdammte Tradition!

„Von der Nachgeburt ist also was drinnen geblieben, Aby. Wenn der Rest nicht herauskommt, musst du ihn holen!"

„Ich soll … was?" In Abys Blick lag Entsetzen.

Ich streifte Ouréyes Kleid bis zum Brustansatz hinauf, schob das Lederamulett beiseite und betastete den Bauch. Abermals schüttelte ich den Kopf.

„Zu weich und zu hoch oben", flüsterte ich.

Aby befühlte ebenfalls den Bauch. Beherzt griff sie in die weiche, schwammige Masse unterhalb des Rippenbogens und drückte sie zwischen Daumen und den übrigen Fingern zusammen. Ein Strahl hellroten Blutes schoss aus Ouréyes Unterleib.

„Warum so viel Blut?“, erkundigte sich Binta, die Frau des Dorflehrers, die soeben den Raum betrat. Dann verstummte sie.

„Reste“, sagte ich nur und platzierte mich zwischen die gespreizten Schenkel. Wir mussten handeln. Und zwar schnell. An den angewinkelten Beinen vorbei schob ich meine Hand in Ouréyes Leib. Ich tastete den Muttermund, der sich wieder halb geschlossen hatte, schob meine Hand behutsam hindurch und weiter nach oben. Ouréyes Halsschlagadern schwollen an und gedämpftes Stöhnen entrang sich ihrer Kehle. Verflucht! Die anhaftenden Plazentareste ohne laufende Syntoinfusion auszumachen, war nicht einfach. Ich tastete nur weich und warm. Aber ich machte dies hier nicht zum ersten Mal.

Die Reste, oder was ich dafür hielt, warf ich auf ein Tuch, und Aby legte sie zur aufgebreiteten Nachgeburt. Meine Finger suchten weiter. Irgendwann gab ich auf, in der Hoffnung, die Plazentareste vollständig aus der Gebärmutter entfernt zu haben, und nickte. Aby hatte die Reste an die Stelle der Nachgeburt gefügt, die sich zuvor so schwer gelöst hatte, und nickte ebenfalls. Nun galt es, dafür zu sorgen, die Blutung zu stillen. Nichts weiter. Ohne Oxytocin, ohne Methergin, ohne Sulproston, ohne Tranexamsäure. Der Worst Case war eingetreten. Herausforderung hatte einen neuen Namen: Atonie in den Mangroven. Bei Umständen wie diesen letal.

„Du musst eine Infusion herrichten“, drängte ich Aby. „Egal womit.“ Ich hatte gar keine großen Erwartungen. Was immer sie in der Hütte fand, würden wir der Frau infiltrieren, und auf keinen Fall würde ich auf das Ablaufdatum schauen. Es war zu befürchten, dass die Flasche aus dem gleichen Fundus stammte wie das restliche Interieur.

Binta, die immer noch mit offenem Mund neben mir stand, ersuchte ich, sie möge meinen Schatten da draußen, wer immer das war, beauftragen, Marta und unsere Erste-Hilfe-Tasche zu holen. Binta wankte irgendetwas murmelnd und wie ferngesteuert aus dem Raum, war aber sehr schnell wieder da.

Aby holte ein weiteres großes Tuch, das sie mehrmals faltete und unter Ouréyes Pobacken breitete. Dabei sahen wir, dass die Frau nach wie vor zu stark blutete. Ihre Haut war kühl und die flache, schnelle Atmung besorgniserregend. Es half nichts. Ich hatte vermutlich die Reste der Nachgeburt von der Innenwand der Gebärmutter ablösen können, doch nun kontrahierte sie sich nicht. Beherzt schob Aby ihre Hand in die Vagina. Ihre Linke umfasste von außen Ouréyes viel zu weiche Gebärmutter und drückte sie gegen ihre Rechte in der Scheide. Ziemlich brutal. Ouréye öffnete die Augen, verdrehte sie jedoch sofort wieder. So fest Aby konnte, komprimierte sie das große, pastöse Organ von innen und von außen gleichzeitig, damit es endlich aufhörte zu bluten.

Ich hatte in der Zwischenzeit alles für eine Infusion gefunden und diese schnell zubereitet. „Einen Stauschlauch!“, rief ich. „Irgendwas!“ Ohne ihn würde ich in dem blutleeren schwarzen Arm wohl keine Vene finden.

Binta, die immer wieder Ouréyes Wangen tätschelte, damit sie nicht wieder das Bewusstsein verlor, gab uns ihren Gürtel. Damit klappte es schneller, als ich befürchtet hatte, und im Nu tropfte, nein, rann die Infusion, irgendeine längst abgelaufene Kochsalzlösung, in Ouréyes Vene und substituierte den Blutverlust. Binta hielt die Beine der Frau hoch und redete auf sie ein. Vielleicht flüsterte sie auch irgendein Gebet, denn immer wieder berührte sie das kleine Lederamulett um Ouréyes Hals.

Aby presste lange und fest. Schweißperlen bildeten sich auf ihrer Stirn. Und zur Anstrengung kam der kalte Schweiß, der Angstschweiß. Denn Ouréye hatte viel Blut verloren. Ein weiterer Verlust hätte eine Gerinnungsstörung zur Folge und wäre ihr Ende. Wir alle wussten das. Wo blieb nur Marta mit der Tasche? In der angespannten Stille in dem schlichten Gemäuer war nur das Pfeifen des Windes zu hören, der draußen kühl über das Wasser strich.

„Besser, du holst jetzt nasse Tücher“, bat ich Binta und nickte auf Ouréyes Bauch. Die Frau des Dorflehrers sah sich um und griff nach einem Eimer.

Mit gemischten Gefühlen zog Aby langsam ihre Hand aus der Scheide. Dann tastete sie erneut nach der Gebärmutter. Wieder drückte sie kleine Gerinnsel aus. Die Gefahr war noch nicht gebannt. Sofort schob sie ihre Hand erneut in die Vagina und presste die Gebärmutter mit der Linken gegen ihre Rechte.

Binta erschien mit dem kalten Wasser, dicht gefolgt von Marta mit unserer Tasche. Wortlos auf Aby starrend reichte sie mir unsere bescheidenen Vorräte. Binta trat an Ouréyes Seite und lächelte. Der Frau schien es besser zu gehen. Aby aber wagte nicht, ihren Griff zu lockern, nicht bevor die Blutung tatsächlich sistierte.

Ich fluchte, während ich die Tasche durchwühlte. Die kleinen Fläschchen mit Injektionslösungen dienten gerade einmal zur intravenösen Verabreichung der Notfallmedikamente. Oxytocin war nicht darunter. Auf einen geburtshilflichen Notfall wie diesen war ich nicht vorbereitet. Im Hintergrund hörte ich Marta ein ersticktes „Dios mío“ murmeln.

„Du weißt, was das bedeutet?“

„Ich kann es mir vorstellen“, sagte sie, beinahe tonlos.

„Und was denkst du?“

Die Spanierin drückte es mit einem Wort aus, einem beliebten Begriff aus der Anatomie.

„Alles wird gut“, meinte Aby leise, aber bestimmt.

Binta stellte den Eimer ab und holte aus dem Vorraum einen Stapel Tücher und eine Wasserflasche, um Ouréye Flüssigkeit einzuflößen.

Vorsichtig zog Aby ihre Hand aus der Scheide – die Gebärmutter hatte aufgehört zu bluten. Sie atmete auf, obwohl sie wusste, dass die Lage immer noch besorgniserregend war. Vor Anstrengung zitternd stand sie auf.

Als sie hinausging, um sich am Flussufer zu waschen, betrachtete ich die Frau näher. Ihre Lippen waren nicht mehr erschreckend blutleer, und auch ihr Blick war fest.

Ich nickte Marta und Binta zu. Letztere griff sich gleich an jene Stelle, wo ich unter dem Stoff das kleine Lederamulett vermutete. Nun, dem Gris-gris sei Dank! Denn nur die Amulette konnten, wie ich hörte, die Menschen gegen die Angriffe der Hexen in der Nacht schützen. Ich kontrollierte Zunge, Augenbindehaut und Handflächen und zog eine Schulter hoch. „Aby wird lange Zeit brauchen, um Ouréyes Eisenspeicher wieder aufzufüllen."

Marta und Binta machten sich sofort daran, zusammengefaltete Tücher in das kalte Wasser zu tauchen, sie auszuwringen und fest um Ouréyes Leib zu wickeln. Obenauf legten sie einen wollenen Burnus, den sie beiderseits unter ihrem Körper feststeckten. Trotzdem begann die Frau immer stärker zu zittern.

„Mach schnell, Aby", drängte ich, als die Hebamme wieder erschien, „nähe sie wieder zu, damit wir sie ordentlich einpacken können!" Wärme war jetzt das Wichtigste. Mit letzter Geduld war ich ihr behilflich, die Frau rasch zu versorgen. Die gutturalen Laute, die Ouréye dabei hie und da ausstieß, wertete ich zwar als positiv, doch ich merkte, wie die Situation zunehmend an meinen Nerven zerrte.

„Net!", rief Aby leise und legte Nadelhalter und Schere beiseite. Sie sah auf. „Das ist Jola und heißt: fertig, zu Ende."

Ein Seufzer entfuhr meinen Lippen. Dann richtete ich mich auf und streckte meine Glieder. „Sag, was hat die Alte so böse geflucht, als sie mit dem Kind verschwand?"

Aby wischte mit einem nassen Tuch das Blut von Ouréyes Schenkeln. Dann hielt sie inne. „Die Hexen kommen auf den Flügeln des Windes", murmelte sie, unterließ es allerdings, sich wie die Alte mit der Rechten zu bekreuzigen und mit der Linken an das Gris-gris zu greifen.

Nach dem Nähen sank Ouréye in einen Dämmerschlaf. Zu viert transferierten wir sie in das kleine Krankenzimmer nebenan. Die bei meinem Auftauchen noch sehr impulsive Frau war nicht wiederzuerkennen. Wie aufgebahrt lag sie unter den Decken auf dem Bett und hatte inzwischen die graubraune Farbe der Lehmwand angenommen. Selbst die Lippen waren blutleer und hell. Ich schob die Decken und den Sandsack noch einmal beiseite und tastete unter dem Amulett nach der Gebärmutter. Die Blutung stand noch immer.

Müde trat ich in die unwirklich erhellte Nacht. Immer noch lungerten die wenigen Angehörigen rund um das Medizinhaus. „Adouna" nannten es die Frauen der Insel, was so viel wie Leben bedeutete, weil die Erste-Hilfe-Station auch ein Geburtshaus war und die einzige Medizinkundige eine Hebamme.

Am nahen Ufer tauchte ich meine Arme in das leicht salzhaltige Wasser. Während ich über die blutverschmierten Stellen rubbelte, beobachtete ich aus den Augenwinkeln, wie ein junger Mann sich unweit des Stegs in den Sand setzte. Ohne ihm Beachtung zu schenken, ließ ich mich vor einem Poller nieder. Die nassen Arme von mir gestreckt lehnte ich mich gegen den Holzpflock. Seit ich Medusen von einem halben Meter Durchmesser im seichten Wasser des Mündungsdeltas gesehen hatte, wagte ich nicht mehr, meine Beine im kühlen Nass pendeln zu lassen. Schon gar nicht bei Nacht.

Eine Zeit lang betrachtete ich den zum Greifen nahen Mond. Gespenstisch tauchte er den Steg und die Mauern der Häuser in milchig weißes Licht. Der Platz zwischen dem Anlegesteg der kleinen Insel

Felik und dem Dorf gleichen Namens war eine sandige, leicht abfallende offene Fläche mit den Hütten auf der einen und dem Medizinhaus auf der anderen Seite. Um diese Stunde war er wie leergefegt.

Ich schloss die Augen und ließ die Nacht Revue passieren. Die häufigste mütterliche Todesursache bei Geburten in der westlichen Welt sind atonische Nachblutungen, also Blutungen nach der Geburt aufgrund einer mangelhaft kontrahierten Gebärmutter. Das war zur Zeit meiner Ausbildung zur Hebamme so und das hat auch dreißig Jahre später noch Gültigkeit. Namentlich bekannt ist mir nur ein Fall aus meinem Bekanntenkreis, der dramatisch endete. Nicht einmal durch die Entfernung der Gebärmutter, die gravierendste Notfallmaßnahme im Fall einer derartigen Blutung, konnte das Leben der Frau damals gerettet werden. Nicht einmal in dem Schwerpunktkrankenhaus, in dem sie entbunden hatte, um die größtmögliche Sicherheit zu haben. Schicksal, Bestimmung, Zufall oder Unglück? Heute sterben in Österreich im Schnitt drei Frauen pro Jahr an den Folgen der Geburt. In Zukunft werden es mehr sein, denn der Kaiserschnitt birgt für die Mütter größere Gefahren als die Spontangeburt. Das ist mittlerweile hinreichend belegt.

Während es in den vergangenen Jahrzehnten immer nur darum ging, die Mortalitäts- und Morbiditätsrate der Kinder zu senken, was mit der Erhöhung der Kaiserschnittzahlen um ein paar Prozent vor dreißig, vierzig Jahren auch gelang, rückte irgendwann das Wohl der Mütter in den Hintergrund. Denn mit den Nebenwirkungen der großen, nicht zu unterschätzenden Bauchoperation hat sich der Benefit des Eingriffs längst ins Gegenteil gekehrt. Heute belasten kaiserschnittbedingte Infektionen, Thromboseprobleme, Anästhesiezwischenfälle, nicht kontrollierbare Wucherungen und Verwachsungen und vor allem psychische Traumatisierungen die Gesundheit junger Frauen, die allzu blauäugig und vorschnell dem schnellen Schnitt zustimmten, anstatt einem natürlichen Geschehen, das die Natur über Jahrmillionen perfektioniert hat, zu vertrauen und den Vorzug zu geben. Denn medizinisch indiziert sind Kaiserschnitte laut World Health Organization in zehn bis maximal fünfzehn Prozent aller Geburten – weltweit. Bei einer höheren Rate steigen nicht nur die Risiken für die Mütter, auch die Kinder haben bei dieser Art, das Licht der Welt zu erblicken, erhebliche Nachteile. Geburt, die große Gefahr? Auch das ist längst eingebrannt in die kollektive Seele. Ein Dilemma, denn der Ausweg hieße einzig und allein: Verzicht auf Fortpflanzung.

Nun ja, Gebären ist nicht gefährlicher als Autofahren. Aber das muss ohnehin jede Frau für sich entscheiden. In Europa. In Afrika nicht. In Afrika ist alles anders. Hier, zumindest im Casamance-Delta, sieht man ja auch keine Frau am Steuer.

Was ich heute gesehen hatte, musste ich erst verdauen. Und Marta erst recht. Binta vermutlich ebenfalls, sie dürfte nicht beschnitten sein. Ich hatte an ihrem Ausdruck sofort erkannt, dass auch sie eine Infibulation, eine Verstümmelung dritten Grades, bei einer Geburt noch nie gesehen hatte. Ouréye hatte man alles weggeschnitten, sie mit drei, vier oder fünf Jahren der Klitoris, der kleinen und der großen Labien beraubt und diese Wunde bis auf Reiskorn- oder Erbsengröße zugenäht. Diese Mädchen und Frauen sehen aus wie die Puppen aus meiner Kindheit, so unschuldig, so verniedlicht, so inkomplett. Nie können sie mit sich experimentieren, ihre Lust entdecken – denn da ist nichts zum Spielen da. Kein Schwellkörper, der erregt, keine Lust, die entfesselt werden könnte. Kein Orgasmus, kein befriedigender Sex. Nur eine Narbe.

Bintas schmale Silhouette und Martas pummeligere Gestalt hoben sich dunkel von dem in gleißendes Silber getauchten Sand ab. Mit schnellen Schritten kamen sie auf mich zu, bedeuteten mir aber mit nach unten wippender flacher Hand, dass alles in Ordnung sei.

„Aby hat alles unter Kontrolle, sie wacht noch neben der Frau", sagte Marta. Man merkte ihrer Stimme an, wie mitgenommen sie war.

Binta sah von einer zur anderen. „Ich … ich werde mich dann wieder aufs Ohr legen. Wegen der Kleinen."

Ich nickte. „Ja, klar."

„Kommst du nicht?"

„Ich denke nicht, dass ich jetzt schlafen könnte." Eine kühle Brise strich durch mein Haar, und ich zog den Schal enger um meine Schultern.

Seufzend ließ Marta sich auf die Steine nieder.

Binta zögerte und ging ebenfalls in die Knie. „Das war grauenhaft, nicht wahr?", flüsterte sie kopfschüttelnd.

„C'est ça", sagte ich traurig. „Diese Reißverschlussmentalität – aufschneiden, zunähen … Diese armen Geschöpfe!" Ich wiederholte alles für Marta auf Spanisch.

„Die haben keinen Vergleich, Ursula."

„Das liegt doch auf der Hand, Binta!"

Die Frau des Dorflehrers schüttelte entschieden den Kopf. „Wie kann man wissen, wie sich zum Beispiel Hunderte Schmetterlinge im Bauch anfühlen, wenn man nie verliebt war?"

Marta seufzte. „Binta hat recht. Wie kann man es wissen, wenn man es nie anders gesehen oder gelernt hat?"

„Oder gespürt oder gefühlt?" Meine Stimme war voller Häme. Doch ich beschloss, dies der anmutigen Frau an meiner Seite nicht zu übersetzen. Nicht weil ich Bintas Kultur respektierte, in der das Thema tabu war, sondern weil wir heute schon genügend frustriert waren. Stattdessen nickte ich. „D'accord, d'accord." Wie viele Einheimische hatten wohl je Schmetterlinge im Bauch?

„Woher hast du das?", erkundigte sich Marta.

„Die Reißverschlussmentalität? Milagros erwähnte es neulich, als wir ebenfalls irgendwelche armen Schweine bedauerten. Ah ja, es waren die halb blinden und halb lahmen Fischhändlerinnen, die uns freundlich ihre rauen schwieligen Hände reichten.“ Milagros war in ihrem Ausdruck nie zimperlich und sie wusste eine Menge Zoten und Sprüche. Hinter der rauen Schale steckte aber ein weicher Kern. Beinahe hatte ich mich wieder an ihren Humor gewöhnt. „Wie betroffen sie wohl bei Ouréyes Anblick gewesen wäre!“

„Wer nicht!“, stöhnte Marta.

Ich seufzte.

Binta erhob sich etwas schwerfällig, strich sich Kaftan und Hose glatt und wandte sich zum Gehen.

„Sag“, ich berührte leicht ihren Unterschenkel, bevor sie sich entfernen würde, „in welchen Wahnsinn sind wir hier geraten?“

„Kein Wahnsinn.“ Binta schüttelte den Kopf. „So ist unser Leben hier. Kein Film, kein Fiebertraum. Es ist die Wahrheit über Afrika.“

2. Von Dakar in die Casamance

Aus dem Flughafengebäude von Dakar quollen Hunderte Menschen. Die meisten waren Europäer aus kühleren Regionen. Sie schwitzten und stöhnten, schimpften über die Formalitäten und nörgelten über die hohe Luftfeuchtigkeit. Die Atmosphäre auf dem internationalen Flughafen, dem Startpunkt unserer Reise, war ein Vorgeschmack auf alles, was uns im Senegal erwarten würde. Doch angetrieben vom Wunsch, dieses Land zu bereisen, um weitere Details der gegen Frauen gerichteten Grausamkeiten herauszufinden, waren wir entschlossen, es mit allem aufzunehmen: mit seinen Traditionen, mit seinem Aberglauben, mit seiner Mentalität. Denn wir wollten unbedingt hinter das WARUM kommen, sofern es ein solches überhaupt gibt. Vor allem aber wollten wir herausfinden, warum es heute, im 21. Jahrhundert, so schwierig ist, die hartnäckige Tradition der Beschneidung auszurotten.

„Alles keine Massentouristen", raunte ich meiner Freundin zu, „sondern Millionen von Individualurlaubern …"

Milagros lachte. Das durfte sie auch, denn sie war hierhergeflogen, um für ihre NGO, die spanische Schneiderkooperative ASAPS, Stoffe einzukaufen und Kooperationen in die Wege zu leiten, und nicht um billig Urlaub zu machen. Ich hatte mich mit der agilen Spanierin bei meinen Einsätzen in der Westsahara angefreundet, wo ich unter anderem für ein Schneiderprojekt in den Flüchtlingslagern zuständig war. Die Idee hinter der harmlosen Schneiderinitiative im Senegal war, in einem künftigen Projekt Schneiderinnen auszubilden und dabei gezielt die Fanatecas, die traditionellen Beschneiderinnen, anzusprechen und sie mit dieser „Umschulung" von ihrem blutigen Handwerk wegzulocken.

Die anderen zwei Begleiterinnen hatten noch ein weiteres Ziel. Gladis war Jugendpsychologin in Montalbán und Marta Säuglingskrankenschwester in Teruel. Beide wollten für das Jugendprojekt ihrer Non-Profit-Organisation senegalesische Kinder und SchülerInnen einladen, um auf diesem Wege über Bildung und Jugendarbeit gegen FGM anzukämpfen, durchaus auch mit Veranstaltungen im Land selbst. Diese Initiative gab es seit vielen Jahren in der Westsahara und sie hatte sich bestens bewährt. Abgesehen von dem gemeinsamen Ziel hatten die beiden Begleiterinnen nichts gemein.

Mein Zugang zum Thema und zur Problematik der weiblichen Genitalverstümmelung war per se ein etwas anderer und naturgemäß ein medizinischer. Immer schon neugierig, wissbegierig und reisefreudig blickte ich schon jahrelang über den eigenen Tellerrand. Als international in der Geburtshilfe und Frauengesundheit tätige Hebamme interessierten mich fremdländische Traditionen und Gepflogenheiten aus zweierlei Gründen: zum einen, um von ihnen zu lernen, als Bereicherung meiner eigenen Tätigkeit – wie etwa von den traditionellen Maya-Hebammen –, und zum anderen, um sie kritisch zu hinterfragen – vor allem dann, wenn sie die Gesundheit von Mutter und Kind gefährdeten.

Über viele Jahre begleite ich nun für die Österreichische Volkshilfe Frauengesundheitsprojekte in der Westsahara, in einer ehemals spanischen Kolonie, dazwischen hatte ich ein Regierungsteam in Mexiko in Fragen der Geburtshilfe beraten und auch in die Schweiz und nach Chile war ich Einladungen von Universitäten gefolgt. Ich bin nicht nur der Sprache wegen leicht hispanophil, es gibt zudem auch entfernte Wurzeln meiner Vorfahren in Katalonien. Und dann ist da noch das Essen, das mich hinzieht, und die Lebenslust. Und natürlich das Klima, das mich und meine Familie viele Jahre auf den Kanarischen Inseln festhielt. In Wahrheit verteidigte ich so ziemlich alles mit Zähnen und Klauen, was auf der Iberischen Halbinsel falsch lief, und das war damals nicht wenig. Weil die Kinder schließlich begannen, der Begrenztheit einer abgelegenen Insel zu entfliehen, folgten wir ihnen nach Österreich. Eine kleine Entscheidungshilfe bei diesem für mich schwierigen Entschluss war der Ruf an die Fachhochschule Joanneum.

Graz oder Wien war nun kein Pflaster, in dem man mit der „mañana-Mentalität", dem ewigen Auf- und Verschieben von Terminen und Verpflichtungen, punktete, wohl aber mit zusätzlichen Kompetenzen. Und diese hatte ich mir im Ausland erworben. Ich ging zuerst an die FH, wo ich den Studiengang Hebamme auf Schiene brachte, und danach als Freelancer wieder in die Hausgeburtshilfe. Als Hausgeburtshebamme mit wichtigen Skills, über die hierzulande nur Ärzte verfügen, und Ausbildungen, die ich mir an der spanischen Universität angeeignet hatte oder hatte aneignen müssen, um die Arbeitserlaubnis zu bekommen – da spanische Hebammen eine bessere Ausbildung haben –, und nicht zuletzt mit der Erfahrung von viereinhalbtausend begleiteter Geburten ist mein Wissen vor allem eines: weitreichend, praxisorientiert und absolut frauenfreundlich. Mit der modernen, Zeit und Verantwortung sparenden Absicherungsmedizin des geburtshilflichen Establishments, also der interventionsreichen Geburtsmedizin, habe ich nichts am Hut.

Von FGM hörte ich das erste Mal durch Waris Diries aufrüttelndes Buch, in der Hebammenausbildung war die weibliche Genitalverstümmelung kein Thema. Erst in Afrika selbst, als ich in der Sahara auf ein paar ältere Mauretanierinnen stieß, nahm die Thematik für mich Gestalt an und gewann jene Relevanz, die der Motor zu den folgenden Aktivitäten wurde.

Die Saharauis, ein Berberstamm wie unter anderen die Tuareg, sind ein sehr stolzes Volk, das sich noch bis in die Kolonialzeit unter den Spaniern im vorigen Jahrhundert Sklaven hielt – und zwar die viel dunkelhäutigeren Mauretanier. Trotz einiger Zwischenfälle kam es – und kommt es noch heute – kaum zu Vermischungen, zu überlegen und elitär fühlen sich die nach wie vor in Klanstrukturen lebenden Saharauis. Bei den Berbervölkern der Westsahara, Marokkos, Algeriens und Tunesiens gibt es die Tradition der Genitalverstümmelung nicht, sehr wohl aber bei den Ethnien im angrenzenden Süden.

Die Kommunikation mit den Analphabetinnen war schwierig, da sie nur Hassania sprachen, einen Dialekt des Arabischen, der in der Westsahara neben Spanisch die Landessprache ist. Trotz Dolmetscher gelang es mir nicht, ihnen brauchbare Informationen zu entlocken; die sehr verschlossenen Frauen blieben einsilbig. Bei den Saharauis selbst war FGM kein Thema, da es sie nie betroffen hat. Mich aber ließ es nicht mehr los. Im Gegenteil, ich wollte mehr wissen.

Aufgrund medialer Kampagnen diverser Celebrities konzentrierten sich die meisten Maßnahmen gegen FGM im Osten Afrikas, sodass ich die Gelegenheit, engagierte spanische NGO-Mitarbeiterinnen nach Westafrika zu begleiten, sofort ergriffen hatte. So kam es, dass mich meine anschließende Projektreise Ende 2013 in den Senegal führte, um in diesem durch eine große ethnische und linguistische Vielfalt gekennzeichneten Land die Situation der Frauen, die Tradition der Genitalverstümmelung und das Abenteuer des Gebärens fernab der westlichen Schulmedizin näher kennenzulernen.

Bei Recherchen zur Reise war ich auf das Fanado-Ritual in der Casamance gestoßen, jenes frauenverachtende Phänomen in der facettenreichen senegalesischen Gesellschaft im Süden. Offen blieben für mich viele Fragen, denen ich wohl nur vor Ort würde nachspüren können: Welche Rolle spielt die Religion bei den praktizierenden Ethnien? In muslimischen Gesellschaften wird drei- bis viermal so viel verstümmelt wie in christlichen, wobei ich unter den Christen mehr Animisten vermutete als gottesfürchtige Katholiken. Und was steht im Koran tatsächlich? Mohammed hatte die weibliche Genitalverstümmelung nicht verboten und auch nicht abgelehnt. Angeblich hatte er sich nur gegen eine zu radikale Beschneidung mit den Worten geäußert, dass Allah den Menschen perfekt erschaffen habe. Das darf bei der Frage nach den Gründen von FGM und warum sich diese Tradition so hartnäckig hält, nicht ignoriert werden. Andererseits, die geschätzt fünftausend Jahre alte Tradition hat es schon gegeben, als der Stammvater Abraham nach Mekka reiste, lange bevor der Prophet ebendort seine Offenbarungen hatte.

Oder liegt es nur an der unzureichenden Bildung? In den zwanzig Jahren seit Erscheinen des Buchs *Wüstenblume* ist FGM in allen Ländern des mittleren Afrikas verboten worden. Und dennoch wird weiter verstümmelt. Warum wird niemand verurteilt? Niemand eingesperrt? Immerhin geht es um schwere Körperverletzung, es gibt Gesetze und jede Menge Strafandrohungen für dieses Verbrechen – nur wird nie eine Strafe verhängt. Von Ost nach West, überall herrscht dieselbe Taktik des Wegsehens, Ignorierens, heimlichen Duldens.

Laut internationalen Studien der UNO, WHO und Terre des femmes gehört der Senegal mit seinen zwei Dutzend Ethnien zu den achtundzwanzig Ländern Afrikas, in denen FGM praktiziert wird, wenn auch „nur" knapp 30 Prozent aller Senegalesinnen davon betroffen sind. Demnach gibt es Ethnien im Land, in denen FGM so gut wie gar nicht vorkommt, und Völker, bei denen die Verstümmelung über 90 Prozent der Frauen betrifft. Und um diese Frauen und deren Töchter ging es uns.

Da standen wir vier nun, eine kleine Gruppe engagierter Frauen, und harrten der Dinge, die die Einreisebehörde mit uns vorhatte. Es war schnell klar, dass wir als Normalsterbliche nicht in den Genuss einer vereinfachten Einreise kämen wie etwa UN-Beauftragte oder VIPs, und in der Folge durch kilometerlange Absperrungen irrten, um in diesem Labyrinth den Pass alle zehn Meter einem Uniformierten unter die Nase zu halten. Es bestand zu der Zeit noch eine Visumpflicht, und so mussten wir das zweistündige Prozedere im alten, nicht klimatisierten Flughafen über uns ergehen lassen, ohne ungut aufzufallen.

Schließlich wurden wir in die Freiheit entlassen. Milagros hielt nach unserem Fahrer Insa Ausschau. Wie sich bald herausstellte, wartete er schon eine Ewigkeit in der Ankunftshalle gleich nach dem Zoll. Dennoch begrüßte er uns überaus herzlich und gut gelaunt. Afrikaner haben ja generell einen anderen Begriff von Zeit, und ich bestaune immer wieder ihre Geduld.

Erleichtert folgten wir unserem Kontaktmann zwischen den planlosen Individualurlaubern und den bei ihnen ihr Glück suchenden Jugendlichen hindurch zum Auto, das anscheinend weiter im Landesinneren geparkt war. Auch bei unserer Begrüßung war Insa sofort von hilfsbereiter Verstärkung umringt – für den Fall, dass eine von uns mit ihrem Trolley schwächelte. Ich bildete das Schlusslicht und folgte einem schmächtigen Kerl mit Sonnenbrille und hängender Jeans. In dem ganzen Gedränge hatte ich nur meinen Koffer im Blick. Die Beschaffenheit des Asphalts verschlimmerte sich mit der Entfernung zur Ankunftshalle, bald schleppte ich meinen Trolley mehr, als ich ihn zog, ließ ihn mir aber nicht aus der Hand nehmen. Der Bursche mit der Sonnenbrille – es war knapp vor Mitternacht, vermutlich schlief er auch mit den Gläsern – griff immer wieder danach und trottete schließlich grinsend neben mir her. Zu schlanken Typen mit Sonnenbrillen und verkehrt aufgesetzter Baseballkappe hatte ich aber nur sehr begrenztes Vertrauen.

Irgendwann war der Asphalt ganz hinüber, und die Räder meines Trolleys waren von kleinen Steinchen blockiert. Die handlichen von Iberia erlaubten dreiundzwanzig Kilo fühlten sich an wie hundert. Leise fluchte ich vor mich hin. Immerhin war ich schon seit in der Früh unterwegs, zu warm angezogen und hungrig. Halb so wild, sagte ich mir, wir hatten die Einreiseformalitäten hinter uns gebracht und waren transpirierend durch kilometerlange Absperrungen mäandert – es konnte also nicht mehr schlimmer kommen.

Dann standen wir vor Insas Dieselmühle. Ich schnappte nach dreißig Grad warmer, benzingeschwängerter Luft. Selbst im alles beschönigenden Licht der unzähligen Sterne über uns wurde aus der Rostschüssel kein vertrauenserweckender Straßenkreuzer, abgesehen davon, dass wir uns für unsere Exkursionen ins Landesinnere nach unserer Rückreise aus der Casamance so etwas wie einen Landrover oder SUV vorgestellt hatten. Jedenfalls ein verlässliches Fahrzeug mit minimalstem Komfort wie Klimaanlage oder Airbags.

Stöhnend schlichtete Insa mithilfe der Burschen unser Gepäck in den Kofferraum. Dann wollten sie Geld sehen. Als der Kerl mit der Sonnenbrille auch für seine Begleitung ein paar Euros forderte, platzte mir der Kragen und ich sprang knurrend in den Wagen. Nur Insas stämmiger Statur war es zu verdanken, dass sie stänkernd das Weite suchten. Heldenhaft stieg unser Mann in den Wagen. In tadellosem Spanisch erklärte er uns, wie sehr er sich freute, uns sein wunderbares Land zu zeigen.

Als Insa den Motor anließ, der grummelte und röchelte, herrschte im Wageninneren betretenes Schweigen. Versunken im antiken Plüschbezug der schlaffen Rückbank fragten wir uns, ob Insa tatsächlich vorhatte, uns mit dieser Karre durch das Land zu kutschieren. Insa war eine Bekanntschaft Milagros', ein Händler, der in Spanien mit allem Möglichen aus dem Senegal Geschäfte machte. Als er von unserem Reisevorhaben erfahren hatte, hatte er sich als Chauffeur angeboten. Wir nahmen ihn für die Zeit nach unserer Mission in der Casamance unter Vertrag. Die Konditionen hatte Milagros vereinbart. Erst später erfuhren wir, dass ein Fahrer mit rundum Bereitschaft im Land des Baobab 150 Euro im Monat verdient. Insa durfte sich über ein Vierteljahresgehalt freuen. Er kenne sein Land gut, hatte er glaubhaft versichert, und würde einen geeigneten Wagen für uns mieten. Nun, „geeignet“ mussten wir noch präzisieren.

Offensichtlich mit dem bisherigen Verlauf der Dinge zufrieden, nahm er seine Zigarettenschachtel von der Ablage. Hier rauchte jeder.

„Insa“, bat ich höflich, aber bestimmt, auch wenn ich seine Euphorie damit bremste, „bitte während der Fahrt nicht rauchen.“ Es war ja ohnehin sensationell, dass keine der drei Spanierinnen in meinem Alter diesem Laster verfallen war.

Schaukelnd setzte sich das Vehikel in Bewegung, und wir holperten aus dem weitläufigen Areal des Léopold Sédar Senghor International Airports. Ich bin keine Prinzessin auf der Erbse, aber ich schwöre, dass ich jedes Schlagloch bis in die Haarwurzeln spürte. Da kaum anzunehmen war, dass die Straßenverhältnisse in Senegals Hinterland besser waren als in der Hauptstadt, war für mich eines sonnenklar: Wir würden das Land nicht mit diesem Gefährt bereisen! Da ich im Moment aber weitaus hungriger als streitsüchtig war, drängte ich darauf, noch irgendwo etwas zwischen die Zähne zu bekommen.

Nach einem Restaurant Ausschau haltend stellte ich frustriert fest, dass wir offenbar in einer Gegend unterwegs waren, wo man ein solches vergeblich suchte. Das einzig wirklich Positive, das mir beim Lesen all der Reklameschilder auffiel, war, dass unser Chauffeur Spanisch sprach, und nicht bloß wolofgefärbtes Französisch. Nicht nur der beiden Spanierinnen wegen. Auch Gladis und ich hatten mit dem seltsamen Französisch, das irgendwann mit der um Dakar verbreiteten indigenen Sprache Wolof zu einer homogenen Mischform verschmelzen wird, Schwierigkeiten. Bei Milagros und Marta war aber nicht die Woloffärbung das Problem. Die beiden würden mit Spanisch und dem Valencianisch ihrer Heimat im frankophonen Land nicht weit kommen. Die Amtssprache war

Französisch. Dass neben der Kolonialsprache noch fünfunddreißig andere Sprachen gesprochen wurden, war eine andere Sache. Wenigstens blieben uns die ewigen Missverständnisse mit dem Chauffeur erspart. Eine Entschuldigung für die Tretmühle war Insas Mehrsprachigkeit allerdings nicht.

„Insa", rief ich aus den Tiefen der Rückbank, „steuere bitte das beste Restaurant an, das um diese Zeit noch offen hat!"

„Da gibt es nicht viel, Ursula. Wir sind nicht im Zentrum."

Gut, ich könnte jetzt fragen, warum wir nicht im Zentrum waren. Milagros hatte es Insa überlassen, für die heutige Nacht eine Unterkunft zu organisieren. Wir mussten morgen schon zeitig los und mit Insa wegen der Tickets zum Hafen. Die Fähre in die Casamance fuhr nur an zwei Tagen in der Woche und war die einzige Seeverbindung. Der Hafen erstreckte sich im Anschluss an das Stadtzentrum. Da hätte es doch nahegelegen, ein Quartier ganz in der Nähe zu suchen. Dort wimmelte es von Hotels aller möglichen Besternungen. Aber ich hielt besser den Mund, um die ohnehin schon strapazierte Stimmung nicht zum Kippen zu bringen. Immerhin war ich mit Milagros' Angebot, die Reise mit einem Experten an der Hand abzustimmen, mehr als einverstanden gewesen. Eine doppelte Planung hätte alles nur komplizierter gemacht. Wirklich wichtig war mir nur, genug Spitäler beziehungsweise geburtshilfliche Stationen anzusteuern und vor der Reise ein wenig über Land und Leute zu erfahren. In die Casamance mit der modernen Fähre bequem über Nacht anzureisen, statt einen Flug über Land zu wählen, entsprang dagegen unser aller Vorstellung, um einen authentischeren Eindruck von der imposanten Weite des Deltas und der Ausdehnung der Mangrovenwälder zu gewinnen. – Lag doch Ziguinchor, Hafen und Hauptort der Casamance, 80 Kilometer flussaufwärts am gleichnamigen Fluss.

„Du wirst schon etwas finden", flötete Milagros, es klang sehr vertraut. Sie saß neben dem senegalesischen Freund auf dem Beifahrersitz.

Hm … hatte ich da etwas nicht mitbekommen? In diesem Moment sprang Insa plötzlich auf die Bremse. Ich sah aus dem Fenster. Die gastronomische Katastrophe war nicht mehr aufzuhalten.

Was wir dann zu eiskaltem Bier verzehrten, war aufgrund der sehr schummrigen Beleuchtung nicht ersichtlich und wollten wir auch gar nicht genau wissen. Zumindest machte es satt. Das Bier der senegalesischen Marke Gazelle war noch das Beste daran und richtig gut. Ich wagte nicht, in der Lokalität, die man landläufig als Saftladen hätte bezeichnen können, auf die Toilette zu gehen, und drängte zum Aufbruch. Den ergebenen Freund zu kontaktieren, war der erste Fehler gewesen. Insa war vielleicht willig, aber nicht kompetent. Rasch verließen wir das Lokal.

Meine leicht apokalyptische Verfassung näherte sich einen Häuserblock weiter der absoluten Endzeitstimmung. Doch eigentlich wunderte ich mich nicht wirklich, als ich nach Erklimmen des vierten Stocks durch ein enges Stiegenhaus im dürftigen Quartier eine Toilette ohne Wasser vorfand. Das schaffte es in den vierten Stock nur sehr unentschlossen. Dafür war das Appartement auch für Menschen ohne Fernseher und Telefon ein Garant, dass sie sich sozial voll integriert fühlten, denn nichts, was in der Absteige nebenan geschah, blieb unklar – nur sportlich mussten sie sein.

Mit letzter Kraft wuchtete ich die gefühlten hundert Kilo auf das Bett. Zahnseide und Abschminkgel waren die letzten zivilisatorischen Errungenschaften, um die es mir heute noch ging. Müde rollte ich mich in meinen dünnen Schlafsack und zog dann doch irgendwann noch das Laken darüber, wohl wissend, dass es vor mir schon anderen Gästen gedient hatte. Angeekelt grübelte ich über die Bezeichnung „Wanzenburg" in Französisch nach, wollte aber eigentlich nur noch schlafen. Um ein Gespräch mit Insa würden wir jedenfalls nicht herumkommen. Offensichtlich hatte er preisgünstig allzu wörtlich verstanden.

Als Insa wie ausgemacht um acht Uhr ein Liedchen pfeifend erschien, baten wir ihn zu einer Unterredung.

„Was ist?“, scherzte er, als er unsere Mienen sah. „Sorgt das Wetter für eure Humorlosigkeit?“

Marta starrte ihn an. Wütend hatte sie heute Morgen ihre Moskitostiche gezählt.

Dabei hatte uns Insa per Mail explizit versichert, dass überall im Senegal Moskitonetze zur Standardausrüstung gehörten. Saubere Bettwäsche und intakte WCs offensichtlich nicht, aber darüber hatten wir auch nicht gesprochen. Wenn man reist, sagte seine gekrauste Stirn, müsse man eben gewisse Abstriche machen. Dann nannte er den Preis für die Hütte. Kurzzeitig stieg auch mein Adrenalinspiegel.

Insa bedeutete uns zu warten und verschwand.

Marta fächelte sich noch immer Luft zu, Gladis kämmte sich ihre ungezähmte Morgenmähne. Nur Milagros beugte sich schulterzuckend der vermeintlichen Realität von Dakars Immobilienmarkt und zückte die Gemeinschaftskasse.

„Insa kennt sich aus,“ betonte sie.

„Ah ja“, stöhnte ich. Es war höchst interessant, wie hartnäckig sie den Typen verteidigte. „Wie kommst du darauf?“

„Insa ist der Sohn eines Finanzbeamten.“

„Ich dachte, er war ursprünglich Lehrer …“

„Das eine schließt doch das andere nicht aus, Ursula!“ Ihre Stimme bekam einen scharfen, inquisitorischen Unterton.

Dagegen bin ich allergisch. „Okay, da gebe ich dir recht. Vor allem sein Geschäftsstil mit uns bleibt davon nicht unbeeinflusst.“ Ich konnte es mir einfach nicht verkneifen.

Gladis beugte sich zu mir und flunkerte. „Wahrscheinlich war er Mathematiklehrer und hat senegalesische Arithmetik studiert: zwei plus zwei ist acht, oder so.“ Ihr Verstand war messerscharf, auch wenn er zuweilen sehr zynisch sein konnte. Gleich darauf erschien Insa mit einem für Senegalesen eher kurz geratenen Mann in mittleren Jahren. Bei unserem Anblick wiederholte dieser, von Gier getrieben, den Preis.

„Vielleicht hat der Typ eine große soziale Ader“, spöttelte Marta, „und versorgt mit den Einnahmen die gesamte Sippe.“

Gladis nickte. „Milagros glaubt ihm, dass alles so teuer ist, wie er eben gejammert hat.“

Natürlich glaubte sie es. Ich glaubte das nicht, sagte aber: „Die Preise hier werden wir ja bald sehen.“

Punkto Appartementpreis stießen wir hier auf einen senegalesischen Härtefall. Zähneknirschend mussten wir die völlig überteuerte Nacht bezahlen.

Bevor wir starteten, versuchte ich Insa zu erklären, was wir uns vorstellten. „Dass ich dem Kerl mit der Sonnenbrille gestern am Flughafen kein Trinkgeld gegeben habe, geschah aus Prinzip und nicht, weil ich geizig bin oder überall nur das Billigste suche. Das hier ist eine Dienstreise, eine öffentliche Mission, und die läuft nach gewissen Kriterien ab. De acuerdo?“

Insa nickte.

Als wir die Sache mit zukünftigen Lokalen und einem Fahrzeugwechsel für geklärt hielten, verließen wir das Viertel in Richtung Hafen. Die Gegend, durch die wir eine Abkürzung nahmen, sah bei Tag auch nicht besser aus als bei Nacht. Doch von Dakar erwartete ich mir ohnehin nicht viel. Ich kannte andere große Hafenstädte in Afrika, die allesamt mit dem Zuzug aus dem Hinterland zu kämpfen hatten und vor allem eines waren: schmutzig und laut.

Feiner Nieselregen begleitete uns. Dennoch schien jedermann auf der Straße zu sein. Nur schleppend näherten wir uns Zentrum und Hafen. Insa fluchte und hupte abwechselnd, wie die anderen Fahrer auch.

Dass Insa, kaum dass wir dort angekommen waren, unsere Tickets nicht herausrückte, sondern ein undeutliches „Ich komme mit" in den Hemdsärmel murmelte und aus dem Wagen sprang, fand ich noch irgendwie verständlich. Gang und Körperhaltung machten mich dann aber stutzig. Ich wollte ihn zur Rede stellen, doch Insa lief schon voraus und wir vier hinterher.

„Gibt es irgendetwas, das ich wissen sollte, Milagros?", forschte ich im Laufschritt.

Um die Ecke in der Schalterhalle der Hafenkommandatur sahen wir dann die Schlange vor dem einzig offenen Schalter.

„Por Dios!", entfuhr es mir laut. Wenn die Schlange noch länger wird, bekommt sie bestimmt eine Postleitzahl. „Also?" Mein Ton wurde unweigerlich schärfer. „Falls sich herausstellen sollte, dass Insa noch gar keine Tickets hat, garantiere ich für nichts."

„Bitte bleib cool, okay? Wir haben die Tickets …"

„Hast du sie gesehen?"

Milagros nickte.

„Was treibt uns dann hierher?"

„Insa bekam keine *guten* Fahrkarten mehr …"

„Was sind keine *guten* Fahrkarten? Was soll ich mir genau darunter vorstellen?"

Schon sah ich mich nach irgendeinem Uniformierten der Hafenkommandatur um. Was im Endeffekt auch nichts gebracht hätte.

Milagros warf die Arme hoch. „Alle Kabinen waren schon von den Mekka-Reisenden ausgebucht."

Klar. Unser muslimischer Freund konnte natürlich nichts vom jährlichen Hadsch wissen. Das hätte ich oder der Lehrling im Reisebüro, der auch nichts vom Hadsch wusste, besser erledigt. Weil nämlich früher. Oder hatten die Mekka-PilgerInnen hier ein Privileg auf die Kabinen der Fähre? Gereizt sah ich mich um. Marta kratzte sich erbost ein Dutzend Mosquitostiche, und in Gladis Zügen las ich, dass sie ebenfalls bedauerte, wegen Insa kostbare Zeit verloren zu haben. Zu Tageszeiten, an denen man sich der ungeteilten Aufmerksamkeit der Schalterbeamten sicher sein konnte, mussten wir ja über Mietauto und absolute No-Gos diskutieren! Um zu retten, was zu retten war, marschierte sie kurz entschlossen an der Schlange vorbei zum Schalter. Zu forsch vielleicht. Die Welle an Sympathiebekundungen erreichte schon vor ihr den Mann hinter Glas. Der überforderte Beamte schaltete auf stur. Die Rechnung ihrer Ungeduld hielten wir in Form von Butaca-Tickets in Händen. Einfache Sitzplätze also, keine Kabine. Was dies bedeutete, würde uns in Kürze fünf schmerzhafte Stunden lang auf harten Schiffsbänken bewusst werden und uns ewig in Erinnerung bleiben.

Feine Dampfschwaden schwebten über dem Boden, als eine kräftige Novembersonne den Asphalt erwärmte und die letzten Wasserlacken zu trocknen suchte. Bevor wir Dakars bekannten Markt im Zentrum aufsuchten, führte Insa uns in ein Teehaus, in dem die VIPs der Stadt frühstückten. Offensichtlich gab es nur diese beiden Extreme: ein paar Treffpunkte für die selbstgerechte Tee oder Prosecco schlürfende Schickeria und Lokale wie heute Nacht.

Wir genossen das luxuriöse Frühstück und beobachteten die feine Klientel jeglichen Couleurs. Vor allem die Frauen schienen wenig affektiert zu sein und uns Fremden gegenüber freundlich. Interessant war auch das Outfit der Damen: Von unschickem Business-Grau und gottesfürchtigem Schnitt bis zu bunten figurbetonten Kleidern war alles vertreten. Am Nebentisch etwa eine Senegalesin – bestimmt einen Kopf größer als ich – in einem grellbunten Kleid, das besonders am Rücken auffallend textilarm war.

Der abhandengekommene Stoff schien in der aufgetürmten Kopfbedeckung zu stecken, und ich wunderte mich, dass der pompöse Kopfschmuck bei ihren temperamentvollen Gesten partout nicht den Gesetzen der Schwerkraft folgte.

Auf der Place de l'Independance standen die größten Banken des Landes. Nach dem Wechseln unserer Euros in die Landeswährung CFA-Franc, auch XOF genannt, sahen wir auf die Uhr. Es blieb uns noch etwas Zeit bis zu unserem Termin, und Insa führte uns zur großen Markthalle der Altstadt. Wir überquerten den verwahrlosten Platz der Unabhängigkeit, um den im entgegengesetzten Uhrzeigersinn unaufhörlich drei-, manchmal vierspurig der Verkehr brandete. In den Straßen auf der gegenüberliegenden Seite des Platzes trafen wir, vermutlich wegen der Dichte an Botschaften, Versicherungen und Reisebüros, immer wieder auf Polizisten, aber auch auf Bettler.

Um eine Ecke dann, am Straßenrand kauernd, eine Frau und ein Mann mit hässlichen Stumpen an den Gliedmaßen. Lepra. Entsetzlich. Ich hatte das noch nie in natura gesehen. Ein engagierter Österreicher, las ich, leitete ein Leprahilfsprojekt, das seit über dreißig Jahren ein Lepradorf nahe M'bour südlich von Dakar betreute. An Lepra sollte niemand mehr leiden müssen. An Malaria oder Gelbfieber auch nicht …

Die jungen Männer auf dem Handwerksmarkt rund um die kreisrunde Markthalle winkten einladend. Vermutlich dachten sie bei unserem Anblick, sie würden heute das Geschäft ihres Lebens machen. Doch dazu blieb keine Zeit.

Auf dem Programm standen ein erstes Treffen mit der Koordinatorin von UN Women Senegal und die Begrüßung durch die Gesundheitsministerin. Frau Professor Awa Marie Coll-Seck war eine sehr dynamische Schwarze Mitte sechzig, die sich sofort entschuldigte, weil sie so vielbeschäftigt war.

Durch ihre Mitarbeiterin, Madame Ba, ließ sie uns ausrichten, dass sie unsere Delegation aus Spanien nur empfing, weil es sich um ein äußerst wichtiges Unterfangen handelte. „Madame est désolée ...! Sie kann sich nur ein paar Minuten Zeit nehmen."

In kurzen Worten stellten wir ihrer rechten Hand unser Anliegen vor, dann bat sie uns erneut zu warten. Nach weiteren zwanzig Minuten erschien die Ministerin plötzlich im Gang. Im Vorbeieilen schüttelten wir der charismatischen Frau die Hand, und sie wünschte uns für unsere Aufgabe viel Erfolg. Coll-Seck wusste, wovon sie sprach. Als Fachärztin für Infektionskrankheiten war sie über die wichtigsten Probleme der afrikanischen Bevölkerung bestens informiert. Über FGM auch. Vor ein paar Jahren war sie in den Vorstand von RBM berufen worden. Die *Roll Back Malaria Partnership* der WHO war eine globale Plattform für ein koordiniertes Vorgehen gegen Malaria.

Einen Augenblick später bog die ihr nacheilende und schon etwas aufgelöste Madame Ba um die Ecke. Wir baten die Assistentin um größtmögliche Unterstützung von behördlicher Seite.

„Oh gewiss, gewiss! Und merci beaucoup!", lächelte auch sie, winkte uns zum Zeichen des endgültigen Abschieds und hastete Coll-Seck nach.

Ich gebe zu, dieses erste Treffen war etwas enttäuschend. Doch beeindruckt von der Ministerin beschlossen wir es zu einem späteren Zeitpunkt erneut zu versuchen. Coll-Seck musste wirklich sehr beschäftigt sein. Immerhin war sie neben ihrem Job Autorin von mehr als hundertfünfzig wissenschaftlichen Veröffentlichungen und Mitteilungen zu diversen medizinischen Themen und Mitglied von mehr als zwanzig Fachgesellschaften und Organisationen. Eine Frau. Mitten in Afrika. Ich war begeistert.

Von der nahen Cité Universitaire im Südwesten der Stadt ging es in den Norden, vorbei am Flughafen und weiter an die Küste, bis zu den letzten Ausläufern der Stadt.

Im Sitz der ONU Femmes Sénégal, einem modernen Neubau direkt am Meer, stellte uns Madame Raky, die Leiterin dieser Institution, ihrem engagierten Team vor. Die Ressortleiterinnen schilderten uns in der Folge die dringlichsten Probleme, um die es der Organisation ging.

„Die Analphabetenrate der Frauen im Senegal liegt bei 74 Prozent", betonte die Leiterin des Bilungsressorts, eine zierliche, junge Frau.

„Ich verstehe", sagte ich, „die Schulbildung generell stellt vermutlich bei einigen Ethnien ein großes Problem dar. Wenn ich mich richtig erinnere, ist es auch mit der Alphabetisierung der Männer nicht weit her. Zwischen 60 und 70 Prozent können weder lesen noch schreiben, nicht wahr?"

Sie nickte. „65 Prozent der Männer sind Analphabeten. Aber heute ist es bei den Jungen Gott sei Dank nicht mehr so. Buben bekommen durchwegs Schulbildung. Sorgen machen uns die Mädchen, weil sie, statt zur Schule zu gehen, früh verheiratet werden und keine Chance auf einen Beruf und Unabhängigkeit haben."

„Solange Beschneidung wichtiger ist als Bildung", warf eine andere Ressortleiterin in die Diskussion ein, „wird sich das nicht ändern!"

„C'est ça, Madame." Ich lächelte der resoluten Frau zu. „Ich bin auch der Meinung, dass Bildung ein Schlüssel für gesellschaftliche Veränderung ist. Ohne die Ausbildung der Mädchen wird es keine gesellschaftliche Weiterentwicklung geben. Aber Bildung ist kein Garant für eine FGM-freie Gesellschaft. Ich denke da an den Sudan. Im Sudan ist die weibliche Genitalverstümmelung wie hier im Senegal verboten worden. Dann wurde das Verbot im islamischen Nordsudan wieder aufgehoben. Die Beschneidung muss aber unter gewissen Kautelen durchgeführt werden. Ich kenne selbst eine sehr gebildete sudanesische Familie, in der der Bruder einer Ärztin, selbst Akademiker, seine kleine Tochter ins Spital zur Beschneidung brachte …"

Die Senegalesin schüttelte den Kopf. „Die Legalisierung von Beschneidung, die von medizinischem Personal durchgeführt wird, ist für uns keine Option."

„Wir sehen das auch so", sagte Gladis.

Madame Raky nickte. „Null Toleranz!"

„Der Sudan", meldete sich Daba, die Ressortleiterin für Menschenrechte zu Wort, „hat nicht alle Konventionen zum Schutz von Kindern und Frauen unterzeichnet. Aber ist der aktuelle Stand nicht so, dass offiziell nur die Sunna, also die Beschneidung Typ I, legalisiert ist?" Fragend blickte sie in die Runde. Da niemand eine definitive Antwort über den erlaubten Grad der Beschneidung wusste, notierte sie sich den Punkt auf ihrem Notizblock.

Einig waren wir uns jedoch darüber, dass die Übergänge der Klassifizierungen fließend sind und sowohl die Sunna, Typ I, als auch die Exzision, Typ II, denselben Schweregrad darstellen können, nämlich die teilweise oder vollständige Entfernung der Klitoris. Bei der Exzision kommt noch die teilweise oder vollständige Abtrennung der kleinen Schamlippen hinzu, weswegen in den meisten Fällen Nähte gesetzt werden. Vor allem nach der Verstümmelung mit einer Glasscherbe oder nach mehrfach gesetzten Schnitten mit einer Rasierklinge ist an der bleibenden Vernarbung eine exakte Klassifizierung unmöglich. Einzig die Infibulation, Typ III oder pharaonische Beschneidung, ist durch das zusätzliche Amputieren der großen Schamlippen und Zusammennähen oder -klammern der Wunde eindeutig, weil bei dieser Version nur eine kleine Öffnung am Ende einer langen Narbe übrig bleibt. Im südlichen Ägypten, in Somalia, Dschibuti und Eritrea, wo die pharaonische Beschneidung den Regelfall darstellt, ist diese Öffnung oft nicht größer als ein Reiskorn.

„Wir müssen an vielen Fronten kämpfen", gestand die Bildungsexpertin.

Marie-Pierre Chaupin Raky tippte an ihre Brille. „Wir wissen ehrlich gesagt nicht, Mesdames, wo wir anfangen sollen. Die Lebenserwartung liegt bei ca. 61 Jahren, der Gender Inequality Index Rang ist 124 von 160, es gibt 350 mütterliche Todesfälle bei 100.000 Geburten und 50 von 1000 Lebendgeburten sterben. Das alles hat wiederum mit der verfluchten Genitalverstümmelung zu tun, pardon …"

„Nein, ist schon okay, ich bin Ihrer Meinung. Also sollten wir dort vermehrt tätig werden." Ich sah von einer zur anderen. Die fünf Damen uns gegenüber nickten.

Madame Raky blickte in ihre Unterlagen. „Sie sind Hebamme, Frau Walch, und Lektorin an der Universität. Was genau ist der Inhalt Ihrer Mission, wenn ich fragen darf?"

„Nun, wir wollen mit verschiedenen Initiativen gegen die weibliche Genitalverstümmelung ankämpfen, zunächst aber einmal Erkenntnisse darüber und über Bekämpfungsmaßnahmen im Lande gewinnen – also in diesen Wochen einmal die Lage sondieren und einen Überblick gewinnen …"

„Dorthin fahren", warf Gladis ein, „wo Frauen mit dieser Bürde leben und diese Tradition praktizieren. Ich zum Beispiel habe überhaupt keine Erfahrung damit. Ich bin Psychologin und möchte mir ein Bild machen: Wo passiert das, unter welchen Umständen und so weiter … Wir starten in der Casamance, werden aber auch andere Regionen besuchen …"

„Die Casamance", nickte die sehr kompetente Direktorin, „hat hohe Beschneidungsraten, vor allem um Sédhiou. Das verwundert, wenn man bedenkt, dass ein Teil der Bevölkerung katholisch ist. Noch höher – etwa 85 Prozent – sind sie in Matam und in der Region Tambacounda, die nördlich an die Casamance anschließt. Am höchsten ist die FGM-Rate in der Region Kédougou, dort sind 92 Prozent der Frauen zwischen 15 und 49 Jahren beschnitten. Aber bitte, fahren Sie fort, Madame Professeur."

„Gerne. Des Weiteren", setzte ich fort, „geht es bei unserem Einsatz darum, Statistiken zu erstellen und den Bedarf für Kampagnen zu erheben. Aufgrund dieser Daten sollen die Gesundheitsbehörden in die Pflicht genommen, aber auch Bürger mobilisiert und der öffentliche Druck auf die Politik zur Durchsetzung der Ziele ausgeübt werden. Wir wollen zudem herausfinden, was genau die Umsetzung des Millenniumsentwicklungsziels, nämlich die Bekämpfung von FGM, verhindert, an der immer noch zehn Prozent der Mädchen sterben und der Rest ein Leben lang leidet."

Madame Raky seufzte und rückte ihre Brille zurecht. „D'accord, Madame Professeur. Malaria, Gelbfieber, Lepra, Polio, Drakontiasis, alle diese Infektionskrankheiten haben irgendwelche Mikroorganismen als Ursache. FGM entspringt nur kranken Hirnen."

Sie sah mich an, während die Spitze ihres Kugelschreibers monoton auf die Tischplatte klopfte. Ihre Worte klangen nach ziemlicher Ratlosigkeit.

„C'est ça", bedauerte ich. „Aufgrund der großen medialen Präsenz von Waris Dirie und anderer Akteure finden die meisten Initiativen gegen FGM im Osten Afrikas statt, wo einige Länder sehr stark betroffen sind, wie zum Beispiel Somalia mit seiner hohen Rate an Infibulationen, also Typ III. Der Senegal wird von der Thomson Reuters Foundation etwa im unteren Drittel eingestuft, doch grenzt er an Länder wie Guinea oder Mali im Westen, die sehr hohe Verstümmelungsraten haben."

„Das Fanado-Ritual", erklärte die Ressortleiterin für Menschenrechte, „diese Frauen zugrunde richtende Tradition in den ländlichen Gesellschaften praktizieren im Süden die gleichen Ethnien, die auch in Gambia, Guinea und Guinea-Bissau leben. Für sie gibt es keine Grenzen, keine Gesetze, keine Menschenrechte."

„Igitt!“, murmelte Marta, sichtlich betroffen.

Milagros legte den Kopf schief. „Wird FGM im ganzen Land praktiziert, ich meine überall, auch wenn ‚nur‘ knapp 30 Prozent aller Senegalesinnen davon betroffen sind?“

Daba schüttelte den Kopf. „Nicht überall. Obwohl auch wir Völkerwanderungen hatten und manche Ethnien in mehreren Gegenden leben. Es gibt Ethnien im Land wie die Wolof und die Serer, in denen FGM so gut wie gar nicht vorkommt, Völker wie die Balanta, Diola und Tukulor, die eine mittlere Beschneidungsrate haben, und Stämme wie die Peulh, Soninke und Mandinka, die, wie Madame la Directrice schon erwähnte, 90 Prozent ihrer Frauen verstümmeln. Heute noch.“

„Voilà“, beendete ich das Gespräch, „wir können das Problem heute nicht lösen. Aber wir werden es bei unserer Rückkehr näher erörtern und wir nehmen es mit nach Spanien und Österreich. D'accord?“

„D'accord. Wann geht es los?“, erkundigte sich Madame Raky. „Heute Abend gibt es im Institut français ein interessantes Konzert.“

„Wie schade“, lächelte ich, „da sind wir schon unterwegs in die Abgeschiedenheit der Mangrovenwälder.“ Außer den Bazaren gab es nicht viel, das mich in afrikanischen Großstädten reizte. Ich konnte es wirklich kaum erwarten, die überquellende schmutzige Stadt zu verlassen und die tropische Landschaft im Süden zu entdecken – mit ihrer Fauna, Flora und den exotischen Früchten, frisch vom Baum.

Bei der Verabschiedung fragte ich mich, ob und wenn ja, wer von den fünf Senegalesinnen beschnitten war. Das vermutet man bei gebildeten Frauen eigentlich nicht. Doch wenn man sich vor Augen hält, dass im – verglichen mit anderen FGM-betroffenen Staaten – fortschrittlichen Ägypten über 90 Prozent aller erwachsenen Frauen beschnitten und viele davon pharaonisch verstümmelt, also zugenäht, sind, legt dies solche Gedanken nahe. Apropos Ägypten … Wieder stellte ich mir die Frage, ob Kleopatra, die schöne letzte Pharaonin, beschnitten war oder nicht. Mich würde das wirklich interessieren.

Insa wartete mit dem Wagen auf einem schattigen Parkplatz. Milagros' Vorschlag, am Stadtrand zu bleiben und die Freiheitsstatue zu besuchen, wurde von allen trotz fehlender Klimaanlage goutiert.

Schon von Weitem war das Renaissance-Monument zu sehen, es krönte den Hausberg Dakars, einen kleinen Hügel auf der dicht besiedelten flachen Halbinsel. Die fünfzig Meter hohe Bronzestatue und damit höchste Statue Afrikas zeigte eine aus einem Vulkan steigende Familie. Das erst vor wenigen Jahren fertiggestellte Denkmal ist ein Prestigebauwerk und soll die Idee der afrikanischen Wiedergeburt verkörpern.

Wir fuhren mit dem Fahrstuhl zur Aussichtsplattform im Kopf des Mannes. Die Sicht an diesem Tag war zwar etwas trüb, dennoch konnte man erahnen, wie weit Dakar sich mittlerweile ins Landesinnere erstreckte. Und täglich zogen weitere Glücksuchende von ohnehin schon dünn besiedelten Landstrichen in die Millionenstadt. Langsam stiegen wir die breite Treppe am Fuße der Statue wieder hinab und begaben uns zum Wagen.

Auf dem Weg zum Hafen zog Dakars schönere Seite an uns vorüber: die Promenade, die neuen Institutsgebäude auf dem weitläufigen Universitätsgelände, die Villen an der Küste.

Für die Reise in den Süden hatte jede von uns bereits in der Früh einen großen Rucksack gepackt. Die halb gefüllten Koffer würde unser Chauffeur in der Zwischenzeit in seiner Wohnung verstauen. Vor dem abgeriegelten Zugang zum Pier verabschiedeten wir uns von Insa.

Langsam füllte sich das Schiff mit Waren, Fahrzeugen, Containern und Menschen. Wir strömten wie alle anderen an Deck, um uns das Schauspiel des Sonnenuntergangs über dem Wasser nicht entgehen zu lassen. Die Nacht brach in diesen Breiten sehr rasch herein. Dann brannte das Meer am Himmelssaum für kurze Zeit in einem leuchtenden Rot, das in der Höhe schnell verblasste, in zartes Blau überging und schließlich in Violett.

Um Punkt neunzehn Uhr legte die Aline Sitoe Diatta ab. Immer noch waren alle Passagiere an Deck und beobachteten, wie sich die Silhouette der erleuchteten Stadt langsam entfernte. Bevor der milde Abendwind, der angenehm kühlte, kalt wurde, betrachtete ich das Firmament. Der Sternenhimmel war klar und tief, der Mond fast voll. Die See lag ruhig, und in der Ferne waren backbordseitig die finsteren Umrisse der Küste auszunehmen. Fasziniert von dem Schauspiel stand ich noch eine Weile an der Reling und blickte gen Westen. Wo Himmel und Meer sich berührten, war nur noch zu erahnen.

Eine letzte und nicht unwichtige SMS erreichte mich, bevor mein Handy tot war. Ein befreundeter Filmemacher erkundigte sich, was mich in diese Ecke der Welt trieb. „Es gibt schönere. Hoffst du noch auf verspätete Helden der Rallye?“

„Nein, denn ich weiß, dass das Rennen Paris–Dakar seit 2007 aus Sicherheitsgründen in Südamerika stattfindet.“

„Ich sehe, du hast deine Hausaufgaben gemacht! Dann kennst du gewiss auch den Unterschied zwischen Luv und Lee. Wenn man sich übergeben muss, ist Luv definitiv die falsche Wahl.“

Dann war das Handy tot.

Die uns zugewiesenen Stühle in einem der saalartigen Passagierdecks waren Flugzeugsitzen nicht unähnlich, vielleicht mit etwas größerer Beinfreiheit. Um es mir auf dem puritanischen Sitzmöbel irgendwie erträglich zu machen, stopfte ich meinen Pullover in den Rücken, denn die Decken reichten nicht für alle – offensichtlich waren wir auch hier zu spät gekommen. Zuletzt zog ich meine Schuhe aus. Zu meiner

Linken rutschte Milagros von einer Pobacke auf die andere, um eine halbwegs annehmbare Position zu finden, zu meiner Rechten hatte es sich eine zierliche Touristin schon einigermaßen bequem gemacht.

„Coño!“, entfuhr es Milagros.

Ich stöhnte ebenfalls, denn eigentlich war es für mich viel zu früh, um an Schlaf zu denken. Ich war noch überhaupt nicht müde, und außerdem war der Saal zu hell und zu laut.

„Mädels, sehen wir uns doch mal an Deck um, de acuerdo?“, warf ich in die Runde, denn ich musste dringend an die frische Luft und alle Glieder durchstrecken.

Der Bug der Fähre pflügte durch die dunklen Wellen, und ich hielt mein Gesicht in den feuchten Fahrtwind. Selbst nahe der Küste konnte die See rau sein, manchmal stampfte das Schiff, manchmal schlingerte es dahin.

Die Aline Sitoe Diatta war ein gut geführtes, mehrere Stockwerke hohes Fährschiff. Am windgeschützten Achterdeck gab es eine Imbissbude, die sich zu vorgerückter Stunde in eine Discothek verwandelte, und im Inneren befand sich ein großes Restaurant. Die Reisenden waren gut durchmischt, in Summe aber eher in der ersten Lebenshälfte zu Hause und überwiegend schwarz.

Von einer kleinen Gruppe französischer StudentInnen aus der Alternativszene, die friedlich und Gitarre spielend durch die Casamance ziehen wollte, erfuhren wir, dass das Vorgängermodell dieser Fähre vor zehn Jahren in einem Sturm mit tausend Mann an Bord gesunken war.

Lächelnd bedankten wir uns für die Information und ließen uns diskutierend am Achterdeck nieder. In einem Sturm, so so … Schicksal, Kismet, Karma, das Universum, das alles bestimmte? Schon zog ich im Fahrtwind den Schal enger um die Schultern.

„Lasst uns was trinken“, schlug Milagros vor, „dann schlafen wir besser.“

„In den Stühlen? So viel kann ich gar nicht trinken." Gladis konnte sich den sarkastischen Ton nicht verkneifen.

„Eine andere Möglichkeit haben wir nicht!" Das kam von Marta.

„Vámonos!" Ich nickte zu der Mischung aus Imbissbude und Bar.

Wir schlenderten dann zu viert dorthin, denn die Bar belagerten schon einige Kerle, die bereits vom Bier enthemmt und von Testosteron gesteuert waren.

„Bei denen", raunte unsere Psychologin an der Theke, obwohl uns bei der Musik ohnehin niemand hören konnte, „flackern im Hintergrund ihres visuellen Cortex Tag und Nacht sexuelle Gedanken auf."

Aus den Augenwinkeln registrierte ich Milagros' bereits im Rhythmus der Musik zuckendes Bein. Die smarte Blondine mit den dunklen Augen und der sonnengebräunten Haut hatte jede Menge Temperament.

Wir bestellten Bier und Erdnüsse. Sie kamen aus dem Senegal, das Land war in den letzten Jahren zu einem wichtigen Exporteur der ursprünglich in den Anden beheimateten Hülsenfrucht geworden.

Ich hob die Flasche. „Nach der Freiluftdisco hier sind wir zwei Tage lang taub, aber glücklich!"

Die Musik wurde immer lauter. Eine Unterhaltung war nur noch begrenzt möglich, dafür gab es mehr zu sehen. Und zu staunen. Der gepiercte Typ Mitte zwanzig, der sich nun um unsere Freundin im Alter seiner Mutter bewegte, war durchtrainiert wie alle jungen Einheimischen hier. Wir sahen Martas glückliches Lächeln.

Ein paar dunkelhäutige Schönheiten gesellten sich zu den Tänzern, und als sie loslegten, stieß ich Milagros mit dem Ellbogen in die Seite.

„Wahnsinn!", rief ich ihr zu und schüttelte ungläubig den Kopf.

Wehe, wenn sie losgelassen! Ich dachte an die eindringlichen Worte der Damen von UN Women vor wenigen Stunden. Zum ersten Mal bekam ich so etwas wie eine Ahnung davon, warum es FGM geben könnte. Wenn diese Frauen ihre Lust spürten und ungehemmt auslebten, hatten die Männer ein Problem. Männer, die tagelang auf der Jagd waren oder über Nacht draußen auf ihrem Boot. Und vermutlich nicht nur sie.

Ich bin überzeugt, dass die Sexualität der Schlüssel zur Verstümmelung ist. Und entgegen aller anderweitigen Behauptungen glaube ich, dass der Islam diese Tradition begünstigt. Mag sein, dass es da und dort aus Unwissenheit und falscher Auslegung geschieht, aber meist war es mit Absicht. Polygamie ist in diesen Gesellschaften an der Tagesordnung. Wie kann ein eitler Macho, der schon mit *einer* impulsiven Frau ein Problem hätte, drei oder vier von ihnen befriedigen und beherrschen? Da es praktisch keine Liebesheiraten gibt, ist die nächste Frage: Wie sieht die Sexualität hierzulande aus? Ist sie klar strukturiert? Ein Mann, vier Frauen, immer jünger werdend, aber beschnitten, damit er ihre Sexualität auch im Griff hat? Angeblich werden die Mädchen in vielen Ethnien sehr früh sexuell aktiv, sofern sie nicht beschnitten sind. Muslima sind jedoch jeden Monat sieben Tage lang „unrein", wie sie es bezeichnen, dann ist für die muslimischen, meist sexuell sehr aktiven Afrikaner kein Geschlechtsverkehr möglich. Nach Geburten ebenfalls nicht. Deshalb reicht ihnen eine Frau nicht.

Doch Islam ist nicht gleich Islam. Im Süden ist er geprägt von animistischen Naturreligionen, die viel älter sind. Gibt es feige Lustmolche, triebhafte Notzüchter, vor denen die Mädchen geschützt werden müssen, indem man sie zunäht? Oder schützt man sie vor ihrem eigenen Trieb? Wie pervers ist denn das! Fasziniert beobachtete ich die jungen Leute, wie sie sich in ihren hautengen Kleidern und Jeans bewegten.

Diese Fragen würde mir wohl niemand beantworten. Dennoch würde ich sie stellen, auch dort, wohin wir nun unterwegs waren. Alle Experten, so schien es, die sich mit diesem Thema befassten, hatten keine oder die widersprüchlichsten Erklärungen. Auf diese und weitere Fragen hofften wir auf unserer Reise Antworten zu bekommen.

Nach einem allerletzten Bier verließen wir die Veranstaltung. Um die Ecke nahmen wir die Außentreppe in das untere Stockwerk. Die Ohren waren völlig abgemeldet. Leicht schwankend schielte ich in den Abgrund, von dem mich nur der weiß lackierte Handlauf trennte. Ich war nicht schwindelfrei, schon der Blick aus großer Höhe auf der Filmleinwand verursachte mir ein Flattern unter dem Rippenbogen. Nur nicht ausrutschen! Ein leichtsinniger Schritt, drei Sekunden freier Fall, dann die Schiffsschraube. Sie starb in der Erfüllung ihrer Pflicht.

Lustlos begaben wir uns Richtung Schlafsaal, in der Hoffnung, Hopfen und Malz würden uns helfen, mit den Stühlen klarzukommen. Der nun voll besetzte Saal war inzwischen zwar schummrig dunkel, aber hinuntergekühlt bis nahe an den Gefrierpunkt. Das reduzierte den Geräuschpegel jedoch nicht. Im Gegenteil, fürchtete ich. Zum allgemeinen Schnaufen, Stöhnen und Schnarchen gesellte sich noch das Klappern der Zähne.

Da sich meine Ohropax in meinem Koffer befanden, sah ich mich gezwungen, mir eine halbe Packung Papiertaschentücher in den Gehörgang zu stopfen. Mit den weißen Flügerln an den Ohren musste ich aussehen wie ein Alien. Etwas später überlegte ich mir offensivere Maßnahmen wie Musik. Notgedrungen versuchte ich mich mittels Tom Kenyon auf meinem Handy zu sedieren und kam gelegentlich sogar in die Nähe einer Tiefschlafphase. Akute Erfrierungsängste weckten mich allerdings immer wieder auf, bis ich ganz wach war und mich der Typ vor mir, der geräuschvoll in seine Decke sabberte, am Weiterschlafen hinderte. Dabei durfte ich nicht einmal laut jammern, weil die romantische Seefahrt auf meine Kappe ging. Wir hätten auch fliegen können.

Ich orientierte mich und bemerkte starken Seegang und eine gewisse Unruhe im Saal. Auch meine Nachbarin zur Rechten war wach und ich kam mit ihr ins Gespräch.

„Du solltest vielleicht rausgehen“, riet ich ihr. Phasenweise changierte ihre Farbe leicht ins Grünliche, und in den Gängen hingen überall Speibbeutel an den Handläufen.

Sie befolgte meinen Rat und verschwand nach draußen. Als sie wiederkam, registrierte ich zwar ihr fahles Gesicht, aber sie wirkte irgendwie erleichtert.

Als der Spuk vorbei war und die See wieder ruhig, beschloss ich mir im frischen Fahrtwind ein wenig die Füße zu vertreten, kälter konnte es ja nicht mehr werden. Bevor ich das Hauptdeck wieder verließ, warf ich einen Blick Steuerbord voraus in das Dunkel der Nacht, dorthin, wo ich sie in weiter Ferne vermutete: die Mangrovenwälder der Casamance.

Am Morgen wehte ein kühler Wind an Deck. Der Himmel war noch grau und trüb, aber zu beiden Seiten waren in der Ferne schon diffus die Wälder zu erkennen, die das breite Mündungsdelta säumten. Allmählich lichtete sich das Firmament im Osten, und Mond und Sterne verblassten. Immer mehr Menschen strömten an Deck, um das Schauspiel des Sonnenaufgangs zu verfolgen.

Fasziniert betrachtete ich den roten Streifen zwischen Himmel und Mangrovenwäldern, der den Horizont bald blutrot färbte. Langsam wurde er heller und leuchtender, am Rand zartgelb, dann türkis und zuletzt grünlich. Das Wasser im Osten glitzerte silbern. Jäh wurde die goldene Kuppe sichtbar. Majestätisch erhob sich die glühende Scheibe aus den dunklen Wäldern und gewann rasch an Höhe. Auf dem Wasser spiegelten sich die ersten Sonnenstrahlen. Der brennende Himmelssaum aber verglühte, verfärbte sich und war schließlich nicht mehr als eine graublaue Linie entlang der endlosen Weite der Mangrovenwälder.

Die ersten Seemöwen segelten über unsere Köpfe hinweg. Wir standen an der Reling und blickten in die unendlichen grünen Weiten. Auch Zale, Martas „Eroberung" von heute Nacht, war zur Betrachtung des Sonnenaufgangs an Deck gestiegen.

„Mangroven, so weit das Auge reicht!", staunte ich.

Zale nickte. „Jetzt wieder!"

Ich warf ihm einen fragenden Blick zu.

„Oui, oui, encore … Wir haben sie seit jeher abgeholzt, um Reisfelder und Holzkohle zu gewinnen. Aber als wir immer mehr Wälder rodeten, waren wir auf dem besten Wege, unsere Lebensgrundlage zu zerstören", erklärte uns der junge Senegalese. „Denn die Baumwurzeln im Delta des Casamance sind die Kinderstube für die Fische im Meer."

„Nicht nur, oder?", warf Milagros ein.

Zale schüttelte den Kopf. „Die Mangroven stoppten den Vormarsch von Salz. Seit ihrer Revitalisierung gibt es wieder viel Fisch und Austern!" Er lachte und die schwarzen Augen funkelten. „Hinter der ganzen Aufforstung", erklärte Zale mit einer ausholenden Geste, „steht ein Mann: Haïdar El Ali. Ein Ökologe. Ohne ihn und seinen Einsatz hätten die Menschen den Wert der Mangroven nicht erkannt."

„Du willst damit sagen, dass es hier schon lichter ausgesehen hat?", fragte ich.

Der Schwarze drehte an seinem Piercing im Ohr. „Ja, schon. Seit 2006 hat die Wiederaufforstung zwölftausend Hektar Mangroven im ganzen Land revitalisiert."

„Nicht zu glauben!", rief Gladis.

Zale nickte. „Haïdar El Ali und seiner Hilfsorganisation Océanium ist damit ein kleines afrikanisches Wunder gelungen. Er ist Senegalese, wurde aber, glaube ich, im Libanon geboren und kam vor Jahren auf den revolutionären Gedanken, sich für die schwindenden

Mangrovenwälder im Senegal stark zu machen. Ich besuchte damals noch die Schule …"

Ihn musste das mächtig beeindruckt haben, dachte ich und lächelte. Was doch ein einzelner Mensch bewirken kann! Afrika bräuchte mehr solcher Männer. Weise Männer und Frauen, die wie Ali imstande sind, die Folgen schädlicher Praktiken abzuschätzen.

Die anderen gingen voraus ins Restaurant. Ich setzte mich auf eine der weiß lackierten Bänke an Deck und streckte sämtliche Glieder. Ich war immer noch steif. Wie befürchtet war ich heute Morgen völlig gerädert aufgestanden. Nach fünf Stunden Kühlkammer fühlte ich mich alles andere als fit und beschwingt. Nachdem wir auf den Flugzeugsitzen mit den unverstellbaren geraden Lehnen einfach keinen Schlaf hatten finden können, war Milagros auf die glorreiche Idee gekommen, bequemere Plätze zu suchen. In einem kühlen Saal mit riesiger Leinwand fanden wir leere Sitzreihen ohne Handstützen zwischen den Plätzen. Dort verbrachten wir den Rest der Nacht. Ein paar kalte Stunden lang dachte ich an Zuhause und wie es jetzt wäre, gemütlich auf dem Sofa einzuschlafen … Wir verstanden nicht, warum in den Sälen der Fähre die Klimaanlage derart heruntergedreht werden musste. Bis uns ein Stewart lächelnd erklärt hatte, dass die Fähren und Transferschiffe die Räume derart kühlen, um die Passagiere vor der Seekrankheit zu bewahren. Warum dann nicht genügend Decken zur Verfügung standen, konnte er uns nicht beantworten.

Rufe und das hektische Zücken von Kameras veranlassten mich, die steuerbordseitige Reling aufzusuchen. Delfine begleiteten das Schiff. Verspielt sprangen sie aus dem Wasser, schraubten sich hoch und tauchten in den trüben grünen Fluss. Über ihnen segelten majestätisch Möwen, weiße Tupfen im hellen morgendlichen Blau. Bevor auch ich zum Frühstücken das Deck verließ, blickte ich mich noch einmal um. Das weite Delta hatte sich allmählich verengt, souverän glitt die Aline Sitoe Diatta in der Mitte des breiten Casamance-Flusses landeinwärts. Unwirklich schöne Bilder zogen vorüber. Sie vermittelten Unberührtheit, Einsamkeit, eine vom Menschen unverfälschte Landschaft. Die Wälder am Fluss waren dicht, nur manchmal öffneten sie sich breiteren Wasserstraßen oder gaben die Sicht frei auf kleine malerische Fischerdörfer.

Am Vormittag legte die Fähre in Ziguinchor an. Das Empfangsgebäude an dem viel zu kurzen Pier war ähnlich einem Flughafen gestaltet. Interessant war jedoch der Gepäcksempfang, wo man ohne Förderband zwischen Hunderten von Passagieren und noch mehr Gepäckstücken seine eigenen Sachen finden musste. Gott sei Dank hatten wir unsere Rucksäcke nicht aufgegeben.

Dann traten wir in die Hitze. Die staubige Luft nahm uns beinahe den Atem. Vor uns die Kulisse eines verschlafenen Nests irgendwo in Afrika. Das Ufer erinnerte mich an ein Bild aus Huckleberry Finns Erzählungen, nur dass die Fähre kein Raddampfer war und der Casamance nicht der Mississippi. Nicht dass ich mir vom Hauptort der Provinz, diesem vom restlichen Senegal durch den Staat Gambia abgetrennten Teil von der Fläche Siziliens, irgendetwas erwartet hätte, aber bei 200.000 Einwohnern und neuerdings einer Universität hatte ich doch irgendwie an eine Stadt im westlichen Sinne gedacht und nicht an ein Buschdorf mit zwei asphaltierten Straßen. Eine davon führte an der überschaubaren Hafenanlage am Fluss entlang, die andere verband den Hafen mit dem Zentrum.

Zu beiden Seiten wurden die Zufahrtsstraßen von Taxis und Kiosken gesäumt, als wäre Jahrmarkt. Vielleicht war es das ja auch zweimal die Woche, wenn die Fähre den isolierten rebellischen Süden mit der Millionenstadt Dakar verband. Dazwischen lagen Welten: nicht nur sechzehn Stunden mit dem Schiff, sondern auch ein halbes Jahrhundert zivilisatorischer Fortschritt. Preise wie aus der Zeit um mein Geburtsdatum ließen Waren wie Dienstleistungen erfreulich günstig werden, sodass wir vier ungeachtet unseres Plans, so schnell wie möglich ein Auto mit einem Fahrer zu mieten, zunächst die Kioske abklapperten. Selbst Gladis lächelte entzückt. Origineller Keramikschmuck definitiv nicht made in China war schon um wenige Euro zu haben, das schrie natürlich nach Vorratshaltung.

Geduldig trottete Zale mit seinem Handy beschäftigt neben uns her. Er hatte das Geschäft des Monats gewittert und bemühte sich seit geraumer Zeit, einen Bruder, Cousin oder Onkel, jedenfalls den „einzig wahren Kenner der Gegend", mit einem fahrbaren Untersatz zum Hafen zu beordern. Hauptsache, die Familie profitierte.

„Es muss ein offizielles Taxi sein, Zale", versuchte Gladis dem jungen Einheimischen klarzumachen.

Das stand in unserem Reiseführer und das hatte man mir auch in der Österreichischen Botschaft eingeschärft. Mitarbeiter von europäischen Firmen dürften dort eigentlich nicht hin, hieß es, denn wenn etwas passierte, würde es von der Haftpflichtversicherung des Unternehmens nicht gedeckt. Es hatte vereinzelte Entführungen durch Rebellen gegeben, die die südliche Provinz abspalten wollten … Abspalten, dachte ich mir und sah mich um. Also noch isolierter ging es wohl kaum.

Wir beschlossen, auf Zales Verwandten zu warten, und spazierten die Kioske entlang und danach zur Markthalle schräg gegenüber der Hafeneinfahrt. Dort herrschte ein buntes Treiben. Wir stellten uns einen Sack voller reifer Früchte als Proviant zusammen und wechselten in die Fischhalle. Am meisten beeindruckte mich ein Seeteufel von knapp einem Meter Länge mit seinen kleinen hervorstehenden Augen und dem riesigen, mit kräftigen Zähnen bewehrten Maul.

Spätestens nach der ausgeschlürften Kokosnuss stellte sich Gladis und mir ein anderes Problem. In der Hoffnung, es schnell zu lösen, betraten wir das Straßencafé „La Belle“. Die schäbige Wirklichkeit konterkarierte den vielversprechenden Namen. Wir kauften Wasser und fragten nach der Toilette. Das nächste Mal würde ich mir einen Busch suchen. Das ist zivilisatorisch ein Meilenstein zurück, aber definitiv hygienischer.

Danach winkte ich Zale herbei. „Wie sieht's aus, mon ami? Können wir endlich fahren?“ Zum ersten Mal gab sein Grinsen Anlass zur Hoffnung, außerdem war das Handy in seinen Shorts verschwunden.

Zales Cousin Moussa war ein ebenfalls baumlanger junger Mann, mit dem wir schnell handelseins wurden. Sein schwarz-gelbes Taxi – er schwor, dass er der Besitzer war – versprach uns zwar nicht das ultimative Reisevergnügen, doch waren die übrigen Karren mit der gleichen bewegten Vergangenheit in keinem besseren Zustand. Und Aircondition war hier im wahrsten Sinne des Wortes ein Fremdwort. Neugierig wartete ich auf das Geräusch des Motors, als Moussa startete. Es hörte sich zumindest besser an als Insas Vehikel.

Auf der Straße wimmelte es auf einmal von Männern jeder Altersgruppe, die sich offensichtlich genau vor uns zusammenrotteten und jeglichen Verkehr lahmlegten. Moussa zuckte eine Schulter und legte den Leergang ein. Die Straßenhändler, die zuvor an den Buden gestanden waren, sammelten sich zum Mittagsgebet. Langsam zog die Gruppe zu einem staubigen Feld neben der Straße. Einige wuschen sich symbolisch mit Sand, andere tröpfelten Wasser über Hände und Füße. Dann richteten sie sich nach Mekka aus. Ehrfürchtig drückten die Männer vor Gott die Stirn in den Staub.

Moussa gab Gas. „Was macht ihr eigentlich in der Casamance?“ Sein Blick streifte mich auf dem Beifahrersitz, dann lächelte er in den Rückspiegel.

„Wir schauen uns Projektmöglichkeiten an und erheben einige Daten für Statistiken.“ Ich beobachtete ihn aus den Augenwinkeln. Er konzentrierte sich auf die Straße und sein kleiner, fast kahler Kopf nickte. „Welche Vorbeugungs- und Bekämpfungsmaßnahmen gegen die Beschneidung hier umgesetzt oder eben nicht getroffen werden. Und warum nicht. – Du verstehst, was ich meine?“ Bei dem Thema wusste man ja nie.

Moussa lächelte. „Klingt gut.“

Wir verließen die Stadt in westlicher Richtung. Am Rande von Ziguinchor reihte sich ein riesiger Erdnussberg an den anderen. Die Industrie der Stadt stützte sich zum Großteil auf die Verarbeitung von Erdnüssen, die Mehrheit wurde hier zu Öl weiterverarbeitet und exportiert. Überall war es staubig und sandig. Es begann die Trockenzeit, und der vom Harmattan aus der Sahara herangewehte Sand sammelte sich überall, vor allem an den Straßenrändern. Die Stadt war flächenmäßig offensichtlich sehr ausgedehnt und besaß kaum höhere Häuser. An einer der wenigen hohen Hauswände fiel das mächtige Plakat dann sofort auf. David Beckham, der ehemalige Flankengott, steht in diesem Land wohl noch länger im Unterhoserl vor der Kamera. Grinsend deutete Moussa zu dem Engländer.

Wir lachten und befragten ihn zu seiner Heimatstadt Ziguinchor.

„Sag, was bedeutet der Name überhaupt?“, wollte ich wissen. Aber Moussa wusste es nicht.

Senegals Etymologie war ja simpel: Im 15. Jahrhundert segelten Portugiesen die Küste entlang und stießen auf einheimische Fischer in deren Kanus. Diese betonten immer wieder „sunu gaal“, also „unsere Kanus“, doch die portugiesischen Seefahrer verstanden sie nicht. Aber Sunugaal blieb ihnen im Ohr, und daraus wurde dann Senegal.

„Ziguinchors Namensherkunft", wusste Gladis, „ist dagegen nicht so eindeutig. Gegründet als portugiesischer Handelsposten wurde die Stadt dreihundert Jahre später durch Tausch der Kolonialmächte eine französische Kolonie. Heute ist sie das Handelszentrum der Casamance und ein wichtiger Militärstützpunkt. Sie bildet das christliche Zentrum des Senegals, das sogar Papst Johannes Paul II. besuchte. Zum ersten Mal erwähnt wird die Stadt schon im 16. Jahrhundert. In einer portugiesischen Niederschrift ist die Rede von den Bainunk von ‚Ezigichor', dem lokal gebräuchlichen Namen des Gebietes. Neben dieser historisch belegten Namensherleitung existiert auch eine sehr verbreitete Volksversion. Darin verkündet der Stadtname in Oberguinea-Kreol *Sinta bu chora!* – ‚Setz dich nieder und weine!' die traurige Anspielung auf die Kolonisierung durch die Portugiesen und deren Sklavenhandel. Deshalb ist diese Herleitung besonders beliebt."

Ob sie den Unabhängigkeitsbestrebungen der Casamance förderlich ist, fragte ich mich, ist eine andere Sache. Die Sumpf- und Mangrovengebiete entlang des Casamance-Flusses werden jedenfalls von einem Dutzend Ethnien bewohnt. Mit ihren über dreißig Sprachen und je eigenen Traditionen sind sie mehr als multikulturell.

Unser Plan war, zunächst mit dem Taxi bis zu dem vierzig Kilometer Luftlinie entfernten Elinkine zu fahren und dann weiter mit dem Boot. In dem Fischerdorf endete die Straße buchstäblich im Wasser. Diesen Anschein erweckte es zumindest auf der Karte. Das einzige Hospital in dieser Gegend war das von Oussouye, darum würden wir es irgendwie einrichten, das Krankenhaus zu besuchen. Der Ort lag auf dem Weg nach Elinkine.

Schon die vierzig Kilometer Luftlinie dauerten Stunden, weil wir uns an einer Karte des örtlichen Tourismusverbands orientierten, in der sämtliche Sehenswürdigkeiten der Gegend eingezeichnet waren. Darunter befanden sich auch, nicht zu übersehen, die traditionellen afrikanischen Rundhütten. Natürlich mussten wir diese viel beachteten Gemäuer, die laut Karte nur einen Katzensprung abseits der Route lagen, besuchen.

Auf dem Weg lagen sie nicht wirklich und die quälende Rüttelei auf der nicht asphaltierten Piste stellt mir heute noch die Nackenhaare auf. Zehn Kilometer Distanz sind nur bei uns eine Lappalie, im Outback Afrikas werden sie zur Herausforderung. Auf der Rückfahrt wechselte ich in den Fond des Wagens und ließ Milagros auf dem Beifahrersitz Platz nehmen. Wir begegneten Rindern und Ziegen, die uns den Weg versperrten. Moussas Blick war voller Gelassenheit. Mit viel Geduld konnte er die phlegmatischen Tiere überreden, sich von der sandigen Piste zu trollen.

„Solange es kein Stachelschwein ist", lachte er.

„Ja, warum?" Ich gähnte. Das umgebende Blech und Glas vermittelten mir genug Sicherheit.

„Alors, die sind wirklich gefährlich. Weil sie so angriffslustig sind." Moussa zuckte mit einer Schulter.

Wieder bewunderte ich den Gleichmut und die Heiterkeit der Afrikaner. Doch kaum dass die Stoßdämpfer wieder weniger gefordert wurden, versuchte ich zwischenzeitlich den fehlenden Nachtschlaf in allen sich ergebenden Positionen nachzuholen, nur aufgeschreckt von allzu entzückten Ausrufen meiner Begleiterinnen.

„Wow, que gigante!", rief Marta plötzlich.

Ich rappelte mich hoch, weil es offensichtlich die Botanik betraf, die ja nicht so schnell Reißaus nahm wie ein erschrecktes Gnu, und sah den riesigen Affenbrotbaum noch, als wir schon ein Dutzend Schlaglöcher weiter waren.

Der Baobab ist neben dem Kapok wohl der imposanteste Baum in dem semiariden Lebensraum. Wir hatten das weiße Fruchtfleisch aus den eiförmigen grünen Kapseln schon auf Dakars Markt neugierig verkostet.

„Der Baobab kann tausend Jahre alt werden", erklärte uns Zales Cousin. „Während der Regenzeit von Juni bis November speichert ein großer Baum Tonnen von Wasser. So bleibt er auch über längere Trockenzeiten grün. In den anschließenden regenarmen Monaten verliert er jedoch seine Blätter."

Moussa lächelte stolz und zeigte uns seine weißen Traumzähne. Die beeindruckten mich mindestens ebenso wie der grüne Riese, was immer er an Wasser speichern konnte.

Es war November, heiß und kein Regen mehr in Sicht, aber das Sonne liebende Exemplar, das nun langsam unseren Blicken entschwand, beherrschte die Ebene immer noch königlich und in voller Blätterpracht.

Den Kopf zwischen Lehne und Fensterscheibe positioniert, sank ich erneut in die schlaffe Federung. Die warme Luft des Fahrtwinds brachte keine Erleichterung. Im Gegenteil. Im Wagen war es beinahe unerträglich heiß. Gladis schmolz neben mir dahin. Kurz raffte sie sich zu einem Gespräch auf, erzählte mir von ihrem Hund und ihrem Mann, und zwar in dieser Reihenfolge, sprich Leidenschaftlichkeit, dann verstummte auch sie. Stöhnend wischte ich mir den Schweiß von der Stirn.

Aus meinen Gedanken gerissen schnappte ich auf der Bank vor mir eine von Milagros' tiefenpsychologischen Thesen auf. Aus dem leise gezischten Ratschlag schloss ich, dass bei Marta der Haussegen ziemlich schief hängen musste.

Ich enthielt mich jeglichen Kommentars, da die Stimmung so und so schon im Keller war. Die Hitze tat ihr Übriges, und bald verfielen wir alle in kollektives Brüten. Kein Mensch war zur heißesten Tageszeit auf der Straße, der Asphalt schien zu glühen und die Luft flimmerte im gleißenden Sonnenlicht.

Ich nahm einen Schluck lauwarmen Wassers aus der Flasche. Ein Königreich für ein kaltes Bier! Oder eine kalte Cola, Alkohol machte bei der Hitze ja alles nur noch schlimmer. Jedoch der Zucker in dem Dauerkultgetränk auch. Und dennoch …

Spontan tippte ich unserem Chauffeur auf die gestählte Schulter. „Sag, kennst du hier in der Gegend ein gutes Restaurant?“ Bevor wir nur noch reglos in den Bänken hingen und hinter unseren Sonnenbrillen dahindämmerten, sollten wir die Fahrt unterbrechen. Doch eigentlich hätte ich den Typen noch gerne gefragt, wie oft er ins Fitnessstudio gehe, um zu trainieren. Darüber hatten wir vier nämlich schon gerätselt. Nun, in Oussouye würde es wohl ein anständiges Lokal geben.

Der Vorschlag, zunächst etwas zu essen, wurde von meinen ebenfalls halb ausgetrockneten Begleiterinnen freudig angenommen. Moussa war natürlich eingeladen und grinste erfreut. Bald bog er von der Hauptstraße ab. Hühner und magere Ziegen kreuzten den Weg. Bevor wir vor einem nicht sehr einladenden Bretterverschlag anhielten, stolzierte ein Reiher vor unserem Kühler über die Straße, offensichtlich der Ansicht, dass in seiner kleinen Welt alles zum Besten stand.

Zu unserer großen Überraschung und Freude wurden wir von einer Spanierin aus dem Baskenland begrüßt. Im Bruchteil von Sekunden mutierte die bescheidene Hütte zum einsamen Gourmettempel. Eva, die Wirtin, war Übersetzerin und verbrachte den Winter in der Casamance und den Sommer im Baskenland. Milagros stellte ihr unsere Gruppe vor und auch den Grund unseres Aufenthalts. Sofort sah ich meinen Begleiterinnen an, wie sie im Schatten der Laube förmlich aufblühten und die Wirtin der spanisch-senegalesischen Gaststätte nicht mehr vom Tisch wegließen. Die Gelegenheit, von einer Landsmännin zusätzliche Informationen zu bekommen, war natürlich ein Glücksfall.

Wir bestellten eiskalte Cola, Wasser und was in der Küche vorrätig war. Doch zu essen gab es ohnehin nur das Menü des Tages, ein traditionelles Gericht aus Fisch, Gemüse, Reis. Evas einheimischer Koch persönlich servierte uns die *Thieboudienne*. Sagen wir es so: Neben viel weißem Reis und Fisch hatten sich ein paar Zwiebelringe und eine Tomatenscheibe in den Gräten verheddert. Der gebratene Fisch war aber köstlich.

Nach einem starken Espresso für alle breiteten wir die Karte aus, und Eva beriet uns, was von den empfohlenen Sehenswürdigkeiten wir ihrer Meinung nach keinesfalls versäumen sollten.

„Ihr müsst unbedingt ins Museum nach Miomp." Sie warf unserem Fahrer am Ende des Tisches einen auffordernden Blick zu. Gleichzeitig raunte sie: „Knackig, was?" Keine Frage, sie meinte den Chauffeur. Das Museum konnte es nicht sein.

„Naturgewachsen?", zwinkerte Milagros.

„Que va, die Burschen in Ziguinchor gehen alle ins Fitnessstudio." Eine Reihe Lachfältchen spielte um die hellen Augen der Baskin.

„Bei der Hitze?" Das kam von Marta.

„Und weshalb?", wollte Milagros wissen.

Gladis machte eine wegwerfende Handbewegung. „Vielleicht besser, sie reagieren sich auf diese Weise ab …"

„Exacto", meinte Eva. „Sie wollen sich ihre Chancen verbessern, sie sind im Allgemeinen sehr sportlich." Dann wandte sie sich wieder der Karte zu. „Miomp ist nur ein kleiner Abstecher von hier."

„Hm, das Museum …", zögerte ich. „Eigentlich wollen wir heute noch im Spital vorbeischauen."

„Du willst dort vorbeischauen", korrigierte Marta.

„Ja, egal", mischte sich Gladis ein, „das machen wir heute bestimmt. Was gibt es noch?"

„Das Sangawatt-Museum in Djembering." Suchend glitt Evas Finger über die Karte. An der Atlantikküste südlich des Deltas tippte sie auf das eingezeichnete Museum. „Und dann hier", ihr Finger fuhr die Küste entlang Richtung Guinea-Bissau, „die berühmten Strände am Cap Skirring. Weißer feiner Sand …"

Gladis verzog das Gesicht. „Dazu fliege ich auf die Malediven."

Ich nicht, aber offensichtlich war ich in der Minderheit, denn auch die anderen nickten. Ich berührte Evas Arm. „Wir suchen neben unserer Arbeit eher kulturelle und traditionelle Veranstaltungen, Eva. Konzerte, Märkte, Volksfeste, was auch immer. Und natürlich Einblicke in das Leben der Menschen hier, vor allem der Frauen, so wir da einen Zugang finden."

Die Wirtin schaute auf die Uhr und nickte. „Ihr müsst nach Miomp. Ich werde Sharif anrufen. Er wird euch etwas Interessantes zeigen." Ein verheißungsvolles Lächeln überzog das gut gebräunte Gesicht der nicht mehr jungen Frau.

„Ja?", drängte Milagros, die nun hellhörig geworden war.

Eva senkte die Stimme. „Bei den Diola – einer wichtigen Ethnie hier – finden sich Stelen, also Totems, im Wald … wenn die Wälder dicht sind, sonst verschwinden sie …"

„Wie meinst du das?"

„Das Leben der Einheimischen wird von den Flüssen und Wäldern beeinflusst, die Natur ist ihnen absolut heilig. Darin befinden sich ganz besondere Orte, die geweihten Wälder, deren Schutz sie sich verschrieben haben. Der Gebrauch von Feuer ist dort strengstens verboten und nur Eingeweihte erhalten Zugang. Der Wald muss aber dicht und absolut unzugänglich sein, sonst entfernen sie die Stelen wieder. Für die Diola sind diese Haine Kultstätten, dort finden ihre rituellen Zeremonien statt. Der Wald ist der Ort, an dem und durch den der Knabe zum Mann wird. Er muss dort zwei Monate verbringen. Die Wälder sind jedoch durch unkontrollierte und illegale Abholzung von Tropenholz bedroht … Viele Spuren zeugen vom ausgeprägten Animismus in der Casamance, aber in den *forêts sacrées,* in den heiligen Hainen, leben ihre Geister, ihre Ahnen." Eva lächelte. „Normalerweise habt ihr keine Chance, so etwas zu sehen.“ Sie zückte ihr Handy. Sharif meldete sich, und nach einem kurzen Gespräch auf Französisch steckte sie das Handy mit einem zufriedenen Lächeln in die Tasche.

Also gut, dachte ich, ein Abstecher nach Miomp ließ sich heute wohl nicht vermeiden.

„Ach ja“, fiel Eva noch ein, „übermorgen ist bei mir eine Taufe. Hiermit seid ihr offiziell eingeladen, chicas!“

Wir bezahlten und baten die Wirtin um eine Visitenkarte.

„Was hat dich eigentlich hierhergeführt, Eva?“, erkundigte ich mich.

Die Frau lächelte geheimnisvoll.

„Sag jetzt nicht die Liebe!“, lachte Marta.

Wie ertappt zog Eva die Schultern hoch. Ich schielte zum Koch, der sich mit Moussa und weiteren Gästen am Nachbarstisch unterhielt. Der Koch konnte es nicht sein. Niemals. Lachend schüttelte Eva den Kopf.

Die schmale Straße führte geradewegs nach Norden. Östlich der kleinen Stadt Oussouye schlängelten sich weitverzweigte Flussarme durch dichte Mangrovenwälder und verloren sich im Mündungsdelta, im Westen erstreckte sich ein semiarider Wald. Am Rand von Miomp, auf einem großen Platz zwischen imposanten, alles überschattenden Kapokbäumen, stießen wir dann auf das animistische Museum und ein zweistöckiges, komplett aus Lehm erbautes Haus.

Sharif, ein ausgemergelter, dunkelhäutiger Mann, erwartete uns schon. Gespannt betraten wir den schummrigen Ort. Der erste Kult- und Gebrauchsgegenstand im Museum, den er ansteuerte, war der angeblich älteste Fetisch des Diola-Volkes. Für mich war er nichts weiter als ein großer Stein.

„Viele Bräuche“, erklärte uns der Mann in einer wilden Mischung aus Französisch, Jola und Portugiesisch, „haben mit Fruchtbarkeit zu tun und damit, dass man möglichst viele Kinder bekommt. Wird dem Fetisch nicht geopfert, bleibt das Paar kinderlos.“

Meine Güte! Vielleicht würde die Fertilität steigen, wenn die Mädchen nicht misshandelt würden. Doch ich riss mich zusammen und überging seinen Kommentar.

Wir blieben vor einem offensichtlich weiteren Fetisch stehen. Über einem muschelbesetzten Altar hingen ominöse Hörner für rituelle Zeremonien.

„Draußen, in den Wäldern“, sagte Sharif und deutete auf den Altar, „befinden sich viele Fetische in den Nischen hoher Wurzeln, meist jener des Kapokbaumes, oder in dafür aufgestellten Unterständen aus Lehm und Stroh.“

Gladis zeigte sich besonders interessiert. „Sie sagten eingangs, dem Fetisch muss geopfert werden. Wie geschieht das?“

„Unterschiedlich. Es gibt vielerlei Opfergaben: Trinkopfer, Reisopfer, Tieropfer … Für wichtige Wünsche werden meist Tiere geopfert. Die Fetischpriester sind sehr … mächtig.“ Seinem Ausdruck nach zu schließen, hatte er wohl „wählerisch“ gemeint.

Auf einem Tisch lag, mit der Öffnung nach unten, eine Kalebasse, die an ihrem Rand von einem Kranz Kaurischnecken und Perlen verziert war. Die perfekt gewachsene Frucht lud sofort ein, über die glatt polierte Rundung zu streichen.

„Das ist das letzte Mittel bei Unfruchtbarkeit“, erklärte Sharif und zuckte bedauernd eine Schulter. „Die betroffenen Frauen verlassen ihr Dorf, um sich dem sogenannten *kañaleen*-Prozess zu unterziehen. Sie werden dort von Frauen betreut, benennen sich um und tragen eine Kalebasse auf dem Kopf als Zeichen der Zugehörigkeit zu *kañaleen*, der Gemeinschaft der unfruchtbaren Frauen. Diese Kalebasse dient ihnen in dieser Zeit auch zum Trinken und Essen.“

Für mich roch das alles nach Schuld und Abbußeleisten. Es musste viele unfruchtbare Frauen geben. Uns wunderte das nicht.

Spiritismus, so weit das Auge blickte. Aber nicht alle Bräuche und Vorstellungen waren von der Hand zu weisen. Auf einem anderen Tisch zeigte Sharif auf Amulette und einfache Masken, sogenannte Jujus. Diese magischen Gegenstände wurden an Feldern, Obstbäumen und Hütten aufgehängt, um die Leute vom Stehlen abzuhalten. Ihre Vorgehensweise bei Streit oder Diebstahl, ihre Handhabung von allzu menschlichen Schwächen und Verfehlungen, war demnach eine präventive. Das war ja ziemlich fortschrittlich. Interessant fand ich auch die Kleidungsfarbgebung der Generationen. Junge Leute zwischen 25 und 30 tragen zum Beispiel rote Kleider oder Tücher.

„Die Diola", wechselte Sharif das Thema, als er merkte, dass Fetische und Kultgegenstände uns zu langweilen begannen, „sind neben den Peulh die traditionellste Ethnie des Landes, mit der stärksten kulturellen Identität. Seit jeher streben sie nach Autonomie und kämpfen für die Erhaltung ihrer Bräuche. 1943 eskalierte der Widerstandskampf gegen die französische Kolonialmacht, angeführt von der als ‚Heilige Johanna der Casamance' verehrten Aline Sitoé Diatta …"

Hoppla, stutzte ich wieder erwacht, die Dame kannten wir doch! Auch Gladis fiel die Namensgleichheit sofort auf und sie warf ein: „Und fünfundsechzig Jahre später hat sie einer Fähre ihren Namen gegeben."

Sharif rang sich ein bedauerndes Lächeln ab. „Aber das hat sie nicht mehr erlebt."

Der lange Arm der französischen Justiz, so ergaben meine Recherchen später, hatte bis in die Casamance gereicht. Die Heldin war mit jungen vierundzwanzig Jahren im Gefängnis gestorben – Jeanne d'Arc auf Senegalesisch.

„Dieser Konflikt“, betonte Sharif und trat in das Halbdunkel des Ausstellungsraumes, „ist der Grund dafür, dass in den Wäldern rund um Ziguinchor heute noch Rebellen ihr Unwesen treiben. Er ist auch der Ursprung der immer noch schwelenden separatistischen Intentionen des Südens … “

„Und manch andere Eiferer auch, nicht wahr?“ Ich dachte, das war deutlich genug, obwohl mir Hexen und Zauberer sehr auf der Zunge gelegen waren. Sein Wissen und seine Ausführungen konnten nur bedeuten, dass es sich bei ihm um einen Diola handelte, doch kannte ich weder seine Funktion innerhalb der Gesellschaft noch sein offizielles Religionsbekenntnis, um noch direkter zu werden.

Der grauhaarige Mann legte die Stirn in Falten.

„Ritualtäter“, stellte ich klar. „Fanatecas.“

Die tiefen Furchen in Sharifs Gesicht versteinerten.

Martas vernichtender Blick traf mich mit voller Wucht.

„Sag mal, geht's noch?“, zischte Milagros.

Ha, sie dachten, die Fanatecas genannten Verstümmlerinnen und die Zauberer und Schamanen, die Jungen und Mädchen beschnitten, hätten nichts mit all dem hier zu tun. Aber sie irrten!

„Nein!“, schnaubte ich. „Das hier ist nicht so harmlos! Es gibt keine einzige Ethnie in der Casamance, die nicht verstümmelt. Egal, zu welcher Scheinreligion sie sich offiziell bekennt.“ Ich deutete auf die Masken an den Wänden und die rituellen Gegenstände auf den Schaualtären. „Das alles ist Teil ihrer verdammten Tradition!“, knirschte ich. „Ich will diese ganzen Lügen nicht hören! Die Zeremonien, von denen er uns im Wald erzählen wird, sind nämlich nicht so arglos, wie er sie darstellen wird. Denn auf den Feten dieser Perchtenrunden schütten sie sich mit Palmwein zu und begeilen sich an der Angst und Panik der Schwachen – Mädchen wie Jungen …“

„Was ist los? Bleib geschmeidig, mujer“, lästerte Milagros.

„Das lief im Mittelalter bei uns nicht anders …“, wandte Marta ein. „Schon Kinder wurden zu Hexen und Hexern erklärt und ganz legal vom Kuttenvolk bei uns missbraucht und massakriert …“

„So?“ Milagros furchte die Stirn.

„Si, si“, stimmte ich Marta zu, „im gesamten 17. und frühen 18. Jahrhundert gab es mehr Kinderprozesse als sonst was, ich habe mich mit dem Thema beschäftigt. Ich erinnere mich an einen Holzschnitt von Albrecht Dürer, der schon Ende des 15. Jahrhunderts festhielt, wie der Teufel den Eltern ihr Kind entreißt. Aber das Mittelalter haben wir, denke ich, überwunden!“

„Mittelalter?“, warf Gladis gereizt ein. „Marta hat recht. Und wisst ihr, warum? Weil die ungebildeten, vormodernen Menschen anders tickten. Ein Beispiel: Die australischen Ureinwohner verbringen die Hälfte ihrer Zeit mit religiösen Handlungen. Alles im täglichen Lebensablauf ist von Religion und Magie durchdrungen …“

Ich wiegte den Kopf. „Du übertreibst wie immer bei deinen Vergleichen.“

„Aber nein! Ich will damit sagen: Je niedriger eine Kultur entwickelt ist, desto stärker bestimmt die Religion das Leben der Menschen. In den vormodernen Kulturen gibt es niemanden, der nicht an Geister, heilige Mächte, Zauberer und die beseelte Natur glaubt. Die Ethnologie hat nachgewiesen, dass alle Völker früher unvorstellbar religiös waren. Selbst in unserem Europa im 16. Jahrhundert gab es noch keinen einzigen Atheisten. Die ersten Freidenker tauchten als Anhänger der Cartesianischen Philosophie in Frankreich auf.“

„Que sí, que sí. Dass die Ethnologie gezeigt hat, dass alle Steinzeitvölker und alle vormodernen Kulturen zutiefst religiös sind, ist jetzt nicht die Neuigkeit des Tages.“

„Aber offensichtlich die Tatsache, dass die Menschen früher einfach nicht so intelligent waren.“ Gladis blickte zu Marta. „Dann kann man sie nämlich nicht in einen Topf werfen oder mit uns heute auf eine Stufe stellen. Ich würde sagen, die kollektive Intelligenz hat sich weiterentwickelt."

„Ja, das sehe ich auch so." Fliegen. Überall Fliegen. Ärgerlich wedelte ich sie weg.

„Ich glaube das nicht." Marta schüttelte den Kopf, und Milagros schloss sich ihrer Meinung an. Kämpferisch stemmte sie die Arme in die Hüften. „Der edle Wilde, meinst du?", fragte Gladis.

Milagros schüttelte den Kopf. „Die Römer und zig andere sind geschichtlich älter als das Mittelalter und diese waren doch auch nicht blöder."

Gladis stöhnte. „Es geht um Erwachsene aus archaischen, traditionellen, analphabetischen Kulturen. Die kulturvergleichende Piaget-Psychologie hat in den letzten Jahrzehnten in über 1000 empirischen Studien in über 100 solcher Kulturen aufgezeigt, dass sich diese Menschen nicht über die psychologische Stufe von Kindern entwickeln. Die kulturvergleichende Intelligenzforschung hat dies übrigens bestätigt. Erwachsene solcher Kulturen erreichen keine IQ-Werte über 75, gemessen an Vergleichswerten von Menschen aus Europa zum Beispiel."

„Und die wären?", drängte Milagros. „Ich meine, was kann man sich darunter vorstellen?"

Gladis warf einen ungeduldigen Blick zu Sharif. „IQ-Werte von 50 entsprechen dem geistigen Niveau von Siebenjährigen, Werte von 75 jenem von Dreizehnjährigen."

„Und wie, bitte schön", fragte Marta, „erklärst du dir das?"

„Die Intelligenzsteigerung liegt ganz sicher an der Ausbreitung des Schulwesens."

Ich nickte. „Ich habe davon auch gelesen. Und dass sämtliche Bausteine, aus denen Religionen zusammengesetzt sind, ihren Ursprung im kindlichen Denken haben …" Ich wandte mich an Gladis. „Aber über die kindliche Psyche wollen wir jetzt nicht reden, nicht wahr? Wir haben, wie gesagt, das Mittelalter überwunden."

Gladis fuhr sich durch ihr Haar. „Und jetzt, meinst du, ist alles in Ordnung? Wir züchten am Rande unserer Städte das bildungsferne McDonald's-Proletariat oder holen uns Immigranten als Arbeitskräfte, die durch unsere Politik gefälligst ausgegrenzt bleiben sollen …"

Oh, oh, dachte ich, jetzt wurde es politisch. Ich ignorierte ihren Ansatz und erwiderte: „Also diese Traditionen von hier brauche ich bei uns jedenfalls nicht. Wer kann, flüchtet vom Land zunächst in die Städte und jagt der Konsumgesellschaft hinterher. Zu uns wollen die wenigsten kommen."

Milagros blickte zu Sharif. „Und wer da bleibt, ist solchen Leuten ausgeliefert."

„Asi es. Tief in Afrikas Busch achten Marabouts, Imame und Animistenanführer darauf, dass Praktiken und Rituale, die andernorts als böse Zauberei gelten, ja nicht aufgegeben werden. Hier müssten die EU, der Europäische Gerichtshof für Menschenrechte und so weiter, ansetzen – über Wirtschaftssanktionen und dergleichen wäre alles möglich!"

Ich nahm an, dass mein Gegenüber des Spanischen nicht mächtig war, denn in der Zwischenzeit hatten sich Sharifs Züge geglättet und er heuchelte Höflichkeit.

Bueno, spätestens im Jahr 1000 after Earth ist auch das kein Problem mehr. Mit grimmigem Blick folgte ich der kleinen Gruppe.

Nach dem Rundgang im Museum mit den unterschiedlichsten Exponaten der Diola-Kultur – von animistischen Fetisch-Schreinen bis zu Jagd-, Arbeits- und Erntegeräten – führte uns der Guide auf einem verschlungenen Fußmarsch an heiligen Hainen vorbei. Das Gelände wurde immer unwegsamer. Die kleinen Lichtungen mit den Stelen betraten wir nicht. Unter einem mächtigen Kapokbaum hielt er an. In einer breiten Spalte zwischen den beeindruckenden meterhohen Brettwurzeln fanden sich hinter einem Gitter Knochen, ein Schädel, eine Holzfigur und andere Opfergaben.

„Wir glauben an Emitai, den allmächtigen Schöpfer der Welt", verkündete Sharif so unprätentiös wie möglich. „An einigen Orten", er machte eine ausholende Geste, „offenbart sich die Macht Emitais ganz besonders deutlich. An diesen heiligen Orten wohnen Geisterwesen, genauer die Seelen Verstorbener, also die Ahnen, *ukine* genannt. Sie sind Mittler zwischen Emitai und den Menschen. Die Kommunikation der ‚normalen' Menschen mit den Geisterwesen erfolgt mithilfe von Fetischpriestern, den Hütern der Schreine, in denen die Geisterwesen wohnen. Um das Wohlwollen der *ukine* zu erlangen, werden ihnen Opfer dargebracht. Das kann Palmwein sein oder das Blut eines Opfertiers. Der Geist will aber nur das Blut, das Fleisch bekommt der Fetischpriester. Die zurückgelassenen Knochen oder Schädel haben die Bedeutung eines Vertrages zwischen dem Bittenden und dem Geist. Deshalb dürfen die Knochen auch nicht entfernt werden."

Interessant, das Gitter diente also zum Schutz vor anderen Tieren, und nicht um das Totem, die Holzfigur einer Meerkatze, zu beschützen. Plötzlich sprang Milagros aufkreischend zur Seite. Ich stand zufällig neben ihr und registrierte als Erste, dass sie an der Schulter getroffen worden war. Im Baum über uns befand sich eine Familie Schwarzmilane mit lebhaftem Stoffwechsel. Schmunzelnd suchten alle in ihren Handtaschen nach Feuchttüchern.

Sharif fand dieses „Zeichen von oben" seinem Ausdruck nach zu schließen nicht so lustig und sah darin ein negatives Omen. Rasch trat er den Rückweg an. Nicht zu fassen, wie abergläubisch sie waren ...

Zwischen dem wuchernden Unterholz hoher Bäume war kein Pfad zu erkennen. Wortlos liefen wir im Gänsemarsch an Ölpalmen, Johannisbrot- und Sheabutter-Bäumen vorbei. In ihrem kühlen Schatten lag das tiefe Schweigen uralter Wälder. Aufatmend erreichten wir den Dorfplatz.

Bevor wir uns vor dem Museum wieder trennten, schaute ich Sharif direkt in die Augen und sprach ihn auf das an, was mich wirklich interessierte. Das Thema Beschneidung hatte er bis jetzt eisern gemieden.

„Oui", seufzte er, „es gibt Initiationszeremonien, die hier in den Wäldern stattfinden. Aber mit *fanado* hat das nichts zu tun."

Natürlich nicht, sie flochten den Mädchen neuerdings Blumenkränzchen. Alles andere war seit 1999 auch strafbar. Seitdem war das Verbot durch Novellen, nationale Programme und Kampagnen sogar noch ergänzt worden. Ich blickte in das knochige Gesicht und gewahrte die aalglatten Züge. Ich glaubte ihm nicht, und er wusste es.

Er musterte mich mit durchdringendem Blick. „Wenn du das suchst", sagte er leise, „musst du zu den Mandinkas."

„Vielleicht machen diese Diola hier so was nicht", meinte Marta auf dem Weg zu unserem Taxi.

„Weil sie etwa Christen sind?", spöttelte ich. „Der lügt doch!"

Kopfschüttelnd bemerkte Gladis zu Marta gewandt: „Um das zu glauben, muss man aber schon den passenden Geisteszustand mitbringen, chica."

„Gut", beendete ich das Thema Animismus, „für eine Weltreligion reicht das hier nicht – sind wir uns da einig, amigas?" – „Spuren von Animismus und Geisterglauben" ist in allen Landesinformationen zu lesen. – Die Untertreibung des Jahres.

Die Zufahrtsstraße zum Hôpital d'Oussouye war nicht asphaltiert, aber zu beiden Seiten von hohen, großblättrigen Bäumen begrenzt. Überall nahm die üppige Vegetation von allem Besitz, ob von Mauern, Patios oder flachen Gebäuden. Das gesamte Areal schien von einer bemoosten Mauer eingefasst zu sein, über die es ebenfalls leuchtend grün wucherte. Innerhalb der Mauer setzten ein rot blühender

Flamboyant, ausladende Karitébäume und ein weiß stämmiger Eukalyptus bunte Akzente.

Im Hauptgebäude des pavillonartigen Spitals erklärte man mir mit einem bedauernden Blick auf die Uhr über dem Pult, dass Dr. Thiam um diese Zeit leider nicht mehr im Haus war. Nun, weit konnte er nicht sein, Oussouye war ziemlich überschaubar. Ich nannte der Rezeptionistin Namen und Institution und erinnerte daran, dass wir für heute angekündigt seien. Gut, das war vielleicht etwas übertrieben. Mit jedem Wort wurde die Frau hinter ihrem Schreibtisch nervöser.

„Un instant, s'il vous plaît", nuschelte sie und wählte hektisch eine Nummer.

Nach ein paar kurzen Gesprächen erschien eine junge dynamische Schwester in hellblauer Montur.

„Bienvenue, Mesdames!", rief sie, auf mich zueilend. „Wir haben Sie schon erwartet. Ich bin Schwester Awa." Ein freundliches Lächeln erstrahlte auf ihrem rundlichen Gesicht. Das spärliche, gekrauste Haar war rötlich-braun und heller als ihre dunkle Haut.

Perfekt. Ich wettete, der Arzt würde auch noch ganz en passent um die Ecke biegen. Ich stellte der sympathischen Angestellten meine Kolleginnen vor, und sie bot uns an, uns durch das Spital zu führen.

„Das ist sehr nett, Schwester Awa", lächelte ich auf ihren Versuch hin, für den Chef noch etwas Zeit herauszuschinden. „Aber nur ein kurzer Rundgang, d'accord? Eigentlich wollten wir Dr. Thiam nur begrüßen."

Awa nahm sich einen dicken Schlüsselbund, und wir folgten ihr aus dem Gebäude. Nicht weit entfernt sah ich Moussa lässig an den Wagen gelehnt mit dem Handy spielen. Ich rief seinen Namen und bedeutete ihm, dass wir noch eine kleine Runde machten. Er nickte.

„Wer ist Dr. Thiam?", raunte Milagros mir zu.

„Keine Ahnung, einer der Ärzte hier. Der Einzige, der eine E-Mail-Adresse hatte."

„Bist du sicher, dass er von uns weiß?"

„No."

„Wie? Dios mio, wie peinlich ist denn das!"

„Ja, aber für sie! Er hat mir nie geantwortet."

Gleich ums Eck betraten wir ein weiß gestrichenes Gebäude, das schon von außen den Eindruck machte, als wäre es erst vor Kurzem errichtet und in Form und Funktion seinem Inhalt angepasst worden. Und tatsächlich, es beinhaltete das Labor, die Dialyse und die Röntgenstation. Wie in Afrikas Spitälern üblich war jeder Raum doppelt abgesperrt. Auf diesem Kontinent wurden auch leere Räume verschlossen, sobald sie eine Tür besaßen. Das Labor und die Dialyse waren ernüchternd, aber mehr hatte ich ohnehin nicht erwartet. Wir traten in den hellen Hof. Zwischen den angrenzenden flachen Häusern begegnete uns eine Schar ärmlicher Gestalten. Fischer? Reisbauern?

„Beides", lächelte Schwester Awa. „Sie kommen nach getaner Arbeit, um ihre Angehörigen zu besuchen."

In einem orange-grauen Gebäude im angedeuteten Kolonialstil befand sich die Kinder- und Frauenstation. Mütter mit Babys im Arm oder auf dem Rücken belagerten die wenigen Stufen zum Eingang. Alle schienen unaufgeregt, in ihren Gesichtern las ich die unendliche Geduld der schwarzafrikanischen Menschen.

Etwas abseits entdeckte ich eine Gruppe spielender Kinder. Jedes Kind war behindert, allen Buben und Mädchen fehlten Gliedmaßen. Flink bewegten sie mit ihren Krücken irgendetwas über den Boden. Auf unsere betroffenen Blicke hin erklärte Awa: „Landminen. Viele Dörfer sind vermint."

„Mi madre!", entfuhr es Marta. „Wieso denn das?"

Landminen waren auch für mich das Letzte, egal wo.

„Ja, warum Landminen?", fragte Gladis und blieb stehen.

„Der Konflikt zwischen dem MFDC, dem Mouvement des forces démocratiques de Casamance, und der Zentralregierung ist eine sehr … komplizierte Angelegenheit …"

Wir merkten sofort, dass die Schwester nicht darüber sprechen wollte. Vielleicht stand sie auf der Seite der Rebellen und traute niemandem. Mit Recht vermutlich.

Awa lief an den Frauen vorbei Richtung Eingang. Bevor sie durch die offene Tür trat, warf sie einen kurzen Blick zurück. Abrupt stoppte sie, machte auf dem Absatz kehrt und eilte lächelnd die Stufen wieder hinab. Der Grund ihres plötzlichen Sinneswandels war zwei Meter hoch und halb so breit, mit Schultern, die einen Triumphbogen hätten verdunkeln können, hieß Ibrahim Thiam und war der leitende Arzt dieser Anstalt. Schwer atmend hastete er über den Hof auf uns zu.

„Alors, den stationären Teil sehen wir uns dann ein andermal an, Madame Walch, d'accord?", verkündete Awa und streckte mir die Hand hin. „Au revoir!"

„Ja, gerne." Ich sah ihr nach. Offensichtlich war die Schwester zuvor von einer sehr wichtigen Tätigkeit weggeholt worden. „Salut!", rief ich ihr nach, dann war sie um die Ecke verschwunden.

„Bienvenue, Madame Walch!" Ein breites Lächeln überzog das näher kommende Gesicht. Wobei auch immer ich den Arzt gestört haben mochte, er ließ sich nichts anmerken – auch das war afrikanische Höflichkeit.

„Ursula", betonte ich freundschaftlich leger. Wir Ärzte und Hebammen sind unter Kollegen ja ziemlich locker. Im Ausland. Vor allem in spanischsprachigen Ländern. Dort begegnen sich Ärzte und Hebammen wirklich auf Augenhöhe. Bei uns nicht.

„Ibrahim. Sehr erfreut!", donnerte der Mann, ein etwas reiferer Jahrgang mit grauen Schläfen. Mit ähnlicher Vehemenz drückte er meine Hand. „Darf ich euch zu einem Kaffee einladen? Oder zu einer Erfrischung?"

Allmählich beschlichen mich zarte Zweifel, dass es sich bei uns um eine Verwechslung handeln könnte. Eine Universität zu nennen, noch dazu eine europäische, war zwar wie die Zauberformel „Sesam öffne dich“, aber vielleicht erwartete er ein bestimmtes Ärzteteam oder eine andere NGO. Dennoch blieb ich erstaunlich ungeniert. Ein Kaffee war nun wirklich nichts Verfängliches. „Das ist sehr nett, danke. Das nehmen wir gerne an.“

Bevor wir uns auf den Weg zum Büro des im Ausland weilenden Direktors machten, stellte ich Dr. Thiam meine Begleiterinnen vor. Dann folgten wir ihm. Dabei kamen wir wieder in die Aufnahme, wo er uns mit der Assistentin Suzi bekannt machte, mit der wir schon das Vergnügen hatten. Ob sie beschnitten war? Ich konnte es mir kaum vorstellen. Doch die selbstbewusst zur Schau getragene grelltürkise Lidschattenkriegsbemalung täuschte vielleicht.

Umgehend machte sie sich an das, was für viele Männer heute noch die Kernkompetenz einer Sekretärin ist. Nicht nur in Afrika. Bis wir Platz genommen hatten, schwebte sie auch schon mit einem Tablett herein. Sie hatte, wie die meisten Frauen der Gegend, lange schlanke Beine ohne Waden und einen kräftigen Hintern. Der und das extreme Hohlkreuz resultieren zum Teil aus dem speziellen Gang der Frauen. Mit einem zurückhaltenden Lächeln servierte sie uns kalte Erfrischungsgetränke und Kaffee in vergoldeten Miniaturtassen. Mit den rot lackierten Nägeln und der schwarz glänzenden Langhaarperücke passte sie perfekt zum Interieur.

Sitzmöbel aus rotgoldenem Brokat gruppierten sich um einen schwarz lackierten Couchtisch. Der Einrichtung sah man an, dass der Direktor alles darüber wusste, wie man Geld aus der Pein anderer Leute schlug. Aber vermutlich war das hier für afrikanische Verhältnisse noch bescheiden und ich sollte keine falschen Schlüsse ziehen.

„Malaria, nicht wahr?“ Ibrahim zog sich die Hose über die Knie zurück und beugte sich herausfordernd vor. Bevor ich ihn korrigieren und die Verwechslung aufklären konnte, meinte er rasch: „Oui, oui, ich weiß Bescheid.“ Er holte Luft.

Irgendwie wurde ich den Verdacht nicht los, dass er von Plasmodien und deren komplizierter Entwicklung keine große Ahnung hatte, doch mit seinem empirischen Kapital von fünfzig Jahren traf er eine absolut richtige Feststellung: „Das ist eine schwierige Aufgabe.“

Das war die Bekämpfung von Malaria tatsächlich. Und zwar genau aus dem Grund, der mir gegenübersaß. Und nicht weil die Erreger mit ihren Entwicklungsstadien und Wirtswechseln nicht zu durchschauen wären – die Wissenschaft hatte den Hergang und die Verbreitung der Plage längst erforscht.

„Über welche Einrichtungen verfügt denn Ihr Labor?“, erkundigte sich Marta höflich. Vielleicht hatten wir etwas übersehen. Marta war – ebenso wie ich – bei ihren Einsätzen schon einige Male auf anspruchsvolle Geräte gestoßen, die originalverpackt irgendwo gebunkert wurden, weil sie niemand bedienen konnte. Ohne Labor war ein ernsthafter Kampf gegen diese Tropenkrankheit unrealistisch.

Sofort schwächte ich ihre Frage ab. Der Mann hatte offensichtlich ein Problem mit dem Thema, und es ging uns im Grunde überhaupt nichts an. „Und sonst?“, meinte ich. „Haben Sie meine Mail bekommen?“ In dem Blick, den er mir zuwarf, lag entweder aufkeimender Respekt oder wachsende Abneigung.

Ibrahim strich über sein ausgeprägtes Doppelkinn. Abrupt richtete er sich auf. „Ahhh“, er blühte geradezu auf, „Sie meinen wegen der Impfungen? Most of the children“, setzte er auf Englisch fort, vermutlich verwechselte er uns jetzt mit einer EU-Delegation aus England, „und zwar 99 Prozent sind korrekt gegen Masern, Gelbfieber, BCG geimpft“, er sah in die Runde, „bacillus Calmette-

Guérin, and diphtheria-pertussis-tetanus-polio-measles vaccines – as recommended by the Expanded Immunization Program." Ein stolzes Lächeln zog die Mundwinkel seiner breiten Lippen noch weiter auseinander.

Aus den Augenwinkeln spähte ich zu Gladis, die zweifellos das Gleiche dachte wie ich.

Sehr höflich tastete ich mich zum Grund unseres Aufenthalts vor und sprach unsere Arbeit an. „Wir würden dazu gerne die Frauenstation und den Kreißsaal besuchen", endete ich. „Eventuell das nächste Mal?"

Ibrahim räusperte sich. Es klang sehr erleichtert. „Ô, pas de problème!"

Ich nickte freundlich und erhob mich. Ibrahim hievte sich aus dem Fauteuil und begleitete uns zur Tür.

„Und was, wenn ich fragen darf, sollte die Malaria vorhin?", drängte Marta, kaum dass wir wieder unter uns waren.

„Du musst wissen", raunte Milagros süffisant, „Ursula ist nichts zu peinlich."

„Das ist neu", lachte Marta. „Aber der Kaffee war trotzdem super."

Nachdenklich zog ich die Stirn in Falten. „Es gab da eine Studie über Malaria. Aber gut, vielleicht war Dr. Thiam damals nicht an diesem Spital …" Ich schmunzelte bei dem Gedanken, dass er jetzt möglicherweise über seine retrograde Amnesie grübelte. „In dieser Studie wurden die Praktiken bei der Behandlung unkomplizierter Malariafälle in Bezirkskrankenhäusern untersucht. Ziel war es, die Gründe für Abweichungen zwischen offiziellen Richtlinien und üblichen Praktiken zu ermitteln. Diese Studie fand auch im Krankenhaus von Oussouye statt. Angeblich. Bei Patienten, die älter als fünf Jahre waren, standen Blutabstriche für die biologische Diagnose zur Verfügung …"

„Ahhh, verstehe!" Marta nickte. „Derzeit sieht das Labor nicht so aus, dazu imstande zu sein. Das bietet natürlich Raum für Spekulationen ..."

Milagros schüttelte den Kopf. „Als Kind hast du hier nicht wirklich die Wahl ..."

„Na schon, zwischen Malaria und Landmine." Unsere einfühlsame Gladis war wieder erfrischend pragmatisch. „Und als Mädchen Verstümmelung."

„Nach Elinkine!", riefen wir dem am Wagen lehnenden Cousin zu. Das Fischerdorf, in dem die Straße faktisch im Wasser endete, lag an einem breiten Nebenarm des Casamance. Der weitverzweigte Flussarm verlor sich im Mündungsdelta zwischen Mangrovenwäldern, Feuchtgebieten, savannenartigen Viehweiden und Reisanbauflächen. Wir wollten heute noch mit dem Boot weiter und – so wir Glück hatten – zu irgendeinem Dorf gelangen, wo wir ein paar Tage bleiben konnten. Von dort aus waren dann Rundfahrten und Exkursionen in die Weiten des Mündungsdeltas geplant.

Vergnügt schaltete Moussa das Radio ein, ein Gerät, das ebenfalls Seltenheitswert besaß. Ein cooler Song aus den Achtzigern ertönte.

Wir vier lachten uns zu und summten mit. Es erfüllte mich ein klein wenig mit Schadenfreude, dass keine meiner Kolleginnen sich an die Band erinnerte. Ermutigt sang ich den Refrain mit und – zack – war ihr Name da: Status Quo! Einer ihrer Kultsongs. Ich sah in die gleißende Sonne am Ende der Straße, die kerzengerade nach Westen führte. Aus den rauschenden Lautsprechern ertönten die letzten Takte. Dröhnend folgte ihnen „Shadow on the wall". Diese alten Hadern hier am Ende der Welt! Meine Stimmung hob sich fast ekstatisch. Im Rückspiegel trafen sich unsere Blicke. In Moussas schwarzen Augen las ich nichts als amüsiertes Unverständnis.

Wir überholten eine Reihe Adrenalinurlauber, die sich mit ihren Bikes zu dieser Stunde wieder auf den immer noch warmen Asphalt wagten.

Links und rechts der zweispurigen Straße zog eine abwechslungsreiche Landschaft vorbei: zwischen Dümpeln, Reisfeldern und Weiden kleine Bambuswäldchen mit Tamarinden, Flamboyants und Sheabutterbäumen und immer wieder einzelne Riesen – hohe Baobabs und mächtige Kapokbäume.

„Wusstet ihr", erklärte Moussa, als wir an einem solchen Kapokriesen vorbeifuhren, „dass wir mit den baumwollartigen Samenhaaren aus den Fruchtkapseln Matratzen füllen?"

„Nein", antwortete ich und gähnte in Gedanken an eine komfortable Matratze, „aber ich werde darauf achten, ob ich einmal auf einer Kapokmatratze schlafe. Weiß noch jemand etwas über den Affenbrotbaum? Wir haben heute schon von Moussa etwas über ihn gehört. Das sind ja die ältesten Laubbäume der Erde. Erst vor Kurzem las ich vom mysteriösen Absterben dieser Riesen."

„Jesús!", rief Marta entsetzt. „Weiß man, warum?"

Ich schüttelte den Kopf. „Überhaupt nicht. Die Botaniker können es sich nicht erklären. Aber sie geben dem Klimawandel Mitschuld."

„Alles andere hätte mich jetzt gewundert", lästerte Milagros.

Gladis, die sich vor jeder Auslandsreise penibel vorbereitete, nickte. „Der Baobab", dozierte sie, „gehört zur Familie der Wollbaumgewächse und kann bis zu 25 Meter hoch werden. Die Laubblätter werden während der Trockenzeit abgeworfen. In dieser Zeit entzieht die Pflanze auch der Frucht das Wasser, die Früchte von der Länge großer Gurken trocknen direkt am Baum und werden im trockenen Zustand geerntet. Ihre Schale ist sehr hart. Das beigefarbene Fruchtfleisch wird per Hand herausgelöst, dann vermahlen, gesiebt und eventuell weiterverarbeitet."

„Wie interessant. Danke", erwiderte ich. Mir war der Baum aufgrund seines mächtigen dicken Stamms schon bei Beantragung des Visums aufgefallen, weil er im Nationalwappen des Senegals rechts neben dem goldenen Löwen vorkommt. Der wohl charakteristischste Baum der Gegend gehört eigentlich zum Bild der afrikanischen Savanne wie die Antilopen und Giraffen, die unter ihren mächtigen Kronen durchs hohe Steppengras streifen. Obwohl der Senegal zur Sahelzone gezählt wird, ordnet man die Region Casamance vegetationsmäßig der sogenannten Guineazone zu. Sie ist mit den Mangrovenwäldern im weitverzweigten Flussdelta und der ausgeprägten Feuchtsavanne eher tropisch. Dennoch sind die riesigen Laubbäume mit ihrem häufig bizarren Wuchs neben dem Kapok die typischen Bäume hier. „Und was weißt du über die Casamance an sich? Ist sie nun Savanne oder tropisch?“

„Hm … Moment“, rief Gladis und zog einige Notizblätter aus der Tasche. „Im Mündungsdelta vermischen sich Salz- und Süßwasser, um Ziguinchor ist die handwerkliche Fischerei von großer Bedeutung … und so weiter und so fort.“ Gladis strich sich das Haar zurück. „Da steht jetzt nur noch Fischereigeschwätz.“ Sie blätterte um. „Ah, das ist interessant!“ Sie rückte ihre Brille zurecht und las: „Während die typische Tierwelt der afrikanischen Savanne durch Landwirtschaft und Besiedlung dezimiert wurde, leben Krokodile, Leguane und Warane überhaupt nur noch in der Casamance. – Stimmt das?“ Erwartungsvoll sah sie Moussa an.

„Der hat dich jetzt aber nicht wirklich verstanden, Gladis“, lachte Milagros.

„Meinst du?“, zwinkerte Gladis und wiederholte ihre Frage auf Französisch.

Moussa rieb sich die Schläfe. „Hm … Hier gab es viele Krokodile, Nilkrokodile, aber heute finden sich kaum noch welche in der Casamance.“

Kaum, dachte ich. Ein Krokodil reichte.

„Anders sieht es weiter nördlich aus. Der Gambia war einmal der krokodilreichste Fluss Afrikas. Tatsächlich sind sie heute dort in freier Wildbahn seltener geworden. Zu den Echsen gehört auch der zwei Meter große Nilwaran."

„Gibt es davon auch hier Exemplare?", fragte ich. Die waren angeblich ganz schön gefährlich und vor allem blitzschnell.

Moussa nickte.

„Brrr." Gladis schüttelte sich.

Mir ging es ähnlich. Die Lebensader und Wiege der nordafrikanischen Hochkultur wurde mir immer unsympathischer. Es sah aus, als käme so manches Übel von dort, dem Einzugsgebiet des mächtigen Stroms. Wie der Nilwaran. Wie das Nilkrokodil. Wie die pharaonische Beschneidung, die schlimmste Form der Genitalverstümmelung … Vorurteile? Was, wenn diese Praktik ihren Ursprung ganz woanders hätte? Zum Beispiel im Sklavenwesen dieses riesigen Reichs mit dem entarteten Totenkult seiner Herrscher? Die Sklaven lebten ja zusammen mit ihren Frauen in großen Siedlungen nahe der Pyramidenbaustellen. Dort waren sexuelle Ausschweifungen bestimmt unerwünscht … Dem gegenüber stand die viel bewunderte Zivilisation des kultivierten Ägyptens.

Moussa lachte. „Es gibt hier heilige Krokodilteiche. Die sind eingezäunt. Das Krokodil gilt bei uns als Zeichen der Fruchtbarkeit."

Wie schon im alten Ägypten, dachte ich und fragte mich erneut, wie viele Gemeinsamkeiten die afrikanischen Völker untereinander haben. Die Mandinka aus der Region waren angeblich die Nachkommen des frühgeschichtlichen Königreichs Mali, das weit nach Osten reichte und den Transsaharahandel vom Maghreb nach Westafrika kontrollierte. Jene Mandinka, die heutzutage nach wie vor verstümmeln und die archaischen Riten pflegen. Auch in Mali ist die FGM-Rate extrem hoch. Wie hartnäckig sich doch Traditionen halten, vor allem Traditionen rund um Initiationsrituale. Für uns westlich orientierte Menschen ist das, was in diesen Gesellschaften geschieht, schwer zu begreifen. Aber ich habe bereits gebildete Schwarzafrikaner kennengelernt, die von den

Einweihungsritualen ihrer Stammesbrüder genauso erschüttert sind wie wir. Weil sie keinen Sinn haben und nur unsägliches Leid bringen.

Die ersten Hütten tauchten auf, und in der Ferne glitzerte Wasser.

„Elinkine?“, fragte ich.

Moussa nickte.

Die Hütten am Rande der Straße waren ärmlich und teilweise wie Reihenhäuser aneinandergeflickt. Als Werkstoff wurde alles verwendet, was aufzutreiben war: Lehm, Stroh, Blech. Unwillkürlich kam mir der Nestbau der Schwarzmilane in den Sinn, die gerne Plastikabfälle mitverwenden. Die stärksten Vögel bauen dabei die buntesten Fetzen ein, um ihre Überlegenheit zu demonstrieren. So wird manch aussichtsloser Revierkampf vermieden. Wir Menschen handeln nicht immer so klug.

Langsam näherten wir uns dem Fischerhafen am Ende der Straße. Dort, wo der Asphalt in Schlamm überging, war auch das Ende der Zivilisation. Zu dieser Stunde war noch nicht viel los, aber das würde sich bald ändern, wenn die ersten Boote mit dem frischen Fang einliefen. Vor Sonnenuntergang würde es in dem kleinen Hafen von Pirogen und Einbäumen nur so wimmeln.

Wir baten Moussa, sich nach einem Pirogenbesitzer umzuhören, der Französisch sprach und nicht nur das hier verbreitete Crioulo, und uns für Exkursionen zur Verfügung stehen würde. In Elinkine gab es ein Areal mit Touristenappartements, schlichte Hütten am Wasser mit einem kleinen Restaurant in ihrer Mitte. Dorthin könnten wir nach der heutigen Rundfahrt wieder zurückkehren, sollten wir auf der Suche nach einem Quartier in einem abgelegenen Dorf kein Glück haben.

Aus der einzigen Hafenbar klangen afrikanische Rhythmen. Wir beschlossen, in der Zwischenzeit etwas zu trinken, und setzten uns auf die Veranda. Von dort aus hatten wir einen traumhaften Blick über den breiten Seitenarm des Casamance.

Ich entschied mich für eine Limonade aus dem Fruchtmus der immergrünen Tamarinde mit dem fein gefiederten Laubwerk. Bis die Getränke kamen, wanderte ich ans Ufer. Ich konnte mich kaum sattsehen am Anblick des in der Nachmittagssonne glitzernden Wassers und der Silhouette der Mangrovenwälder an den fernen Ufern. Sanft plätscherte das grüntrübe Wasser an die Planken des Stegs, der aus krummen in den Boden gerammten Pfählen und darüber gelegten Brettern gezimmert war.

In dem Schuppen gab es Handyempfang und sogar WLAN. In der nächsten Viertelstunde saßen wir vier schweigend bei unseren Getränken.

Langsam belebte sich der Strand vor uns. Eine Handvoll Frauen mit Säcken auf den Schultern ließ sich in unserer Nähe auf dem Sand nieder. Sie verkauften Kohle für den Holzkkohlengrill und maßen diese in Konservendosen ab.

Grinsend schlenderte Moussa auf uns zu, in seinem Schlepptau einen stämmigen Schwarzen, der ihm bis zum Kinn reichte.

„Du weißt schon, dass sie uns ausnehmen werden wie …“, setzte Gladis an.

„Hast du eine bessere Idee?“, fiel ihr Marta ins Wort.

„Mir ist vollkommen klar, Gladis, dass wir hier mit unserem spanisch-österreichischen Durchschnittseinkommen im Ruf von Weihnachtsmännern stehen. Aber gib ihm eine Chance.“ Ich linste zu Milagros. Unverschämter als Insa konnte er nicht sein.

Unser Anliegen war schnell ausverhandelt. Aliou, Fischer und Fährmann, wollte uns seine Heimatinsel zeigen und bat uns, Gäste in seinem Haus zu sein.

Wir berieten uns kurz.

„Der Preis ist mehr als fair“, meinte Milagros und seufzte.

Ich nickte. „Außerdem spricht er Französisch. Das sprechen hier nicht viele.“

„Eva sagt, hier sprechen die Älteren noch Portugiesisch“, warf Marta ein.

„Sprichst du Portugiesisch?“, fragte ich sie.

Marta schüttelte den Kopf. „Nein. Aber sie verstehen uns.“

„Ich habe von Crioulo gelesen, das soll eine portugiesischbasierte afrikanische Kreolsprache sein“, verbesserte Gladis. „Wir werden sehen, ob uns das etwas bringt.“

Der Besuch auf der Insel Felik wurde vereinbart, und wir gaben Aliou eine Anzahlung von 40.000 CFA-Franc, was ungefähr sechzig Euro entsprach. Dann begleiteten wir unseren Chauffeur zu seinem Wagen.

„Zale möchte euch zu uns einladen“, verkündete Moussa und nahm Haltung an. Ich meine, wenn ihr nach Ziguinchor zurückfahrt …“

Ich linste zu Marta. „Was hat er gesagt?“, fragte sie.

„Zale lädt uns zu seiner Familie nach Hause ein“, wiederholte ich.

„Na bitte!“, rief Marta aus, als wäre das allein ihr Verdienst.

Ich hatte da meine Zweifel. Moussa grinste mir zu selbstsicher. Vermutlich rechnete er mit weiteren Aufträgen. Ich sah in die Runde. Ein Winkel von Gladis schmallippigem Mund hob sich, und ihr süffisantes Lächeln bestätigte mir den Gedanken. Milagros nickte.

„Voilà“, lächelte ich, „dann sehen wir uns in einer Woche wieder.“

Wir bezahlten Moussa aus der Gemeinschaftskasse, speicherten seine Handynummer und nahmen unsere Rucksäcke aus dem Kofferraum.

3. Felik

Aliou deutete auf eine bunte Piroge inmitten einer Handvoll grüner Paddelboote. Sie schaukelten wie flache schwimmende Erbsenschoten neben dem Landungssteg auf dem Wasser.

Tief stand die Nachmittagssonne über dem Seitenarm des Casamance, als wir uns vom Ufer absetzten. Das schwach salzhaltige Wasser roch leicht tranig und wies eine blaugrüne Farbe auf. An seiner Oberfläche war es glatt und ruhig. Mehr als einen halben Meter sah man nicht in die Tiefe. Schnell nahmen wir Fahrt auf und entfernten uns zügig vom Hauptarm des Stroms. Der Sonne nach zu urteilen, waren wir in südlicher Richtung unterwegs.

Aliou trug eine gefleckte Schirmmütze schief auf dem Kopf, eine abgewetzte Latzhose und ein langärmeliges Hemd. Breitbeinig stand er im Heck der Piroge und lächelte unergründlich in den frischen Fahrtwind. Heute beförderte er wohl eine ungewöhnliche Beute nach Hause. Wir saßen auf schmalen Bänken entlang der Bordwände, die auf einen bananenförmig geschwungenen massiven Kiel aufgesetzt waren, der an Bug und Heck etwa zwei Meter weit überstand.

Nach einer Weile änderte Aliou die Richtung und verließ den breiten Seitenarm. Trotz gedrosselter Geschwindigkeit legte sich der Kahn recht abenteuerlich in die Kurve. Wir glitten in einen engeren, an beiden Seiten von Mangrovenwäldern flankierten Wasserkanal. Leise schnurrte der Außenbordmotor der bunt bemalten Piroge, die knarzend und schwankend durch das seichte Wasser glitt.

„Pelikane!", rief Marta und zeigte in die Krone einer Mangrove. Ihre Größe und der dehnbare Hautsack am Unterschnabel machten diese Wasservögel unverwechselbar.

Aufgeschreckt flatterte ein Kormoran aus nahem Gebüsch. Im Sonnenschein glänzten die schwarzen Federn metallisch grün. Vier gezückte Kameras verfolgten den imposanten gänsegroßen Vogel. Einem weiß-schwarz gefiederten Pelikan in unmittelbarer Nähe machten wir offensichtlich weniger Angst. Elegant erhob er sich vor uns in die Lüfte.

Aliou schwenkte nach links und verließ die Wasserstraße in einem knappen Bogen. In kurzen Abständen taten sich in den dichten Mangrovenwäldern Dutzende weitere Wasserwege auf und alle glichen sich aufs Haar. Rundum nichts als Mangroven. Ein Labyrinth verholzender Salzpflanzen. Das gemeinsame Merkmal dieser Wasserpflanzen unterschiedlicher botanischer Zugehörigkeit ist, dass sie sich an das Leben im Gezeitenbereich tropischer Küstenregionen und brackiger Flussmündungen angepasst haben.

„Oh mein Gott!“ Marta starrte ins Wasser.

Wir sprangen zu ihr. Alle drei. Gleichzeitig. Das war ein Fehler. Hysterisch kreischend, weil die Piroge zu kentern drohte, wichen wir zurück. Wir klammerten uns an die Querstrebe in der Mitte des Boots, das aufgrund der plötzlichen Umgewichtung gefährlich schaukelte. Als Aliou die schlingernde Piroge wieder unter Kontrolle hatte, starrte ich ebenfalls ins grüne Nass. Knapp unter der Oberfläche schwebten zwei Medusen von einem halben Meter Durchmesser.

„Igitt!“, murmelte Milagros. Es klang beinahe enttäuscht. Vielleicht dachte auch sie an etwas Größeres, ein Reptil oder an irgendeine Haiart im Mündungsdelta.

„Wie filigran“, fand ich. Die gelbe gallertartige Masse bewegte sich in rhythmischen Kontraktionen überaus anmutig fort.

„Ist das glibberige Getier gefährlich?“, erkundigte sich Gladis.

Aliou, noch mürrisch aufgrund unseres infantilen und unseemännischen Verhaltens an Bord, rückte seine Schirmmütze zurecht. „Nicht alle Quallen machen Probleme.“

„D'accord, je comprends. Leute, da gehen wir nicht rein", setzte Gladis nach.

Marta kehrte die Krankenschwester heraus und wandte sich an Aliou. „Und wie behandelt ihr eine Verbrennung? Die ganz kleinen sollen ja noch viel bösartiger sein."

Auf meine übersetzte Frage hin zog Aliou eine Schulter hoch. „Essig, Urin, Salzwasser."

„Hört sich echt Erfolg versprechend an …", spöttelte Gladis. „Mir graust es ohnehin mehr vor den ekligen Saugwürmern …"

„Bilharziose." Ich nickte. Die gab es hier auch.

„Wo Schnecken die Zwischenwirte sind?", fragte Milagros.

„Exactamente", bestätigte Marta. „Die von ihnen freigesetzten Larven dringen durch die Haut und wandern in allerlei Organe, auch ins Gehirn."

„Aber besonders hinterhältig ist", ergänzte ich, „dass sie Jahrzehnte in der Nähe der Blasenwand überleben und fortwährend Eier ablegen."

Aliou lenkte in die nächste abzweigende Wasserstraße. Wir entdeckten weitere Quallen.

„Wenn jetzt der Motor eingeht …", flüsterte Milagros an mein Ohr.

„Dann werden wir uns umweltschonend und muskelaufbauend mit diesen Geräten hier fortbewegen." Ich zeigte zu den Paddeln zu unseren Füßen.

„Aus irgendeinem Grund liegen die ja da", überlegte Gladis logisch.

Mit einem couragierten Lächeln wandte ich mich zu Aliou um. „Und du hast dich hier noch nie verirrt? Nein?" Es sollte wie nebenbei klingen. Ein beliebtes Sprichwort der Beduinen weiter nördlich fiel mir ein: Ohne Ziel kannst du dich nicht verirren. Dort war das Gelände ähnlich tückisch, nur andersrum, trockener.

Das dunkle Gesicht mit der von Sonne und Wind gegerbten Haut überzog ein verschmitztes Grinsen.

„Y cocodrilos?“, wollte Marta wissen und lenkte etwas vom Thema ab.

Wie kam sie denn ausgerechnet auf Krokodile?, fragten sich alle.

Ich verdrehte die Augen. Die Reptilien hatten uns gerade noch gefehlt.

„Wollt ihr welche sehen?“ Aliou sah nicht aus, als würde er spaßen. Er kannte garantiert die Verstecke dieser selten hässlichen schuppigen Monster. Selbst hier. Hatte nicht Moussa das Nilkrokodil erwähnt? Die Herpetologen der Welt stritten sich darum, ob diese Spezies sechs oder sieben Meter Länge erreichte. Nun, hier, wo die gesamte belebte Natur Übergrößen hervorbrachte, würden vermutlich die Goliaths lauern.

„Also ich brauche diese Wildwest-Erfahrung nicht“, gab ich bescheiden zu.

„Was meinst du damit?“, fragte Milagros.

„Alles, was nicht du selbst bist, will dich umbringen.“

„Ah ja“, lachte Milagros. „Sag ihm, dass wir ein anderes Mal dort hinfahren. Zuerst die Insel.“

„Und Haie?“, fragte ich.

„Auch“, meinte Aliou.

Wie gut, dass wir nicht zum Schwimmen hierhergekommen sind … Ich lenkte das Thema auf die Mangroven. „Incroyable!“, rief ich und deutete ringsum. Mangroven zählen mit ihren Stelzwurzeln zu den produktivsten Ökosystemen der Erde. Hier teilen sich Meeres- und Landtiere den gleichen Lebensraum. Während in den oberen Stockwerken der Baum- und Strauchschicht Landbewohner leben, wohnen zwischen den Wurzeln Meerestiere. Charakteristisch ist auch, dass die Samen noch auf der Mutterpflanze keimen und schwimmfähige Früchte ausbilden.

Aliou drosselte die Geschwindigkeit und näherte sich einer Mangrove. Von einem tiefer hängenden Ast pflückte er ein Blatt. „Salz", nickte er. „Manche Pflanzen scheiden das für sie schädliche, überschüssige Salz über die Blätter aus." Wie Wollläuse klebten die weißen Kristalle an der Blattunterseite.

Wir tuckerten weiter. Während wir noch über die produktiven Gemeinschaften hoch spezialisierter Lebewesen staunten, die sich aufgrund der extremen Bedingungen im Gezeitenbereich entwickelt hatten, änderte sich die Landschaft. Die Mangroven wichen auseinander und gaben den Blick frei auf Land. Eine kleine Insel nur, aber immerhin, hier hätte man festen Boden unter den Füßen. Sie ragte wenige Meter aus dem Wasser und war gekrönt von dichtem Buschwerk. Wir umrundeten die Insel halb und trauten unseren Augen nicht. Zwischen dem Wäldchen und dem Wasser graste eine Herde Kühe! Das Bild der direkt am Ufer weidenden Rinder, flankiert von rosa Flamingos und umgeben von Mangroven, war mehr als schräg. Beinahe unecht leuchteten die Vögel auf dem goldenen Sand in der Abendsonne. Leider konnten wir die eindrucksvollen Fotos nicht verschicken, denn hier, mitten im Nowhere, gab es keinen Empfang.

Hinter der Insel tauchte eine weitere auf, flacher, größer und bewohnt. Grinsend nickte Aliou nach vorne. Kein Zweifel, das war Felik. Auch dieses Eiland könnte man – rein theoretisch – umschwimmen. Nur käme man vermutlich nicht weit – oder nicht wieder.

Die letzten Sonnenstrahlen vergoldeten drei Dutzend Fischerhütten, als wir die kleine Insel Felik betraten. Die Ebene zwischen dem schlichten Anlegesteg und dem Dorf, eine sandige, leicht ansteigende offene Fläche mit Hütten auf der einen und einem einzelnen Haus auf der anderen Seite, war gut besucht. Um diese Stunde tummelten sich auf dem Platz die Dorfjugend, einige auf die heimkehrenden Fischer wartende Frauen, ein paar Ziegen und Hühner.

Aliou warf ein paar Sixpacks Wasserflaschen und einen Sack auf den Steg und rief zwei neugierig näher gekommenen Jungen etwas zu. Ohne sich weiter um die Einkäufe zu kümmern, bedeutete er uns, ihm zu folgen. Kinder umringten uns bald in respektvollem Abstand, aber mit lachenden Gesichtern. Wir lachten zurück, und der Kreis um uns zog sich immer enger zusammen. Aus den Schatten der Häuser traten die Dorfältesten, dürre Männer in fadenscheinigen Kaftanen. Aliou hatte für alle ein freundliches Wort, und im Nu wusste jeder, wer wir waren und was wir hier suchten.

Vor dem allein stehenden Haus machte Aliou Halt und winkte eine Frau herbei, die bei einer kleinen Gruppe am Rande des Dorfplatzes in ein Gespräch vertieft war. Unverzüglich eilte sie heran, ein freundliches Lächeln auf den Lippen, das nicht gekünstelt wirkte. Aliou stellte uns Abysarr vor. Ich schätzte die große, mittelschlanke Frau auf Mitte bis Ende dreißig. Ihre Haut schimmerte in der Abendsonne wie dunkles Eichenholz und ihr Haar, eine schulterlange Kunsthaarperücke, glänzte wie schwarz lackiert.

Beinahe schüchtern streckte sie den langen Arm aus und reichte mir die Hand. „Bonsoir, Madame!“

Ihr Lächeln war so entwaffnend, dass ich augenblicklich zurücklächelte. „Salut, Abysarr.“

Aliou deutete auf die Baracke, über deren Tür verblasst *Poste de santé* zu lesen war. „Aby ist unsere Medizinfrau.“

„Ich bin Hebamme“, stellte sie sofort richtig und wischte die andere Bezeichnung, die nach Schamanismus riechen könnte, mit einer vehementen Geste weg. Dann lächelte sie. „Ich werde euch morgen gerne alles zeigen“, bot sie an.

„Ja, prima!“, erwiderten wir unisono und zweisprachig.

„Kommt“, drängte Aliou und setzte sich in Bewegung, „meine Frau erwartet euch schon.“

Zwangsläufig, mutmaßte ich, sie hatte wohl keine andere Wahl.

Im Zwielicht der Abenddämmerung sah ich, wie sich eine Hochschwangere aus dem Schatten eines Hauses löste und Richtung Medizinhaus schlurfte. Die übrigen Frauen waren unterdessen am Steg, um den Fang ihrer Männer vor Einbruch der Dunkelheit an Land zu bringen.

Nicht weit vom Vorplatz entfernt teilte sich die Dorfstraße und ein paar Hütten weiter betraten wir ein kleines Grundstück. Auf der staubtrockenen Erde welkten ein paar kümmerliche Stauden ihrem Hinscheiden entgegen, sodass „Vorgarten" etwas zu hoch gegriffen war. Vor der offenen Tür der Kate hockte eine Frau mittleren Alters an einer Feuerstelle auf dem Boden, umringt von Küchenutensilien. In den Dörfern hat sich die traditionelle Diola-Küche bis heute kaum geändert. Die meisten Frauen kochen auf offenem Feuer im Freien mit geflochtenen und geschnitzten Behältern, Tongefäßen und Kalebassen. Obwohl sie erst gerade eben über unseren Besuch informiert worden war, nickte sie uns freundlich zu. Aliou machte keine Anstalten, uns seine Frau vorzustellen. Stattdessen schob er uns durch den Eingang des Hauses.

„Ma maison est ta maison." – Mein Haus ist dein Haus. Aliou zog seine Mütze vom Kopf und forderte uns auf, einzutreten. Eine von Solarzellen betriebene Neonröhre erhellte den Wohnraum des aus nackten Betonsteinen errichteten Hauses. Wie es aussah, war sie vermutlich die einzige Errungenschaft der Zivilisation.

In dem schmucklosen, aber sauberen Raum fand sich nichts, was einladend wirkte. Wir ließen uns auf die mit abgewetztem Samt überzogenen Matratzen um eine Bastmatte am Boden nieder und schauten Aliou dabei zu, wie er Plastikbecher auf einem Tablett anrichtete und das eben gekaufte Wasser eingoss. Meist wurde Gästen das Wasser aus dem Ziehbrunnen gereicht, das mithilfe von großen Tonkrügen kühl gehalten und manchmal zusätzlich gefiltert oder desinfiziert wurde.

Hier nicht. Das hatte gewiss einen Grund, den nur Aliou wusste, und dafür waren wir ihm dankbar. Ich vertrug zwar fast alles, aber mit Wasser konnte man nicht vorsichtig genug sein.

Seine höfliche Frage, ob wir gerne Tee hätten, lehnten wir dankend ab. Wir kannten die Zeremonien und wollten das vielversprechend duftende Abendessen nicht unnötig hinauszögern.

Nicht lange und Alious Frau erschien im Türrahmen. Marta saß in nächster Nähe, sprang auf und stellte uns der Reihe nach vor. Erst jetzt kam die Frau langsam auf uns zu und reichte allen die Hand. Fatinar sprach kein Französisch. Das war nicht verwunderlich. Nur ein bis zwei Prozent aller Senegalesinnen sprechen die Amtssprache, im Vergleich dazu zwanzig Prozent ihrer Männer. – Auch nicht das, was die Grande Nation sich nach fünfundsechzig Jahren kolonialistischer Präsenz unter Beständigkeit vorstellte. Unsere Gesten der Hilflosigkeit ignorierend plauderte sie in ihrer Sprache drauflos.

„Ich verstehe sie nicht, Aliou", seufzte ich. „Rien du tout."

Aliou wechselte mit seiner Frau ein paar Worte, woraufhin diese den Raum verließ. „Unser Volk spricht Jola", erklärte er uns, wieder in die Knie gehend, „weiter südlich Crioulo. Aber hier auf der Insel sprechen wir Kuwatay …" Ich räusperte mich, und Alious schwarze Augen funkelten vor Belustigung, „… einen Jola-Dialekt."

„Ihr seid also vom Volk der Diola." Die Diola bildeten in der westlichen Casamance die stärkste Ethnie, und viele von ihnen waren Christen. Deshalb auch die Kirchen, die wir unterwegs gesehen hatten.

„Exactement. Viele Ansiedlungen in dieser Gegend sind vom Volk der Diola. Es leben in der Nachbarschaft aber auch Mandinka, Bijago, Peulh und Balanta."

Schüchtern näherten sich zwei Knaben und ließen sich neben ihrem Vater nieder. Bald darauf kehrte ihre Mutter mit zwei Aluminiumtabletts zurück. Auf dem einen türmte sich Reis und auf dem anderen Fisch und Zwiebelringe. Sie ging ein weiteres Mal und brachte ein Fladenbrot und für uns Löffel. Traditionellerweise wurden die warmen Mahlzeiten in einer großen Schüssel gereicht, aus der die rundum auf dem Boden sitzenden Familienmitglieder mit den Fingern aßen oder sich die etwas eintopfartigeren Gerichte mit Brot heraustunkten.

„Tiof", lachte Aliou und deutete auf den Fisch. „Den habe ich gestern gefangen. Draußen."

„Du meinst auf dem offenen Meer?", erkundigte sich Gladis.

Aliou nickte. „Davon gibt es dort viel." Er drückte sich mit den Fingern eine Kugel Reis zusammen und schob sich diese in den Mund.

„Was esst ihr hier sonst noch?", wollte Milagros wissen.

„Auf dem Speiseplan stehen Reis und Fisch, manchmal auch Huhn, Lablab, das ist eine Bohnenart, Mohrenhirsebrei und Kuhmilch."

„Ja, interessant, das hätte ich hier niemals vermutet … Der Fisch schmeckt übrigens köstlich", nuschelte ich, damit mir keine Gräte entging. „Bitte sag das deiner Frau."

Auf seine Bemerkung in Kuwatay hin bedankte sich Fatinar mit einer kleinen Verbeugung.

„Sind das hier Moslems?", wollte Marta von uns wissen und machte eine Geste, die das Haus und das Dorf einschloss.

„Ich schätze mal, die Familie ist islamisch", meinte Milagros.

„Und ich schätze", raunte ich, „dass sie weit davon entfernt ist. Rein animistisch. Wir haben ja schon eine Idee davon, wie das aussieht." Ich deutete zu einer Ecke, in der ein Tablett mit Figuren und undefinierbaren Utensilien stand.

Als hätte Aliou etwas von unserer Unterhaltung verstanden, erklärte er: „Meine Familie ist muslimisch, und wir haben auch eine

Moschee im Dorf. Ich werde sie euch morgen zeigen. Wie auch die Schulen." Sogleich wurde der Mann um fünf Zentimeter größer.

Schulen, Mehrzahl. Nein, ich hatte mich nicht verhört, Aliou sprach von Schulen. Das Dorf mit zweihundert Bewohnern, wenn es hoch kam, hatte mehrere Schulen. Gut, jetzt war der Senegal bisher nicht als das bildungsmäßige Eldorado Afrikas aufgefallen, aber das konnte sich ja ändern.

„Trotzdem tragen eure Frauen keine Kopfbedeckung …" Gladis blieb wie immer sachlich und beim Thema.

Aliou schüttelte den Kopf so entschieden, dass keinerlei weitere Erklärungen notwendig waren. Für ihn. In diesem Augenblick brachte Fatinar pro forma eine Schüssel mit Wasser für die Reinigung der Hände. Seife gab es keine, auch keine Servietten, aber wir hatten den Fisch ohnehin mit den Löffeln gegessen. Das war, neben dem bis dato unbekannten Tiof, eine völlig neue gastronomische Erfahrung.

„Also ich hätte jetzt gerne ein Bier", warf ich in die Runde und schnippte die letzten Wassertropfen von den Fingern. Ich gestehe, mein Lächeln war etwas provokant. Wieder hatte es den Anschein, als hätte mich Aliou verstanden. Erwartungsgemäß würde er jetzt bedauernd eine Schulter hochschieben oder mir einen Blick voll amüsierter Verständnislosigkeit zuwerfen. Im besten Falle. Es konnte aber auch ein Blick religiös verbrämter Verachtung für das problematische Trinkverhalten etwas reiferer Europäerinnen sein.

Nicht ganz so erwartet kam sein Grinsen. „Magst du Palmwein?"

Wir bejahten geschlossen. Dass Palmwein hier in der Gegend der Sorgenbrecher war, hatten wir schon mitbekommen. Aliou erhob sich und verschwand nach draußen. Seine Söhne nahmen dies zum Anlass, sich zu verdrücken. Vor dem Haus hörten wir munteres Geschirrklappern, nur unterbrochen von ein paar lauten Worten, die Fatinar den Knaben hinterherrief.

In Alious Gesicht stand immer noch ein verschmitztes Lächeln, als er mit einer Karaffe zurückkam.

Mein Plastikbecher wurde als Erster gefüllt. Neugierig schnupperte ich an dem etwas säuerlich riechenden Getränk, dann nippte ich vorsichtig daran. „Schmeckt weich und sanft“, fand ich.

„Ja, lieblich“, meinte Milagros.

„Heller Champagner, nur schwächer!“ Marta war wieder erfrischend charmant.

„Champagner …!“, lästerte Gladis und nippte den fast milchig weißen Saft. „Also ich weiß nicht, von welchem Winzer ihr euren Champagner bezieht!“

„Bueno, wir holen ihn uns nicht von den Bäumen, chica“, konterte Marta.

Aliou nahm ebenfalls einen Schluck. „Palmwein ist hier überall vorrätig und deshalb günstig. Wenn auch seine Gewinnung … mühsam ist.“

„Inwiefern?“, wollte Milagros wissen.

„Wir klettern barfuß mithilfe eines Gürtels den Stamm ganz nach oben bis unterhalb der Palmblätter. Dort ritzen wir den Stamm an oder zapfen wie bei der Ölpalme den Blütenstiel an und befestigen Kalebassen oder Plastikflaschen darunter. Im Laufe des Tages fließt der süße Saft hinein und vergärt allmählich.“

Während wir das trübe, molkeähnliche Getränk verkosteten, griff Aliou zu einem Instrument. Vielleicht dachte er, dass in Spanien traditionell Musik zum Wein gehörte, so wie hier Palmwein zu den Ritualen. Vielleicht waren die Diola aber auch ein sehr musikalisches Volk. Die Töne, die er der Akonting, einer dreisaitigen Laute, entlockte, klangen fremd, aber fröhlich. Sofort bewegten wir im Sitzen unsere Oberkörper.

Die Akonting, der Vorläufer des afroamerikanischen Banjos, ließ bereits eine ausgereifte Technik vermuten. Über eine runde, flache Kalebasse war Ziegenhaut gespannt und genagelt. Die drei Saiten aus Nylonangelschnüren, welche die herkömmlichen feinen Haarwurzeln einer Palmenart ersetzten, liefen über einen nur auf dem Leder befestigten Steg zum Hals der Laute, gefertigt aus einem Bambusstock.

Im kleinen Vorgarten erhob sich eine kräftige Mezzosopranstimme, begleitet von blechernen Tönen. Neugierig näherte ich mich, die Hüften wiegend, der Tür. Die Dame des Hauses sang und tanzte im Schein des durch die Tür fallenden Lichts in Trippelschritten um das erloschene Herdfeuer und begleitete, auf den Boden einer Blechschüssel trommelnd, die Akonting. Immer wieder tauchte sie in den Lichtkegel ein, dann leuchtete ihr buntes bodenlanges Kleid. Als sie meinen faszinierten Ausdruck ob dieser Art Küchenpercussion sah, lachte sie und bedeutete mir, es ihr gleichzutun.

„Hey amigas!“, forderte ich meine Begleiterinnen auf, „kommt und macht mit!“

Vor allem Marta war wieder mit großer Begeisterung dabei, und selbst Gladis schloss sich uns an, obwohl der vergorene Saft noch nicht die Ursache für den plötzlichen Temperamentsausbruch sein konnte. Sie griff zu einem weiteren Kücheninstrument und versuchte sich auf einer zweiten blechernen Schüssel. Bis irgendwann die Vorstellung zu Ende war, weil Aliou auch morgen noch mit seinen Nachbarn friedlich zusammenleben wollte und uns unsere Kammer zeigte.

Beim Anblick des stillen Örtchens dachte ich dann, dass ich, sollte es auch noch so verlockend sein, bestimmt keinen Salat oder abgewaschenes Obst essen und auch zum Zähneputzen nur Wasser aus der Flasche benutzen würde.

Die einzige Möglichkeit, zu duschen, befand sich ebenfalls in diesem Klo. Ohne Duschtasse. Doch man musste nicht zwangsläufig auf dem emaillierten sprichwörtlichen Abtritt stehen, es ging auch auf dem sandigen Boden, so große Wassermengen gab es ohnehin nicht; lediglich ein Kanister Flusswasser stand zur Verfügung, so er aufgefüllt war. Nun schwammen darin vermutlich keine Krokodilembryonen oder Quallenbabys herum, doch traute ich dem Wasser keinesfalls. Außerdem gäbe es dann für anderes zu wenig Wasser. Die Folgen wären nicht auszudenken gewesen, wenn man bedachte, dass diese Kultur ohne Papier auskam. Auch ohne Klopapier. Blieben Alious Wasserflaschen aus Quellen im Landesinneren. Sein Verständnis für europäische Duschsitten, befürchtete ich, hielt sich aber bestimmt in Grenzen.

Wo man auch stand, war es ratsam, Sandalen anzuhaben, denn es war nicht immer klar, worauf man trat. Wollte man die Kakerlaken oder Schlimmeres sehen, musste man die Tür offen lassen, die wenigsten Kabäuschen hatten Fensteröffnungen. Des Nachts war man ohnehin auf seine Taschenlampe angewiesen. Aber keiner wollte die nachtaktiven Tierchen wirklich so deutlich sehen. Schützen konnte man sich vor ihnen genau genommen nicht. Die flinken gepanzerten Insekten leben ohne Kopf übrigens noch neun Tage, bevor sie verhungern. Und für mich galt: lieber sie als eine dicke fette Spinne. Das half.

Während eine nach der anderen mit ihrem Kulturbeutel auf die Toilette verschwand, besprachen die Restlichen das weitere Programm.

„Wir verbringen den morgigen Tag also auf der Insel", fasste ich zusammen. Großartig, denn ich brannte darauf, mit der Hebamme Abyssar ins Gespräch zu kommen. „Wir erkunden die Insel und das Volk der Diola."

„… oder jenen Teil, der hier wohnt", stellte Gladis richtig. „In der Casamance lebt circa eine Million von ihnen, es gibt sie aber auch in Gambia und Guinea-Bissau. Sie sind mit den weiter nördlich lebenden Serern verwandt und bereits vor Jahrhunderten in das Delta eingewandert, vor den Mandinka oder Peulh, man nimmt an, schon vor dem 13. Jahrhundert …"

„Offenbar sprechen sie deshalb eine Vielfalt von Dialekten", mutmaßte ich, „die zuweilen nicht überall verständlich sind …"

„… nicht überall verständlich", wiederholte Milagros belustigt und rollte ihren Schlafsack aus.

Irgendwann in der Stille der Nacht stahl sich ein verräterisches Summen in meinen Traum. Es drang in mein Bewusstsein und holte mich in die Wirklichkeit zurück. Genervt sprang ich mit gezückter Taschenlampe auf, um mich auf die Jagd zu machen.

Milagros richtete sich in ihrem Schlafsack auf. „Das ist doch sinnlos!"

Marta warf sich auf die andere Seite und lallte schlaftrunken irgendetwas Unverständliches in ihren aufblasbaren Polster.

Gereizt, weil ich das Biest nicht erwischte, kramte ich nach meinem Repellent. „Hat nicht dein Insa gesagt, es gäbe überall Moskitonetze?"

„Coño!" Das kam aus Gladis Ecke und es klang keineswegs sehr verständnisvoll. „Hatten wir das nicht schon?"

Ich beschränkte mich darauf, eine stoische Miene aufzusetzen, während ich mir mit größtem Widerwillen das Gift ins Gesicht schmierte.

Nach dem köstlichen senegalesischen Frühstück aus Tee, frisch gebackenem Fladenbrot, Erdnussbutter und *Fondé*, einem landestypischen Hirsebrei, machten wir uns auf den Weg zur Krankenstation. Dass wir im Dorf willkommen waren, zeigte sich an den vielen Kindern, die uns allesamt zu ihren Hütten mitnehmen wollten. Die ältere Jugend war schon in den Schulen, zwischen den Katen lief uns um diese Zeit nur das Dorfvieh über den Weg. Den Hühnern und mageren Ziegen ausweichend, die auf dem Boden nach Essensresten suchten, näherten wir uns dem schlichten, mit grauem Zement verputzten Haus. Durch die offene Tür drangen Stimmen. Als Aby uns erblickte, winkte sie uns herein.

Im Vorraum von Adouna, dem Haus des Lebens, war es schummrig, und auch die übrigen Räume waren durch Fensterläden an den wenigen kleinen Fenstern abgedunkelt.

„Bonjour!“, begrüßte uns Aby herzlich und streckte jeder von uns die Hand entgegen. „S'il vous plaît!“ Mit einer einladenden Geste bat sie uns in den Behandlungsraum. Die junge Mutter mit ihrem auf den Rücken gebundenen Baby und einem Kleinkind am Arm schob sich wortlos an uns vorbei nach draußen.

Die spärliche Einrichtung bestand aus zwei Tischen und ein paar Stühlen. Auf dem Behandlungstisch war alles sehr überschaubar: eine Babywaage, auf der noch das saubere Windeltuch lag, eine Schale mit Stethoskop und Blutdruckmesser sowie etwas Verbandszeug. Der andere Tisch diente als Schreibtisch. Ein abgegriffenes Buch und ein Notizblock mit einem Kugelschreiber darauf ersetzten PC oder sonstige moderne Büroutensilien. Nicht einmal ein Telefon verband die Krankenstation mit der Außenwelt, auch nicht eines jener antiken schwarzen Ungetüme, die man hier erwarten würde. An den Wänden hingen Posters, handgeschriebene Empfehlungen und Anleitungen. Sie betrafen Hygiene, Impfungen, Notfallmaßnahmen. Das Papier war vergilbt, die Tinte blass und fleckig.

Ich wandte mich an die groß gewachsene Frau mit dem spärlichen Kraushaar. „Du bist hier Hebamme und Krankenschwester und Ärztin, Aby, richtig?“

„Schon, aber meist in anderer Reihenfolge“, lachte Aby in einem Kauderwelsch aus Crioulo und Französisch. „Hier werden nicht so oft Kinder geboren. Aber dafür kommt es bei den Kindern und Fischern oft zu Unfällen, die medizinische Hilfe erfordern …“

„Was machst du in diesem Fall?“, fragte Marta.

„Die Erstversorgung.“ Aby zuckte mit den Schultern.

Mutig, dachte ich mir. Sie hatte nicht viel in diesem Außenposten der Heilkunst. Vermutlich war sie über das Nachbardorf oder über Oussouye nie hinausgekommen. Aber da sollte ich mich irren. „Sag, Aby, wie viele Kinder kommen im Jahr auf der Insel zur Welt?"

„Ich habe zehn bis zwölf Geburten im Jahr." Aby ging in den Vorraum. Sie deutete auf ein an der Wand befestigtes großflächiges Packpapier, auf dem eine Menge Zahlen standen. Es waren die demografischen Daten des Dorfes seit Errichtung des Gesundheitspostens.

„Hier leben 412 Leute?", fragte Gladis, da auch sie nicht so recht glauben wollte, was wir lasen.

Abys Blick flammte auf. „Aber ja!"

Im Kopf berechnete ich die Geburtenrate. Das war ohne Taschenrechner aufgrund des einfachen Verhältnisses von Feliks Einwohnerzahl und der von Österreich unschwer zu bewerkstelligen. Vierhundert Einwohner und zehn bis zwölf Geburten pro Jahr, das wäre, hochgerechnet auf Österreich mit seinen damals gerade mal 76.000 Geburten, exakt dreimal so viel. Der für den Senegal geltenden Fertilitätsrate von circa 5 Geburten pro Frau stand eine Rate von 1,44 gegenüber, wie wir sie in Österreich zu jenem Zeitpunkt, 2013, hatten.

Nach der Säuglingssterblichkeit fragte ich sie nicht, die betrug in Österreich fünf auf tausend Lebendgeburten, also 5 Promille, im Senegal waren es offiziell 77 auf tausend, also 7,7 Prozent.

Aby öffnete die Tür ins Freie ganz weit, um mehr Licht in den Raum zu lassen. Neben dem Sterbe- und Geburtenregister hingen an den Wänden Posters von USAID, ChildFund, UNICEF, CDC – Centres for Disease Control and Prevention. Dazwischen handgeschriebene Vorgehensweisen gegen und bei Malaria und Schwangerschaftskomplikationen. Im Behandlungsraum befand sich über der Waage eine Anleitung, worauf beim Neugeborenen nach der Geburt geachtet werden muss. Alle Zeichnungen waren eine Mischung aus naiver Malerei und Comic, ich kannte ähnliche Darstellungen aus anderen Teilen Afrikas.

„Und der Kreißsaal?“, fragte ich.

Aby zog einen Schlüssel. Beinahe feierlich öffnete sie eine der beiden verschlossenen Türen. In dem mittelgroßen Raum standen eine gynäkologische Liege aus schwarzem Kunstleder, ein Beistelltischchen, eine Anrichte, zwei Hocker und eine fast leere Glasvitrine. Alles war alt und abgenutzt, aber sauber und ordentlich. Selbst die wenigen Schachteln auf dem glänzenden Fliesenboden waren säuberlich gestapelt, und im Mülleimer war ein neuer Plastiksack.

„Und dort“, verkündete Aby, auf die verschlossene Tür nebenan zugehend, „ist das Krankenzimmer.“

Das Interieur in der Kammer bestand – abgesehen von einem Vorhang aus weißer Spitze – einzig und allein aus drei Betten. Mit den blütenweißen Laken und dem weißen Stahlrohr erinnerten sie an längst vergangene Zeiten. Im letzten Winkel in den Mangrovenwäldern Afrikas ein Krankenzimmer wie dieses zu finden, hätte ich nicht einmal im Traum für möglich gehalten. In meinem Rücken vernahm ich ein fast andächtig gemurmeltes „Wahnsinn!“

Das hier hatte nichts mit der Welt da draußen zu tun. Ich war verblüfft und überrascht von so viel Sauberkeit, Ordnungsliebe und letztendlich Disziplin.

„Bemerkenswert, nicht wahr?“, wandte ich mich an Milagros. „Es geht auch so.“

Milagros verstand und nickte nicht minder beeindruckt. Aus der Westsahara waren wir ganz andere Zustände gewöhnt. Dort redete sich jeder auf das Klima, den Sand und den Wind hinaus, doch ich vermutete, dass das Wetter hier nicht entgegenkommender war. Die Trockenzeit dauert von November bis Mai und wird beeinflusst vom Harmattan, dem trockenen Nordostwind aus der Sahara, der ebenfalls Sand mit sich bringt. Die Regenzeit ist nicht viel besser. Abgesehen von der Schwüle sind die Insekten, die sich in feuchtem Klima vermehrt fortpflanzen, nicht nur lästig, sondern auch gefährlich.

Eine stämmige Frau mit einem Kleinkind auf dem Rücken betrat den Vorraum. Abysarr brachte uns zur Tür.

„Einfach unglaublich, Aby! Alors ... bis später." Ich schüttelte ihre Hand.

In ihren Zügen las ich aufrichtige Freude, gemischt mit Stolz. Auch die anderen dankten ihr für die Führung durch ihr kleines Reich.

Nachdenklich setzten wir uns in den Schatten des Medizinhauses. Unweit von uns ließen sich ein paar Kinder auf dem Boden nieder.

Die Erde war bedeckt von einer Sand- und Staubschicht, und ich stellte mir vor, dass dieser Sand schon immer hier gelegen hatte und im Laufe der Zeit von Hunderten von Füßen niedergetreten worden war. Nackten braunen Füßen, von Steinen aufgerissen und zerschunden vom heißen Untergrund. Diese Generation auf dem Boden vor uns wuchs noch ohne Fernseher und ohne Handys und PC auf. Teilweise noch ohne Schuhe.

Auf der anderen Seite des weiten Platzes schleppten zwei Frauen in Begleitung von Kleinkindern Körbe, Schüsseln und einen schwarzen hohen Behälter sowie schwere Stöcke in den Schatten einer Mauer. Den Behälter stellten sie auf ein ausgebreitetes Tuch. Dann begannen sie die etwa zwei Meter langen Stöcke in gleichbleibendem Rhythmus abwechselnd in den Behälter zu stoßen. Ich beschloss auf Aby zu warten, während meine Begleiterinnen zu den beiden Frauen gingen, die auf uralte Weise das Getreide stampften.

Von Zeit zu Zeit schlurften alte Männer über den Platz, und junge Frauen mit auf den Rücken gebundenen Kindern verließen das Dorf. Hie und da legte eine Piroge an, und wie aus dem Nichts tauchten dann junge Burschen auf, die die Fracht zu den Häusern schleppten. Irgendwie erinnerte mich die Dorfidylle an die fiktive kolumbianische

Stadt Macondo. Obwohl Felik nichts mit der erdachten Welt auf der anderen Seite der Halbkugel gemein hatte und die Insel auch nicht diese Eintönigkeit, diese Tristesse aufwies, empfand ich die gleiche Stimmung wie damals beim Lesen von Gabriel García Márquez' *Hundert Jahre Einsamkeit.*

Ein Schwarm Kraniche zog mit lautem Flügelschlag über mich hinweg und riss mich aus meinen Gedanken. In diesem Moment öffnete sich ein paar Schritte weiter die angelehnte Tür. Lachend verließ die stämmige Mutter das Medizinhaus. Auf ihrem Rücken befand sich das Kind in einem Tuch, von der Brust baumelte ihr Gris-gris, der einzige Schutz gegen Hexen. Welche Hexen und warum Hexen?, fragte ich mich erneut, doch da gesellte sich schon Abysarr zu mir auf die an der Hauswand entlanglaufende Steinbank.

„Alle Achtung, Aby! Ich nehme an, du bist allein für die Station verantwortlich?"

Sie nickte und bohrte einen Fuß in den Sand.

„C'est si beau! Einfach unglaublich. Sag, wer hat den Posten hier errichtet?"

„Den Grundstein hat eine amerikanische NGO gelegt, sie hat auch das Haus bauen lassen. Dann hat es die Gesundheitsbehörde in Ziguinchor als Außenposten in ihre Zuständigkeit übernommen. Aber … Ziguinchor ist weit weg", flüsterte sie.

Weit war relativ, dachte ich. Jedenfalls so weit, dass es an Nachschub von allem Möglichen mangelte, wie der fast leere Medikamentenschrank vermuten ließ.

„Eine tolle NGO, hm?"

Aby nickte. Dann lachte sie auf. „Nicht immer ist all die Hilfe sinnvoll oder sind alle NGOs hilfreich."

„Woran denkst du?"

„Na, in Eloubaline zum Beispiel. Kennst du die Insel?"

Ich schüttelte den Kopf. „Ist sie hier in der Nähe?"

„In der Nähe nicht, aber auch nicht weit weg. Eine Insel wie Felik. Du kannst von Oussouye oder von Enampore aus hingelangen. Dort ist irgendjemandem eingefallen, die kleine Insel mit Straßenlaternen zu versorgen …“

Ich lachte.

„… solarbetriebene Straßenlaternen. Das Problem ist nur, die Batterien sind einbetoniert! Was, wenn sie leer sind?“

Ich amüsierte mich über die Vorstellung von Straßenlaternen in Felik und von Solarbatterien, die doch nur ein Speichermedium waren.

„Das eigentliche Problem ist jedoch das Trinkwasser. Eloubaline hat kein Wasser. Die Leute leben von Fisch und Reis. Aber in der salzigen Erde dort wächst kein Reis.“

„Dann wäre es doch sinnvoller gewesen“, folgerte ich, „irgendeine Vorrichtung für Trinkwasser auf der Insel zu installieren.“ Ich blickte zu den Getreide stampfenden Frauen. Marta und Milagros hatten jetzt die Stöcke in die Hände genommen und Gladis fotografierte.

„Ja, zum Beispiel ein Rohr vom Festland rüber zu verlegen.“ Aby zeichnete zwei Bögen in den Sand und zog vom größeren zum kleineren Halbkreis einen Strich – die Pipeline vom Festland zur Insel.

Mein Name wurde gerufen. Winkend kam Milagros auf mich zu, während die anderen Aliou in Richtung Bootssteg folgten.

„Was ist?“, rief ich.

„Kommst du mit?“, wollte Milagros wissen. „Wir drehen mit Aliou eine Runde um die Insel. Zum Essen sind wir wieder da.“

„De acuerdo, aber ich bleibe lieber hier. Bis dann!“ Die Gelegenheit, von Aby noch mehr Interessantes zu erfahren, wollte ich mir nicht entgehen lassen. Vorsichtig fragte ich: „Aliou hat etwas von einer Moschee gesagt, wir haben aber auch Kirchen gesehen. – Wen betet man in Felik an?“ Die eigentliche oder besser die zutreffendste

Frage wäre wohl gewesen: Ist das Dorf animistisch-muslimisch oder animistisch-christlich orientiert?

Aby warf mir einen abschätzigen Blick zu. „Offiziell Allah … Es ist so, wir haben keinen Marabout im Dorf. Aber Koumba. Sie ist unsere Schamanin."

Also Animismus pur, wie vermutlich überall hier. Volksislam für die Behörden. Die Moschee ist der sakrale Überbau, ein Zugeständnis an den Druck der Missionare aus dem Nordosten. Im Dschungel auf Yucatán habe ich Tieropfer in Kirchen der Mayas gesehen. Ich kann mit allem leben, solange die Gesellschaft keine sinnlosen Initiationsrituale durchführt. Wobei sinnlos oder sinnvoll natürlich nicht unseren europäischen Wertvorstellungen entsprechen muss. Jede Gesellschaft hat ihre eigenen Werte. Werden allerdings Lebewesen gequält oder kommen gar Kinder zu Schaden, ist Schluss mit lustig. Initiationsrituale auf dem afrikanischen Kontinent müssen in jedem Fall hinterfragt werden, denn die wenigsten sind harmlos. Tradition impliziert ja nicht automatisch, dass es sich um ein schützenswertes Gut handelt. Nirgendwo. Auch nicht in Afrika. Aber da haben wir natürlich nicht so ohne Weiteres das Recht, uns einzumischen.

„Ich würde gerne mehr darüber erfahren, Aby."

„Willst du dir ansehen, wo sie praktiziert?"

„Oui, das wäre großartig!"

Agil sprang Aby von der Bank auf. Bevor wir loszogen, sperrte sie das Vorhängeschloss an der Tür der Krankenstation zweimal ab.

Auf dem Weg zur Priesterin, die offensichtlich außerhalb der Siedlung wohnte, begegneten uns viele Bewohner. Alle hatten freundliche Worte und Blicke für Aby.

„Wir glauben an Emitai …", erklärte sie wie nebenbei zwischen Zulächeln und Winken. „Er bringt den Menschen Leben und Regen, er lässt Bäume und Pflanzen wachsen, er sorgt dafür, dass die

Früchte reifen und die Vögel fliegen. Seine Macht bewirkt das Tosen der Meereswellen, und er kann einen Sturm schicken, der Bäume ausreißt. Zu den Menschen spricht Emitai in Träumen und Visionen. Nur der König der Diola – unser spirituelles Oberhaupt, er lebt in Oussouye – hat das Privileg mit dem Schöpfer in direktem Kontakt zu stehen."

„Und die Fetischpriester?"

„Die Priester, die *amanjinau*, sind Menschen, denen Emitai die Gabe des ‚Sehens' verliehen hat. Ihre Fähigkeit, mit den Geistern, unseren Ahnen …"

„… den *ukine* …" Ich dachte an Sharifs Worte.

„Genau", staunte Aby. „Ihre Fähigkeit, mit den *ukine* zu kommunizieren, wird von Vater zu Sohn oder von Mutter zu Tochter vererbt, sodass die Schreine im Familienbesitz bleiben. Diese Schreine und ihre Bewohner sind Mittler zwischen Emitai und den Menschen. Es gibt welche für die erfolgreiche Palmweinernte, für das Fischen, jene, die aufgesucht werden in Zeiten der Dürre, und so weiter."

Wir verließen die Siedlung. Hinter den letzten Häusern begegneten uns keine Dorfbewohner mehr. Zügigen Schrittes überquerten wir ein weites staubiges Feld. Vermutlich wohnte die *amanjinau* nicht ganz grundlos so weit abseits. Es war fast Mittag. Das gleißende Sonnenlicht brannte auf die verdorrte Erde und trocknete Ziegen- und Eselskot im Nu zu Staub. Bei gefühlten fünfzig Grad und ohne Wasserflasche konnte auch ich mir dieses Schicksal bald lebhaft vorstellen.

„Ich habe Stelen gesehen …", sagte ich mit trockenem Mund. „Im Wald …"

Abrupt blieb Aby stehen.

„Alors, nur von Weitem, im Vorbeigehen. Und dann das Totem in einem Schrein."

„Oh." Aby setzte sich wieder in Bewegung. „Was war es?"
„Eine Meerkatze."
„Ah … das Totem der Kasa, eine Sippe um Oussouye."

Wir steuerten eine einsame Hütte aus Lehm und Stroh an. Ein windschiefer Zaun aus Maschendraht schützte ein paar dürre Sträucher und Bäume vor dem frei laufenden Vieh. Vor der Tür hockte eine beleibte Frau auf einem wackeligen Schemel und zupfte Blätter in eine angeschlagene Schüssel. Fliegen umkreisten alles mit wütendem Sirren.

Abys weiches Französisch wechselte zum harten Tonfall des Kuwatays. Im intimen Rhythmus des Zwiegesprächs erklärte sie der Priesterin vermutlich die Situation, mich und unser Anliegen. Koumba hatte krauses braunes Haar, rot geäderte, leicht hervortretende Augen, einen intensiven Blick und tiefe Falten um den Mund. Am meisten beeindruckte mich aber ihre Stimme, deren tiefe Monotonie häufig durch merkwürdig und anscheinend willkürlich gesetzte Betonungen unterbrochen wurde.

„Will sie nicht?", forschte ich.

Aby deutete mir, abzuwarten. Vielleicht wollte die Priesterin auch nur gebührend gebeten werden. Schließlich erhob sich Koumba träge. Ohne weitere Erklärungen begleitete Aby die Alte ein paar Schritte zu einer Tür, die abgesperrt war. Den Schlüssel zog Koumba aus einer Mauerritze.

Neugierig folgte ich den beiden in das Reich der *amanjinau*. Im schummrigen Raum war es angenehm kühl. Koumba beobachtete mich aus den Augenwinkeln. Schon ihre Statur war imposant – das sackförmige knöchellange Kleid kaschierte ihre Figur nur wenig – wahrscheinlich wurde sie in Naturalien bezahlt – und tat ihrer Erscheinung keinen Abbruch. Ohne dass ich genau sagen konnte, warum, umwehte sie eine Aura des Magischen und Mystischen.

Ich sah mich um. In einer Ecke lehnten diverse Perkussionsinstrumente wie Rasseln, Klanghölzer und Trommeln, darunter eine Djembe und eine Bougarabou. Auf einem Bord befanden sich Strohpuppen, Schalen mit getrockneten Kräutern und Lederamulette. Wenn Menschen trotz ihres Gris-gris verhext wurden, mussten sie Heiler oder Schamaninnen wie Koumba aufsuchen, die ihnen Kräutertränke verabreichten, sie mit Pflanzensud reinigten und mit bunten Bändern schmückten. Im besten Falle. Hartnäckigere Fälle erforderten härtere Maßnahmen wie zum Beispiel Opfergaben. In der Mitte des Schuppens stand das Heiligste, der Altar. Auf der Steinplatte häuften sich geschmückte Figuren, Öllampen, ein Wasserkelch, Muscheln, Teller mit Reis und getrocknetem Fisch und … eine Axt. Kein Zweifel, ich befand mich im Tempel der örtlichen Schamanin. Nur die frisch geschliffene Axt irritierte mich ein wenig. Fast magisch leuchtete der Stahl im Halbdunkel.

Koumba sprach mit Aby. Auf schlichtere Gemüter musste ihr tiefes Kontraalt noch eindrucksvoller wirken, vor allem wenn ich mir vorstellte, dass sie in Trance auch noch sang. Sehr wohl fühlte ich mich in diesem Tempel nicht.

„Was sagt sie?“, drängte ich Aby.

„Sie sagt, ein *Holowa* irrt hier herum. Eine verirrte Seele.“

Ich sah in Koumbas beunruhigendes Gesicht. Irgendwie wurde es immer unangenehmer. Ich schielte zur Axt.

Koumba griff hektisch an ihr Gris-gris aus schwarzem Leder und beschwichtigte: „Die Axt ist das Symbol des Gottes Chango.“ Ihre Augen flammten bedrohlich auf. Ihr nun stark portugiesisch gefärbtes und mit Französisch gespicktes Kuwatay konnte ich ganz gut erraten. „Chango ist ein kriegerischer Gott, er verkörpert Männlichkeit und Vitalität.“

Die Gänsehaut auf meinen nackten Armen hatte nichts mit der Kühle im Raum zu tun. Koumbas Blick bohrte sich in meinen.

Durch den Türspalt fiel ein schmaler Sonnenstrahl und beleuchtete den Altar wie im Zwielicht der Abenddämmerung. Millionen Staubkörnchen flimmerten in der Luft.

„Religion kann Ekstase sein, Auflösung des Selbst, Eintauchen in das Weltganze …“ Sie warf ihre massigen Arme in die Luft.

„Mon Dieu“, entfuhr es mir und ich sah Koumba zweifelnd an. Der verwegene Zug um ihre Lippen verhieß nichts Gutes, was mein Anliegen betraf, schnell und ohne Probleme von hier fortzukommen.

Von irgendwoher nahm sie eine Kreide und zeichnete ein Symbol auf den Boden. Abys Brauen schossen nach oben. Schwarze Magie? In diesem Moment haftete Koumba etwas Besonderes an, etwas magisch Verführerisches. Ihr Gesicht leuchtete und die brennenden Augen fesselten mich. Nachdenklich wiegte sie den Kopf hin und her. Ich spürte nur eines: Jetzt ging es um mich. Mein Puls schlug schneller, auch wenn die Situation nicht einer gewissen Komik entbehrte. Das Blumenglas im Hintergrund fing den Sonnenstrahl ein und schien in pures Gold getaucht. Es umgab seine davor kauernde Gestalt wie ein Heiligenschein. Es war faszinierend und doch schaurig.

Hilfe suchend sah ich mich nach Aby um. Sie stand in einer Ecke und beobachtete mich. Gott, solange noch ein Rest von Sauerstoff mein Kleinhirn erreichte, sollte ich wohl verschwinden. Ich räusperte mich. Entschlossen wandte ich mich Richtung Tür. Hinter mir hörte ich Aby und Koumba miteinander tuscheln, obwohl ich den Sinn ihrer Worte in Kuwatay nicht einmal erraten könnte.

„Warte!“, rief Aby leise. „Sie will noch ein Rauchopfer darbringen.“

„Wozu?“, fragte ich halb über die Schulter.

„Zu deinem Schutz … Bitte.“

Einen Schritt vor der Tür wandte ich mich um und legte abwartend den Kopf in den Nacken. „D’accord.“

Den Schimmer eines selbstgefälligen Lächelns auf dem breiten Gesicht machte Koumba sich daran, eine Handvoll Harze und Kräuter zu entzünden. Im Nu mischte sich der Duft des aromatischen Copals und eines Balsamstrauchgewächses in den Qualm, der einer flachen Schale entstieg.

Das war es dann wohl, sagte ich mir, jetzt war jeder glücklich und zufrieden. Dann gab ich mir einen Ruck. „Danke", nickte ich zu Koumba.

Ich trat aus dem Tempel und blickte gen Süden. Allmählich erreichte die Sonne den Zenit und stand nun direkt über dem Dorf.

„Ist was mit mir, das ich wissen sollte?", erkundigte ich mich, und Aby übersetzte, als Koumba am Schloss hantierte.

Es dauerte, bis die Priesterin sich umdrehte. Sie rieb sich die Hände, ihr markantes Gesicht aber nahm den Ausdruck größter Ratlosigkeit an. „Frag nicht weiter."

„Warum?"

„Aus Zweckdienlichkeit."

„Und was soll ich mir darunter vorstellen?"

Koumbas Augen wurden schmal. „Frag einfach nicht weiter. Es wird alles gut. Nur das zählt." Sie sah mich an, als hätte sie mir soeben die Geheimnisse der Unsterblichkeit enthüllt.

Schnellen Schrittes verließ ich den Ort, um der Aura des Tempels zu entkommen. Im Nacken spürte ich Koumbas Blick.

Beim Durchqueren des umzäunten Grundstücks, das andere mit mehr Fantasie wohl Garten nennen würden, bemerkte ich ein an die Hütte angekettetes Hausäffchen.

„Das ist ein singe rouge, ein roter Affe", erklärte Aby. „Er ist zahm. Zurzeit ist er angekettet, da er sonst sofort auf den Mangobaum klettern und alle Mangos aufessen würde."

„Außerhalb der Mangozeit hüpft er frei in der Gegend herum? Sind die Mangos bei euch heilig?“

„Nein“, schüttelte Aby geduldig den Kopf. „Aber kostbar. Sie brauchen Wasser.“

Das leuchtete mir ein. Wasser war hier wohl ein zentrales Thema. Aby verriegelte das Gartentor.

„Also, Aby, raus mit der Sprache: Was hat dir die Schamanin gesagt?“

„Du solltest dir ein Gris-gris zulegen.“

„Nein, ich sollte wohl eher diesen Nonsens vergessen …“

Aby sah an mir vorbei Richtung Osten und bedeutete mir diese Richtung einzuschlagen und nicht ins Dorf zurückzukehren.

Die Sonne warf kurze, scharfe Schatten in den Staub. Ich blickte zum Himmel und wägte ab, ob die Durchquerung von Feliks Wüste ohne Wasserflasche und Kappe machbar wäre, dann änderte ich die Richtung.

Den ganzen Humbug schnell abzutun, war gar nicht so einfach. Ich legte ihr eine Hand auf den Arm. „Wovor sollte mich das Amulett denn beschützen, Aby? Es wirkt doch nur gegen Verhexung, oder? Und da funktioniert es auch nur, wenn man daran glaubt.“

Aby sah mich etwas ratlos an. Für diese Menschen – ob Animisten oder Muslime – war es völlig unverständlich, sich ohne irgendeinen Glauben durch das Leben zu schlagen. Jeder Versuch, zu beweisen, dass man ohne himmlische Hilfe auskam, wäre völlig sinnlos gewesen.

Eine Zeit lang gingen wir schweigend nebeneinander her.

„Mit *Holowas* ist nicht zu spaßen“, setzte sie von Neuem an.

„Den verirrten Seelen, meinst du? Verirren die sich auch aus dem fernen Europa hierher?“ Meinen hämischen Blick aus den Augenwinkeln bemerkte sie nicht.

Fragend zog Aby eine Schulter hoch.

Ich dachte an die Szene vorhin im Tempel. Seltsam, im Grunde war ich für so etwas überhaupt nicht empfänglich. Ahnenkult, Fetischismus, Initiationsriten, Magie und Zauberkraft – die Ingredienzen traditioneller Religionen – waren nichts, womit ich etwas anfangen konnte. Wir gebildete Kosmopoliten haben doch keinen Respekt mehr vor den Ahnen, sondern gedenken ihrer an einem Tag im Jahr – mit Kerzen, Sturm und Maroni. Für Schamaninnen, die ins reale Leben eingreifen, haben wir nichts übrig. Unsere Gesellschaft konsumiert Magie und Zauberkraft anders. Das Reich Harry Potters oder des Herrn der Ringe existiert eineinhalb Stunden vor der Mattscheibe. Unter halb gesenkten Lidern schielte ich zu Aby. Ich konnte ihr das nicht sagen. Blieben die Initiationsriten, zu denen auch die Genitalverstümmelung gehört, und genau deshalb war ich hier.

Wir zogen über das ausgedörrte Feld hin zu den Cashew- und Mangobäumen und weiter zu einer Senke, in der die Reisfelder angelegt waren.

„Pass auf", zischte Aby auf ein raschelndes Geräusch hin, „hier gibt es Schlangen!" Sie deutete zu meinen völlig unpassenden Korksandalen, die aber ihren Flipflops sicherheitstechnisch in nichts nachstanden. Im Gegenteil. Doch ungeachtet der breiten Korksohle wollte ich auf der Hut sein. Vor Schlangen und vor Skorpionen. Ich war einem solchen giftigen Ekel schon in Südamerika und der Westsahara nahe gekommen und mir lag überhaupt nichts daran, diese Begegnung hier mit einem Verwandten zu wiederholen.

Stolz zeigte Aby zu einer natürlichen Senke in der Mitte der Insel, in der es feucht glitzerte. „Nicht jeder hat das Glück, selbst Reis anbauen zu können."

„So wie ihr."

„So wie wir", bestätigte Aby. „Reis wächst nicht überall. Er wird nur in den Feuchtgebieten angebaut. Es muss allerdings Süßwasser sein, in Salz- oder Brackwasser gedeiht Reis nicht. Baut ihr Reis an?"

„Nein. Wir bauen vieles an, aber Reis nicht. Etwas südlicher, in der Po-Ebene, gibt es allerdings bescheidene Reiskulturen." Da ich der Diola keine profunden Geografiekenntnisse zutraute – in Wahrheit traute ich ihr überhaupt keine zu –, fügte ich hinzu: „Italien. Das liegt am Mittelmeer."

Aby sah mich herausfordernd an.

Insgeheim bewunderte ich ihren Stolz. „Aber erzähl mir mehr vom Reis", bat ich sie, „das interessiert mich wirklich. Ich habe nur Bilder von China im Kopf." Ich schielte aus den Augenwinkeln zu ihr. Ob sie das einwohnerreichste Land der Erde verorten konnte oder nicht, erschloss sich mir nicht.

„Die Ernte und die weitere Verarbeitung", erklärte Aby, „werden per Hand gemacht: vom Anbau bis zur Ernte mit der Sichel. Dann muss er in der Sonne getrocknet werden. In die Büschel stecken wir meist Federn, um Vögel abzuhalten. Der Reis wird in großen geflochtenen Körben auf dem Kopf oft über viele Kilometer nach Hause getragen."

„Ihr habt es aber nicht weit."

„Nein. Aber die Felder hier können das Dorf nicht ernähren … Wer eine größere Familie hat, muss zukaufen."

Ein fünfzig Kilo schwerer Sack kostet umgerechnet etwa fünfunddreißig Euro. Billig für uns, dort aber ein kleines Vermögen, das nicht jede Familie aufbringen kann.

Kaum hatte Aby ein weiteres Mal „Vorsicht!" gerufen, hörten wir ein Rascheln im trockenen Steppengras. Während der Regenzeit musste es rund um die wassergefüllte Senke einen hübschen grünen Gürtel gebildet haben, jetzt diente es hitzeresistenten Reptilien und Skorpionen als Unterschlupf. Bald widmete ich mehr Aufmerksamkeit dem Boden als der Botanik, deshalb kehrten wir um. Aby bedeutete mir am nahen Ufer entlangzuspazieren. Mückenschwärme tanzten auf dem Wasser, und immer wieder sprangen Fische hoch.

Auf dem Weg zurück ins Dorf erfuhr ich von Mana. Mana ist die Kraft und die Wirkung der Seele. Es gibt gutes und böses Mana, je nachdem, ob es Wirkungen hat, die als nützlich oder schädlich eingestuft werden.

„Nahrung enthält Mana, verstehst du? Und Amulette besitzen Mana und sind dazu da, das Böse fernzuhalten."

Abys unsicherer Blick entging mir nicht, aber ich achtete nur, worauf ich stieg, und nickte. „Mana ist Macht, verstehe. Und Mana ist überall."

„Oui!", erwiderte sie entzückt.

Für mich wurde immer deutlicher, wie sehr der Glaube an die beseelte Natur das Leben der Menschen hier durchzog. Diese spirituelle Weltanschauung afrikanischer Völker war vor allem im Hinblick auf die Mechanismen traditioneller Konfliktlösung von Interesse. Ich rief mir Koumba in Erinnerung und hatte das Gefühl, erstmals zu verstehen, was gemeint war. Aber Spiritualität beeinflusste wohl alle Lebensbereiche der Diola. Der dörfliche Zusammenhalt und der Gemeinschaftsgeist innerhalb der Ethnie dominierten und standen in genauem Gegensatz zum Individualismus in Westeuropa.

Vor Alious Haus verabschiedete Aby sich, und ich bedankte mich bei ihr für diese lehrreichen Stunden.

Vor dem Haus saß Fatinar inmitten von Schüsseln und Körben beim Holzkohleofen und empfing mich mit einem warmen Lächeln. Dem folgten ein Schnalzen mit der Zunge und ein paar geträllerte Ausrufe, die wohl ein weiteres Trödeln meinerseits beenden sollten. Dass das Essen schon fertig war, erkannte ich am intensiven Geruch nach Fisch und Gemüse.

Meine Spanierinnen unterhielten sich bereits mit Aliou. Etwas abseits hockten die beiden Söhne vor einer dampfenden Schüssel Reis.

„Eine Geburt im Busch?“, erkundigte sich Gladis wie nebenbei und brach ein Stück vom Fladenbrot.

„Geburt war gestern“, konterte ich. „Aber reizend, dass ihr auf mich gewartet habt!“

„Und was war heute?“ Gladis ließ nicht locker.

„Hauptsache, die verschollene Hebamme ist wiedergekehrt“, lachte Milagros und hielt mir einen Wasserbecher hin. „Der Dorflehrer wird uns nach dem Essen die Schulen zeigen, Ursula.“

„Oh, fein. Danke.“ Vermutlich sah man mir die Austrocknung schon an. Gierig stürzte ich einen weiteren Becher hinunter.

Später, nach einem pikanten Fischeintopf, erzählten die drei von ihrem Ausflug mit der Piroge zu den umliegenden Inseln. Milagros ergänzte die Schilderungen mit Fotos.

„Und du?“, wollte Marta wissen. „Wohin hat es euch verschlagen?“

„Zur Schamanin. In ihren Tempel. Danach eine kurze Exkursion in die Botanik.“

In Gladis Blick mischte sich flüchtig Neid. Immer plagte sie das Gefühl, zur falschen Zeit am falschen Ort gewesen zu sein.

Das Treffen mit dem Dorflehrer war für „nach dem Essen“ am Kai vereinbart worden. Ähnlich präzise Angaben von Raum und Zeit war ich längst aus der Westsahara gewöhnt. Ich packte für den Ausflug eine Wasserflasche, eine Kappe und ein Repellent ein. Jedem Afrikabesucher geht es bei der Wahl des Mückenschutzes wohl ähnlich. „Nicht auszudenken“, lamentierte ich vor mich hin, „welches Gift durch jede Pore in meine Blutbahn gelangt!“

Milagros setzte meinem Gejammer mit der Ansage „Du bist ja nicht schwanger, oder?" ein jähes und effektives Ende.

Auf den einsamen Steg brannte die Nachmittagssonne und vielleicht war das auch der Grund, warum sich außer uns niemand blicken ließ. Nicht einmal die Kinder. Bestimmt hielten sie um diese Zeit Siesta, denn auch sie mussten irgendwann einmal schlafen. In der Nacht taten sie es nicht.

Genüsslich streckte ich mich auf den Planken aus und schloss die Augen. Heiß lag das Sonnenlicht auf meinen Lidern. Praktisch war ich der wandelnde Beweis dafür, dass Wissen nicht bildet. Ganz anders Gladis. Mit ihrem Hut warf sie einen Schatten wie der legendäre Speedy Gonzalez und war bestens vor den Sonnenstrahlen geschützt.

Vom Dorflehrer fehlte jede Spur, die kleine Ansiedlung wirkte wie ausgestorben. Ein Fischreiher ließ sich in der Nähe nieder und beobachtete uns neugierig.

„Erzähl mal von der Abrakadabra-Tante", zwinkerte Milagros.

„Ja, das war makaber … sehr schräg."

„Qué intéressante", bemerkte Gladis nach meiner Schilderung des Vormittags. Die Worte stimmten, nur der Ton war falsch. Allzu gerne hätte wohl auch sie Koumbas Bekanntschaft gemacht.

Ich stellte mir den Ausdruck in Gladis' Gesicht vor, dort in dem Tempel, und beschwichtigte: „Na ja, ich fand es nicht so amüsant. Und als westlich ausgebildete Psychologin hältst du von dem allen ohnehin nichts."

Milagros wurde da schon deutlicher: „Nein, ich denke auch nicht, dass Gladis an Voodoo interessiert ist – oder sie davon irgendetwas versteht."

„Hallo?", empörte sich Gladis. „Woher willst du das wissen?" Hektisch schob sie ihren Hut in den Nacken. „Ich habe mich während meines Studiums mit Alternativmedizin beschäftigt und festgestellt, je unklarer und skurriler das Konzept einer Methode ist, desto mehr glauben die Interessenten daran. Aber ich sage euch jetzt etwas: Noch konfuser ist die Situation in der Psychotherapie, weil es dort noch weniger exakte Daten gibt als in der Komplementärmedizin."

Schwungvoll richtete Marta sich auf. „Dann sag uns bitte, wieso so viele Menschen auf esoterische Methoden abfahren?"

In diesem Moment hob Milagros die Hand und winkte einem Mann in Hemd und Schlabberhose zu.

Gladis strich ihr Haar aus dem Gesicht. „Darüber reden wir gerne ein anderes Mal, ich habe mich wirklich ausführlich damit beschäftigt."

„Okay, okay", schmunzelte Milagros. „Und bis dahin nur Daten, Fakten, Tatsachen!" Sie zwinkerte mir zu.

„Tatsachen?", witzelte ich. „Tatsachen sind doch nur die Feinde der Wahrheit!"

„Wie jetzt …?", fragte Marta.

„Cervantes", erklärte ich heiter. „An irgendeiner Stelle blaffte das euer Don Quijote zu Sancho Panza."

„Siehst du", meinte Marta. „Cervantes war ja kein blöder …"

„Aber sein Don Quijote ein idealistischer Spinner …" Gladis erhob sich und strich ihre Hose glatt.

„Hola, mi amigo!", begrüßte Milagros den sich nähernden Schwarzen, einen eher zartgliedrigen Mann, der Anfang dreißig sein mochte.

„Hello, my friends!" Stolz demonstrierte der Dorflehrer, dass er etwas Englisch sprach.

Wir schüttelten die Hände und folgten Malamine ins Dorf.

„Wollt ihr die Moschee sehen?" Bemüht, sich so gut wie möglich verständlich zu machen, sprach er ein Kauderwelsch aus Französisch und Englisch, nicht ahnend, dass seine Taktik die Problematik nicht löste.

Wir waren einverstanden, obwohl wir wussten, dass wir hier kein architektonisches Kleinod erwarten konnten. Fünf Minuten später verstanden wir nicht mehr, warum der Lehrer uns überhaupt eingeladen hatte, die Moschee zu besuchen. Der Betraum, der einzige Raum des aus Betonsteinen erbauten Hauses, war leer. Unter dem fleckigen türkisen Anstrich blätterte der Verputz von den Wänden, und verschlissene Teppiche und Matten bedeckten lückenhaft den schadhaften Betonboden. An der Stirnseite befand sich eine Steckdose und darin das schwarze Kabel eines Kassettenrekorders der ersten Generation. Den Saft für die heilige Musik holte man sich jedoch aus modernen Solarzellen auf dem Dach.

In der offenen Tür erschienen zwei Mitbrüder und grüßten freundlich zu uns herüber. Nacheinander tauchten weitere Männer auf und ließen sich an der Mauer nieder. Unter ihnen waren gelbzähnige, ausgemergelte Gestalten in fadenscheinigen Kaftanen von undefinierbarer Farbe – die vermeintliche Moralelite des Dorfs versammelte sich zum Gebet.

Ich sah in die faltigen, dunklen Gesichter und stellte mir vor, dass sie es waren, diese senilen Gerippe, die die minderjährigen Mädchen als ihre Dritt- und Viertfrauen missbrauchten … Plötzlich musste ich fort von hier. Rasch verließ ich den Raum. Draußen atmete ich tief durch. Selbst die bleierne Luft hatte etwas Befreiendes.

Lange hielten sich auch die anderen in dem Zentrum klerikaler Dorfmacht nicht auf. Gemeinsam machten wir uns auf den Weg zur Schule.

Nach Mittag war das Dorf wie ausgestorben. Das Leben rann hier zäh durch den heißen Novembernachmittag. Hinter der Moschee schlüpften wir an den Ställen aus durchbrochenem Betonstein vorbei. Mitten auf dem Weg begegnete uns ein Geier. Der Vogel, sicher der wildeste Haufen Federn, der sich mir je in den Weg gestellt hatte, sah uns provozierend an. Wir wichen großräumig aus. An die Ställe schlossen sich die Gärten des Dorfes an. Außer großen, prächtigen Dattelpalmen, die leicht salzhaltiges Wasser vertragen, konnte ich nicht viele Kulturpflanzen erkennen. Dann standen wir am Rand der Siedlung, dort, wo die Gärten in ausgetrocknete Natur übergingen, und blickten in die Richtung, in die Malamine zeigte. Weit entfernt sahen wir zwei flache Häuser. Das ebene Terrain bis dorthin – verdorrte Erde mit Büscheln kurzen Steppengrases – war das Gleiche, das ich heute schon einmal überquert hatte. Es erstreckte sich rund um das Dorf bis auf die Seite, die an das Wasser grenzte.

„Die große Magierin wohnt dort." Ich deutete zu der östlich der Schulen gelegenen Hütte. Im Falle der Schamanin war mir die Distanz zum Dorf noch einleuchtend, aber für die Entfernung der Schulen fand ich keine Erklärung. Malamine auch nicht.

„Die Schule ist ein besonderer Ort", räumte er ein und lächelte schief. Er rückte seine schmale Brille zurecht und marschierte los.

Eine gefühlte halbe Stunde später betraten wir das Gebäude. Es unterschied sich in nichts von den zig afrikanischen Schulen in diversen NGO-Broschüren und Websites, die nicht gerade eröffnet oder renoviert worden waren. Zerkratzte alte Holzbänke und Tische, beschmierte Wände, eine einfache Schiefertafel, keinerlei Lehrmaterial, nicht einmal Strom. Auf der Insel war die Rangordnung klar, die Schule rangierte hinter der Moschee. Für Bildung hatte sich bisher keine Organisation interessiert. Wie aus dem Nichts tauchten ein paar Jungen auf.

„Besuchen auch Mädchen die Schule?", wollte ich wissen.

Malamine sah mich erstaunt an. „Aber ja! In Felik gehen auch die Mädchen zur Schule."

„Fragt sich nur, wie lange", stänkerte Gladis auf Spanisch.

„Na ja“, wandte ich mich an den Dorflehrer, „das ist ja nicht überall so. Manchmal werden sie mit zwölf verheiratet und sind mit dreizehn Mutter.“

Malamine zog die Schultern hoch. Offensichtlich war er der Letzte, der das ändern konnte.

„Unterrichtest du hier alles?“ Gladis wählte aus mehreren Rollen auf dem Schreibtisch ein Poster und entrollte es. Sie hatte doch noch Unterrichtsmaterial gefunden.

Malamine nickte. Sein schmales Gesicht mit dem spärlichen Bart trug den wehmütigen Ausdruck eines Menschen, der sich in jedem Moment seiner unvollkommenen Bildung bewusst war. „In dieser Schule schon.“

„Auch … Biologie?“, forschte ich. Einen Augenblick sah ich die feingliedrige Erscheinung durchdringend an, dann fügte ich hinzu: „Wir wissen, dass alles, was die Fortpflanzung betrifft, hier ein Tabuthema ist. Aber uns und unseren Organisationen geht es um die Geburtshilfe, um die Säuglings- und Müttersterblichkeit, um die Gesundheit der Kinder und die Unversehrtheit der Mädchen, also die Tradition der Beschneidung.“

Malamine schielte zu den Jungen. „Ein schwieriges Thema“, gestand er. „Du solltest mit Abysarr darüber sprechen.“

„Das werde ich.“ In Wahrheit wollte ich jedoch davor noch Abys Vertrauen stärker gewinnen, bevor ich die heikle Thematik anschnitt.

„Sag mir eines“, meldete sich Marta zu Wort. „Du als studierter Mann, was denkst du darüber? Ich bin Kinderkrankenschwester und mich interessiert brennend, ob die kleinen Mädchen hier verstümmelt werden oder nicht.“ Und sie forderte Gladis auf: „Übersetz das bitte genau so!“

Oje, dachte ich, jetzt würde der Dorflehrer feig einen Rückzieher machen.

Gladis übersetzte.

Malamine wippte auf den Fußballen und setzte dann kleine Schritte Richtung Tür. „Bei uns wird nicht verstümmelt! Aber diese Angelegenheit ist Frauensache. Ich habe nur einen Sohn und eine sehr kleine Tochter." Er spielte mit dem Schlüssel in der Hand und vermied, uns in die Augen zu sehen.

„Ha!", brauste Milagros auf. „Der lügt doch!"

„Natürlich lügt er", bestätigte Gladis, rollte das Poster über den Reisanbau auf und folgte Malamine nach draußen.

„Nicht zu fassen!", rief Milagros ihnen nach.

Marta stemmte die Fäuste in die Hüften. „Alles gut und schön, nur bei kleinen Mädchen kann ich dieses moralfreie Verhalten einfach nicht akzeptieren!"

„Und was willst du machen?" Milagros Augen funkelten.

„Lassen wir das Thema für heute", beschwichtigte ich und trat ebenfalls durch die Tür.

Malamine sperrte hinter uns ab. Mit unbewegter Miene deutete er auf das wenige Schritte entfernte zweite Haus. „Das ist die andere Schule. Die bessere. Diese besucht auch mein Sohn. Aber ich habe keinen Schlüssel und kann sie euch leider nicht zeigen."

„Na bitte!", entfuhr es mir. Damit wäre das Geheimnis um zumindest zwei Schulen geklärt.

Gladis blickte in die Sonne und zog ihren Hut wieder tief in die Stirn. „Wer unterrichtet hier wen?"

„Ein Lehrer aus Oussouye. Er hat eine … bessere Ausbildung als ich. Aber er kommt nicht jeden Tag."

„Ein Wahnsinn!" Martas Empörung war echt. „Hier auf der Miniinsel gibt es eine Zweiklassengesellschaft – ich fasse es nicht!"

Die Sonne warf schon längere Schatten auf die ausgedorrte Erde, als wir wieder zum Dorf zurückmarschierten. Vor uns rannten, trippelten und stürmten die Jungen mit einem Ball.

„Ich zeige euch jetzt die dritte Schule. Sie ist eine besondere Schule“, erklärte Malamine in die Stille hinein, nur unterbrochen von den Pfiffen und Rufen der Jugendlichen.

„Eine Ausbildung für eine spezielle Fertigkeit?“, fragte ich. Berufsbildende Schule kam mir dann doch nicht über die Lippen. Hier waren alle Fischer oder Reisbauern.

Malamines schmales Gesicht verzog sich. „Ganz und gar nicht.“ Er sah in die Runde.

„Fischerei und Handelsrecht“, bemerkte Gladis trocken.

„Sag schon!“, forderte Milagros ihn auf.

Malamine blieb stehen. Er räusperte sich. „Es ist eine Koranschule.“

Voilà. Unsere Kommentare erschöpften sich in „Aha“, „Mhm“ und „Oh“. Die fehlende Begeisterung überraschte den Mann, der nicht dumm war, nicht wirklich. Mit ausdrucksloser Miene setzte er sich wieder in Bewegung.

„Aby hat mir gesagt, ihr habt hier keinen Marabout, nicht wahr?“

Malamine schüttelte den Kopf. „Nein. Aber von Zeit zu Zeit kommt einer vom Festland herüber.“

„Um was zu tun?“, fragte Marta.

„Ja, erkläre uns bitte die Rolle des Marabout bei euch“, wiederholte ich Martas Anliegen auf Französisch.

Malamine nickte. „Marabouts sind im Prinzip muslimische Heilige aus dem Sufismus. Der Name kommt aus dem Arabischen und bedeutet Mönchssoldat.“

„Das ist verwirrend. Mönchssoldaten und missionierende Glaubenskrieger gab es in der Westsahara, in Marokko und bis nach Südspanien, aber die Sufis, die angehende Derwische im islamischen Glauben unterrichten und ein asketisches Leben führen, haben nichts mit dem Fundamentalismus dieser militanten Bewegungen von damals zu tun. Haben sie auch eine konkrete Aufgabe?“, hakte ich nach.

„Absolut! Mit ihren mystischen Kenntnissen sind sie in der Lage, vor bösen Geistern und Hexerei zu schützen. Sie weihen Amulette, Glücksbringer, Talismane. Überall sind sie als religiöse Berater tätig, als Lehrer in Koranschulen, oder sie betreiben teilweise Heilkunde. Aber nicht nur das. Es ist komplizierter." Malamine rückte wieder seine Brille zurecht. „Marabouts gibt es überall in Westafrika, aber im Senegal", er machte eine bedeutende Geste, „sind sie obendrein die religiösen Führer großer muslimischer Bruderschaften ..."

„Und das bedeutet was?", drängte ich.

Malamine zögerte etwas. „Sie haben eine ... gewisse politische Bedeutung."

Also übte die Religion Einfluss auf die Politik aus? Es war nicht zu fassen. „Es gibt also eine Vermischung von Politik und Religion im Senegal?"

Sofort nahm er eine defensive Haltung an. „Nein, nein, so kann man das nicht sagen. Fast alle Muslime in meinem Land sind Mitglieder in irgendeiner Bruderschaft. Aber nicht alle sind groß und mächtig, es gibt auch bescheidenere Marabouts mit nur kleinen Gefolgschaften. Jedenfalls", er hob den Zeigefinger, ganz in der Manier des strengen Lehrers, „würden sich Marabouts nie öffentlich zu einem politischen Thema äußern. Das kommt nicht vor. Ihr Interesse an der Politik ist übrigens noch recht neu. Das ist in Westafrika einzigartig."

Ich hatte davon gelesen, in diesem Punkt unterschied sich der Senegal vom Rest Westafrikas. Hier machte Religion wohl doch Politik.

„Gut", überlegte Gladis, „das kennen wir aus der Westsahara nicht."

„Nein", sagte Malamine. „Außerdem sind im Senegal, wie ihr sicher wisst, neben dem Islam und dem Christentum noch andere religiöse Gesinnungen vertreten ..."

„Mir kommt es so vor, als wäre generell der Animismus hier das einzig wahre Credo", unterbrach ich ihn, da ich die Dinge beim Namen nennen wollte.

Malamine schluckte. „Das mag schon sein … Aber nochmals zu den Marabouts: Es geht vor allem um die Größe der Bruderschaft, deren Oberhaupt der jeweilige Marabout ist. Mit ihr steigt auch der Einfluss, den die Politiker mit der Zeit nicht mehr ignorieren können."

„Verstehe", nickte ich. „Und nicht zu ihrem Nachteil. Die Marabouts im Senegal sollen nicht gerade arme Bettelmönche sein. Das Betteln erledigen allerdings ihre Schüler für sie. – Wie beschämend!"

Malamine räusperte sich. „Nun ja, natürlich sind sie auch auf ihren eigenen Vorteil bedacht. Und dafür ist es notwendig, dass die staatlichen und gesellschaftlichen Abläufe strukturiert sind und auch weitestgehend funktionieren."

Abrupt blieb ich stehen. „Meine Güte!", lachte ich, es fiel mir wie Schuppen von den Augen. Mehrmals hatte ich gehört, dass ihr Vermögen schon vielfach Unmut erregte. „Das sind Lobbyisten par excellence! Wer hätte das gedacht! Daneben schauen unsere Interessensvertreter wie stümperhafte Gelegenheitsbetrüger aus." Zumindest was den Ruf betraf.

Gladis schürzte die Lippen. „Mit Allahs Unterstützung", raunte sie auf Spanisch, „sind sie gewiss noch erfolgreicher."

Langsam näherten wir uns wieder den Gärten und Ställen des Dorfes. Malamine zeigte zu einem etwas abseits stehenden kleinen Haus.

„Die Koranschule." Er schlenderte auf die Tür zu. „S'il vous plaît. Aber bitte, das soll keinen falschen Eindruck erwecken", sagte er mit Nachdruck. „Politik und Religion sind im Senegal streng getrennt. Für die meisten Senegalesen ist Religion Privatsache."

Interessant. Ich hatte das die ganze Zeit über anders wahrgenommen und den Senegal nicht als einen säkularisierten Staat gesehen. Wir betraten den nur mit alten Stoffbahnen ausgelegten leeren Raum. Mag sein, dass die Vorstellung von einem laizistischen säkularen Staat, wie es auch in der Verfassung steht, damals in der senegalesischen Bevölkerung Fuß fasste, als mit der französischen

Kolonialisierung die Begriffe „Liberté, Égalité, Fraternité" in das westafrikanische Land kamen. Die Dutzenden mit weißer Kreide in arabischer Schrift geschriebenen Suren auf den Tafeln widersprachen allerdings Malamines redlichen Beteuerungen.

„Ich möchte euch zu einem Tee einladen", verkündete Malamine, als wir wieder aus der Schule traten. „Bitte, macht mir die Freude und nehmt meine Einladung an!"

Erstaunt sahen wir uns an. Der Lehrer schien ob unserer diversen Reaktionen nicht im mindesten beleidigt.

Bevor wir das Dorf betraten, warfen wir einen Blick zum Horizont nach Westen. Unweit entfernt stolzierten Flamingos ins Bild, deren ideales Habitat salzige Seen sind. In den schräg einfallenden Sonnenstrahlen leuchtete ihr rosa Gefieder fast kitschig vor dem immer noch azurblauen Himmel.

Wir folgten Malamine in sein Haus, eine Kate am Rande des Dorfes nahe dem Ufer. Zu unserer großen Überraschung wurde uns weder Schwarz- noch Grüntee serviert, den die arabische Tradition in der Westsahara oft mit stundenlangem Zeremoniell verband, sondern Kinkiliba. Der beliebte westafrikanische Tee kennt zahlreiche Anwendungen in der traditionellen Medizin und wird gerne vorbeugend gegen Malaria getrunken.

„Der Strauch ist eine Abart des Tigerbusches", erklärte uns Malamine und schüttete eine schwache Handvoll Blätter in die emaillierte Teekanne. „Man kann aber auch die grünen Blätter kauen, sie helfen gegen Bauchschmerzen und Durchfall. Und selbst die Wurzeln haben Heilkräfte, ein Extrakt davon wirkt bei Syphilis und Wurmbefall."

Allmählich senkte sich der Abend über die Insel. Malamine begleitete uns ans Ufer. Mückenschwärme tanzten über dem Wasser und darüber schossen Schwalben hin und her. Wir verabschiedeten uns und eilten hungrig nach Hause. Schon von Weitem hörten wir Fatinar vor dem Haus hantieren, dann sahen wir schwachen Rauch und rochen einen verlockenden Duft.

„Fisch?“, spekulierte Gladis.

„Wie kommst du denn darauf?“, lachte ich.

Aliou wusste über unseren Ausflug natürlich genauestens Bescheid. „Ich nehme an, ihr habt schon Tee getrunken“, grinste er und machte sich daran, uns Wasser einzuschenken.

Kurz darauf servierte uns Fatinar eine köstliche, auf offener Flamme gegrillte Dorade auf Gemüse. „Aliou fischt sie weiter draußen, dort, wo große Steine auf dem Meeresgrund liegen“, erklärte sie uns, und Aliou übersetzte.

Er nickte. „Dort jagt die Dorade nach Fischen. Und mit ihren hervorstehenden Schneidezähnen knackt sie Muscheln und Krustentiere.“

„Jagst du mit Netzen?“, erkundigte ich mich.

Aliou schüttelte den Kopf. „Leinen und Köder. Die Köder sind zerteilte Sardinen.“

„Was bekommst du denn für den Fisch?“, wollte Milagros wissen.

„Für die Doraden?“ Aliou runzelte die Stirn. „Fünf Kilo Doraden bringen 10.000 CFA-Franc ein.“

Umgerechnet waren das fünfzehn Euro, drei Euro je Kilo.

Erst im Laufe unserer weiteren Reise erfuhren wir, dass Doraden im Senegal ein Luxusgut geworden waren. Senegalesen aßen diesen Fisch inzwischen kaum noch.

„Teurer sind nur noch Haie“, ergänzte Aliou, „die Flossen sind wie Gold.“

„Fängst du die auch?“, fragte ich, wir hatten in jeder Fischhalle kleinere Exemplare zum Kauf angeboten gesehen.

Aliou verneinte, und seine Mundwinkel wanderten nach unten. „Das ist schwierig. Außerdem heißt es, dass der Bestand rapide sinkt, es soll sich nur noch ein Drittel der Dutzenden Haiarten vor unseren Küsten tummeln … Ein Kilo Haifischflossen“, fügte er mit Nachdruck hinzu, „bringt hunderttausend CFA-Franc. Deshalb!“

„Oh, là, là …!“, entfuhr es uns unisono.

Hunderttausend CFA-Franc entsprachen hundertfünfzig Euro. Ein Kilo Flossen waren ein Monatsgehalt. Jeder wusste, warum sie so begehrt waren. Aphrodisiaka und Potenzmittel für die Männer waren allerdings das Letzte, was die Frauen hier brauchten. Dass die Inuit und Isländer den Grönlandhai essen, ist eine Sache, dass aber eine Fischgattung nur wegen der angeblich potenzfördernden Wirkung ihrer Flossen ausgerottet wird, ist eine andere.

Mit einer Runde Palmwein und Alious Begleitung auf der Akonting schlossen wir das königliche Essen ab. Ein tief stehender Mond begleitete uns zu unserer Kammer, die man vom Hof aus betrat.

Erschöpft sanken wir auf die Matratzen. Ich hatte am Morgen ein Tuch in die Fensteröffnung geklemmt, da ich mir sagte, besser im eigenen Mief ersticken, als das Summen ertragen zu müssen. Deshalb entschied ich mich, diese Nacht ohne Insektenschutz auszukommen und mir mein Pareo-Tuch über Kopf und Schultern zu legen – auch auf die Gefahr hin darunter zu ersticken. Dass es dazu nicht kam, lag gewiss an der kurzen Nacht, die wenig später ein Schrei zerriss … – Es war die Nacht von Ouréyes Geburt …

Eine Zeit lang betrachtete ich den zum Greifen nahen Mond. Gespenstisch tauchte er den Steg und die Mauern der Häuser in milchig weißes Licht.

Bintas schmale Silhouette und Martas pummeligere Gestalt hoben sich dunkel gegen den von gleißendem Silber überzogenen Sand ab.

Mir ging die Reißverschlussmentalität, wie Milagros die Tradition der brutalsten Art der Verstümmelung bezeichnete, über die wir im Anschluss an Ouréyes Geburt gesprochen hatten und die nichts als Leid über alle brachte, nicht aus dem Sinn. Und auch nicht die Schmetterlinge im Bauch, die junge Menschen hier nie spürten oder spüren durften, da die meisten Ehen immer noch arrangiert wurden – und das möglichst früh, damit auch die zukünftigen Schwiegermütter gleich ein Wörtchen bei der Beschneidung mitzureden hatten.

Ich zog den Schal enger um meine Schultern. Hier leben Christen, hier gibt es Kirchen – zu welchem Gott beten sie? Ist es ein rächender, sühnender Gott, weil sie neben ihm andere Götter verehren? Werden Götzendienerinnen bestraft? Vor dem Herrn sind doch alle gleich! Doch das sind sie nicht! Unter dem Patronat einer Kirche, die Barmherzigkeit und Nächstenliebe predigt, werden Mädchen ihrer Jugend beraubt, Frauen ihrer Sexualität, ihrer Lust und ihrer Gesundheit. Manchmal auch ihres Lebens. Das ist die Wahrheit. Das sind Afrikas beraubte Frauen. Und es sind viele …

Nachdem auch Marta zwischen den Hütten verschwunden war, ging ich zurück zum Medizinhaus. Von der Familie war niemand mehr zu sehen. Kurz ließ ich mich auf die Bank an der Hauswand nieder, dann klopfte ich doch an die Tür, um mich von der Hebamme zu verabschieden.

Vorsichtig öffnete Aby die Tür. Ein Wimmern drang in die Nacht und sagte mir, dass der Kleine nun bei seiner Mutter lag. Aby gab mir ein Zeichen, dass mit Ouréye alles in Ordnung war, und schlüpfte nach draußen.

„Ich danke dir für deine Hilfe, Ursula!“ Ohne jedes Zeichen von Müdigkeit nahm sie neben mir auf der Steinbank Platz. Ihre Nacht war noch lange nicht zu Ende.

„Du weißt, diese Geburt hat mich … ziemlich schockiert. Ich bin jetzt noch fassungslos …"

„Ja, ich weiß", gab Aby zu. „Deshalb habe ich dich auch nicht gerufen. Nicht zu *ihr.*" Sie spielte mit dem Stethoskop, das sie sich wie eine Ärztin um den Hals gehängt hatte.

„Aby", entgegnete ich, lauter als mir lieb war, „es ist etwas anderes, eine infibulierte Frau unter der Geburt zu erleben als Frauen, denen ‚nur' die Klitoris fehlt …" Meine Güte, wie sich das anhörte!

Aby rang die Hände. „Ich wollte dir diesen Anblick ersparen, ehrlich. Ich weiß, wie weiße Frauen darauf reagieren, unabhängig davon, ob sie vom Fach sind oder nicht …"

„Weil es so ungeheuerlich ist, Aby!"

Sie nickte. „C'est ça. Aber wie du sagst: Es macht einen Unterschied, wie viel fehlt."

„Bei Ouréye fehlt alles!"

„Das stimmt", bestätigte Aby. „Normalerweise wird ab der vierten oder fünften Geburt nicht mehr zugenäht, du hast ja gesehen, dass kein Gewebe mehr da ist."

Ich sah sie an. Genau das hatte ich mir vorhin gedacht. Da wurde schon Haut vom Oberschenkel darübergespannt und zusammengenäht. „Und was dann?"

Aby zuckte mit einer Schulter. „Ouréyes Mann hätte das nicht toleriert. Deshalb flehte sie mich an, sie wieder zuzunähen. Sie hatte Glück, in ihrem Fall ging es noch einmal …"

Glück, dachte ich, und ein Schauer jagte mir über den Rücken. Glück sah wohl überall anders aus. „Und wenn es nicht mehr geht?", fragte ich.

„Dann gibt es zwei Möglichkeiten: Man macht die Scheide enger – innen …"

„Oder?"

„Oder die Frau bleibt offen …“

„Was schon gar nicht geschätzt wird.“

„Nein. Dann würde Ouréyes Mann sie zu ihrer Familie zurückschicken.“

„Was für ein egoistisches Schwein!“, fluchte ich. Ich starrte Aby an. Verlegen sah sie zu Boden.

„Nicht alle Männer schicken ihre Frauen zurück“, murmelte sie.

„Natürlich nicht“, zischte ich, „diejenigen, die schon eine Jüngere haben und es sich leisten können, machen das vielleicht nicht. Wie großzügig.“ Als Putzlappen war man da gerade noch gut genug.

Aby schwieg.

„Gestern waren wir in der Moschee und haben eure Dorfältesten gesehen … jene, die sich die minderjährigen Mädchen als Dritt- und Viertfrauen kaufen …“ Ich schüttelte mich in Gedanken an diese ausgemergelten Alten.

Aby seufzte. „Zu einem Preis, der mit dem Grad der Verstümmelung steigt …“

Überrascht sah ich in ihr unglückliches Gesicht. Mich erstaunte nicht, auf welcher Seite sie stand, sondern dass sie so offen dazu Stellung bezog.

„… denn je verstümmelter ein Mädchen ist, desto ängstlicher und zurückhaltender ist es.“

„Gerade recht für diese senilen Lustmolche!“, mokierte ich mich. Ich wagte nicht, Aby zu fragen, ob sie auch verstümmelt war. Vermutlich. Sicher. Eine Zeit lang beobachteten wir schweigend den Mond.

„Seid ihr hier alle beschnitten?“, riskierte ich schließlich einen sachten Vorstoß. Um nicht zu aufdringlich zu wirken, betrachtete ich meinen wippenden Fuß.

Langsam schüttelte Aby den Kopf. „Heute nicht mehr", flüsterte sie. Ihre Stimme klang feierlich. So, als würde sie ein lang gehütetes Geheimnis zum ersten Mal lüften.

„Du willst damit sagen: Auf Felik wird kein Mädchen mehr beschnitten?"

„Kein einziges mehr."

„Und das ist dein Verdienst, nicht wahr?" Ich ergriff Abys Hand und drückte sie, aus Dank, aus Rührung, aus Bewunderung.

Aby wich aus. Sachte zog sie ihre Hand zurück. „Warst du schon immer Hebamme, Ursula?"

Ich stutzte. Es war offensichtlich, dass Aby nicht über sich sprechen wollte. Ich brauchte also Geduld. „Nein, ich wurde nicht als Hebamme geboren", lächelte ich. „Und meine Mutter war auch keine."

„Wie kam es dann, dass du Hebamme geworden bist? Unser Beruf ist doch überall so schwierig. Und verantwortungsvoll!"

Ich lächelte nicht mehr. Statt der traurigen Antwort, wie es um den Beruf der Hausgeburtshebamme in Österreich und im weiteren Sinne um die Geburtshilfe in Europa bestellt war, erzählte ich Aby kurz meinen Werdegang: dass ich zuerst an der Universität etwas anderes studiert hatte und später, als ich für die Geburt meiner ersten Tochter eine Hebamme suchte, diesen Berufsstand kennen- und schätzen gelernt habe.

In diesem Augenblick setzte nicht weit von uns eine dünne Stimme an. Ein lauer Wind trug sie von der nahe gelegenen Moschee herüber. Der Ruf des Muezzins beendete die heutige Nacht.

Ich suchte Abys Blick. „In deinem Fall ist es bestimmt anders gelaufen …"

„In meinem Fall …", wiederholte Aby nicht ganz ohne Häme, verstummte dann aber. Sie presste die Lippen aufeinander und rückte etwas ab.

Verdammt! Deutlich spürte ich, dass es irgendetwas in ihrer Vergangenheit gab, das mit ihrem Engagement hier zu tun hatte.

Abwesend verknotete Aby die Finger ineinander. Ihr Blick wanderte in die Ferne.

„Du weißt gar nichts, Ursula!", kam es plötzlich scharf. Aby warf die Hände in die Luft.

Erstaunt über die ungestüme Geste erkundigte ich mich vorsichtig: „Was, Aby, sollte ich wissen?" Himmel, ich war so nahe dran! Wie konnte ich sie nur dazu bringen, mir zu vertrauen? Ich runzelte die Stirn und wartete. Aber Aby verharrte in Schweigen. Ich hörte nur ihren flachen Atem.

„Nichts", krähte sie, „es gibt nichts, was du wissen solltest!" Hektisch sprang sie auf und stürzte zum Eingang. „Danke für deine … Hilfe. Gute Nacht!" Dann war sie verschwunden.

4. Oussouye

Früh am Morgen verließen wir Felik. Aliou sattelte die Piroge und etwas schlapp kletterte ich ins Boot. Trotz der durchwachten Nacht wollte ich keinen Tag in der Casamance versäumen.

Von der Piroge aus, die schnell Fahrt aufnahm, ließ ich meinen Blick über das Wasser und die Mangrovenwälder in die Ferne schweifen. An Bord herrschte betretenes Schweigen, jede von uns hing ihren Gedanken nach, aber alle kreisten um die Ereignisse der vergangenen Nacht. Als sich die Sonne erhoben hatte, hatte niemand mehr vor dem Medizinhaus ausgeharrt, nicht einmal der Ehemann. Ein letztes Mal hatte ich nach Ouréye gesehen. Die lebhaften Augen wirkten stumpf und lagen in tiefen Höhlen. Warum, hatte ich mich auf dem Weg zu Alious Haus zum wiederholten Mal gefragt, war die Genitalverstümmelung nicht mit den Sklaven nach Amerika gekommen? Die deportierten Westafrikaner brachten ihre animistische Religion ja auch mit und begründeten mit ihrem Geister- und Ahnenglauben den Voodoo-Kult in der Karibik. Die widerliche Tradition der Beschneidung aber ließen sie in ihrer alten Heimat zurück.

Knapp vor Elinkine gab es wieder Empfang, und Milagros bekam eine Nachricht von Eva auf ihr Smartphone. In der Hafenbar orderten wir ein Frühstück aus Früchten, Kaffee und Croissants. In Erinnerung daran läuft mir heute noch das Wasser im Mund zusammen, doch an jenem Morgen konnten wir es nicht genießen. Nur meine

Müdigkeit war mit der Vitaminbombe wie weggeblasen, meine Traurigkeit und meine Niedergeschlagenheit waren es nicht.

Bevor wir für die Zeit des Frühstücks in kollektives Schweigen verfielen, informierten wir Aliou über unsere weiteren Pläne. Ich breitete die Karte aus.

„Heute Mittag gibt es bei Eva eine Taufe, und übermorgen ist in Oussouye ein Begräbnis", erklärte Milagros und zeigte auf ihr Handy.

Natürlich kannte Aliou Evas Restaurant. „Ein kleiner Umweg, aber machbar", bestätigte er angesichts der Tatsache, dass es in Elinkine keine Taxis gab.

„Aliou ist Fischer", stellte ich unmissverständlich fest, „nicht Fremdenführer."

„Aliou ist Fischer und Fremdenführer", behauptete Gladis wie immer pragmatisch.

„Wir könnten die Strecke doch gemütlich entlanglaufen …", beharrte ich auf meinem Vorschlag, Aliou nicht von früh bis spät als Reisebegleiter zu beanspruchen. Auf direktem Weg waren es auf der Landstraße um die zehn Kilometer bis Oussouye. Ich fühlte mich zwar nicht gerade in Hochform, aber auch die blinde Wut und das Gefühl der Hilflosigkeit, die ich die ganze Zeit über zu unterdrücken versuchte, würden ein Ansporn für körperliche Leistung sein. Die Blicke, die ich erntete, waren eiskalt. Sind Spanierinnen ab einem gewissen Alter eher unsportlich, war ich an völlig bewegungsresistente Begleiterinnen geraten. Ich betrat also immer, wenn ich sportliche Aktivitäten anregte, schwer vermintes Gelände. Die Schnappatmung, die soeben bei Marta einsetzte, eine Reaktion zwischen Schreck und echter Empörung, kündigte massivsten Widerstand an. Schnell verwarf ich die Idee wieder.

Auch meine Freundin Milagros fiel mir brutal in den Rücken. „Du willst also in Äquatornähe ausgerechnet nach einer durchgemachten Nacht dem Herzkasperl entgegenhurteln?"

Auch ihren Einwurf kommentierte ich mit einem resignierten Schulterzucken.

Da Aliou sich zweifelsohne in dem Labyrinth aus Wasserwegen auskannte wie in seiner Westentasche und wir ohnehin an das andere Ende der Stadt wollten, wählten wir die Route über das Wasser. Bedächtig fuhr mein Finger auf der Karte die Strecke entlang. Ein Riesenumweg, aber bitte. Aliou würde uns also bis an die Rivière d'Oussouye bringen, einen Arm des Kamooeul Bolon, der wiederum ein Seitenarm des Casamance ist. Dort, wo ihn die einzige Brücke kreuzt, nämlich die Verbindung von Ziguinchor nach Oussouye, ist der mächtige Nebenfluss fast zweihundert Meter breit. Er entspringt im Süden, auf einer Anhöhe jenseits der Grenze in Guinea-Bissau.

„Da ist ja einiges los!", freute sich Marta jetzt, wo die Gefahr des Fußmarsches gebannt war, auf Milagros' Handy deutend.

„Oui, wir haben viele Feste!", Aliou verschlang die Arme vor der Brust. Er schien immer weiter aufzutauen und außerdem eine ganze Menge Spanisch zu verstehen. „Im Februar das Palmweinfestival in Oussouye, dann das Kalebassenfestival in Ziguinchor. Und in Djembéring das Reisfelderfestival mit den Ringkämpfen …" Verschmitzt fügte er hinzu: „Da kämpfen Männer nur im Lendenschurz! Das bei Touristen beliebteste Fest ist das Trommel- und Kulturfestival in Abéné. Zu Jahreswechsel finden dort die tollsten Musik- und Tanzvorführungen statt, traditionell oder modern, es wird getrommelt, getanzt und gesungen."

Nach dem Frühstück brachen wir von Elinkine auf. Zunächst ging es den Kaboukoute nordwärts bis zu seiner Mündung in den Casamance, der an dieser Stelle schon vier oder fünf Kilometer breit ist. Linker Hand glitzerte in der Ferne das offene Meer. Wir wandten uns nach rechts und hielten uns nahe der Küste ostwärts. Weiter in Flussmitte sprangen Delfine gegen die Strömung an. Gemächlich tuckerte die

Piroge flussaufwärts. Wir machten es uns in Alious Kahn gemütlich und waren nun in der Lage, die Geburt von heute Nacht ausführlich zu besprechen. Niedergeschlagenheit stand immer noch in unseren Gesichtern, hin und wieder warfen wir verstohlene Blicke nach Aliou. Was bekam er von unserer Unterhaltung mit? Und würde er sich ebenso verhalten wie Ouréyes Mann? Wie auch immer, ich senkte meine Stimme nicht. Er sollte nur hören, was wir von dieser Tradition hielten, was die ganze Welt über diese Tradition dachte. Die ganze Welt, das waren hundertzweiundneunzig Staaten minus achtundzwanzig afrikanische und ein paar asiatische Länder. Einzig Abys überraschende Reaktion am Ende der langen Nacht, in den frühen Morgenstunden, und ihre kryptischen Andeutungen erwähnte ich nur vage.

Geschlossene Mangrovenwälder zogen an uns vorbei. Nur selten gaben sie den Blick frei in die dicht bewachsene Flusslandschaft südlich des Casamance. Grün, so weit das Auge reichte. Zügig umrundeten wir Kap Pointe Saint Georges und damit festen Boden. Inmitten von Plantagen waren Häuser zu erkennen. Vorbei am Kap änderte sich die Uferlandschaft. Hinter Palmen, Kapok- und Akazienbäumen entdeckten wir kultiviertes Land und Weiden mit Kühen und Ziegen. Nach ein paar Meilen verließen wir den Casamance und bogen in das Delta des Kamooeul Bolon, dem wir in südlicher Richtung folgten.

„Santiaba und dahinter Djiromayte“, rief Aliou aufmunternd, zu ein paar Hütten am rechten Ufer deutend, als er merkte, dass unsere lebhafte Erörterung der nächtlichen Ereignisse einer brütenden Betroffenheit und noch größeren Ratlosigkeit gewichen war.

Am Ufer sahen wir Kaffernbüffel.

„Komm, fahr näher ran!“ Das kam natürlich von Marta. „Würdest du ihm das bitte übersetzen?“

Aliou hatte auch so kapiert und lenkte die Piroge näher ans Ufer.

„Wir sind hier nicht auf Safari und verlieren nur Zeit. Kaffernbüffel sind von Natur aus bösartig“, warnte Gladis. „Reizen wir sie nicht.“

„Solange Marta nicht aussteigt, um die vergessene Kunst des Büffeltanzes wiederzubeleben …“ Milagros schnitt eine Grimasse, und wir vergaßen für kurze Zeit unsere Betrübnis.

Um eine spitze Landzunge herum bogen wir in einen Seitenarm des Kamooeul Bolon und steuerten nach Südwest. Träge mäanderte der Flussarm durch ein ausgetrocknetes Gebiet. Zu beiden Seiten wechselten sich abzweigende schmale Nebenflüsse und versandete Flussbetten ab. Wo feiner Sandstrand das Ufer säumte, blitzten Solaranlagen auf Dächern auf und ließen idyllisch von Palmen beschattete touristische Anwesen vermuten.

In dem stellenweise recht breiten Wasserarm, den wir durchfuhren, gab es Sandbänke, auf denen Winkerkrabben herumliefen, und Untiefen, die nur schwer zu erkennen waren. Nur der konzentrierte Blick des Bootsmanns und ein leicht erhöhter Wellengang zeigten sie an. Auf einmal verringerte Aliou das Tempo, und schließlich mussten wir sogar aussteigen und das Boot schieben.

Allmählich tauchten wir wieder in sattes Grün ein, um uns erstreckten sich erneut Mangrovenwälder, die immer dichter wurden. Aliou drosselte den Motor und abermals wendete das Boot scharf nach rechts.

„Eine Abkürzung!“, rief Aliou und lachte.

Der Seitenarm war nicht breiter als ein Bach und manchmal nicht einmal das. Gesäumt wurde er zu beiden Seiten von einem grünen Wall aus Mangroven und Schlingpflanzen, der bedrohlich näher kam. Schon berührten sich die Kronen über unseren Köpfen. Unter ihrem Dach war es schummrig und nicht so heiß. Bis auf das Tuckern des Außenbordmotors herrschte gespenstische Stille. Leise und unheimlich gluckerte das Wasser die Bordwände entlang. Hie und da unterbrachen schrille

Vogelschreie das Schweigen in diesem Tunnel aus Wasser, Blättern und Wurzeln. In der Ferne war das Klappern eines Pelikans zu hören.

Aliou drosselte den Motor. „Na?“, wandte er sich an Marta, „was ist mit den *cocodrilos*?“

Ich staunte über sein Sprachtalent.

Marta nickte, ebenfalls überrascht, und lachte. „Porqué no?“

Entschieden schüttelte ich, unterstützt von Gladis, abermals den Kopf.

Und auch Milagros war nicht zu begeistern. „Vergiss es!“

Belustigt lüftete Aliou seine Kappe. Was immer er jetzt über unsere Konversation denken mochte, erheiterte ihn maßlos.

Entschlossen beendete ich das Thema. „Es gibt Dinge, für die es sich zu sterben lohnt – die Begegnung mit einer so hässlichen Kreatur gehört nicht dazu.“

„Hässlich für dich“, maulte Marta.

Ich verzog das Gesicht. „Schön ist anders …“

Diplomatisch schlug Aliou vor, uns eine Cashewfabrik in der Nähe zu zeigen, die ein Cousin betrieb. Gut gelaunt lehnte ich mich zurück.

In diesem Moment ruckte das Boot. Das Lächeln in meinem Gesicht gefror. Milagros neben mir wurde unnatürlich blass, und Marta war auch schon mal entspannter.

Gladis sog scharf die Luft ein. „Nur eine dieser Stelzwurzeln“, beruhigte sie wie eine ältere Schwester, nur nicht annähernd so überzeugend.

„Sechs Meter, gepanzert“, entgegnete ich mit einem Rest an Humor. Dieser wurde allerdings auf eine harte Probe gestellt, als die Piroge erneut schaukelte.

„Gefräßig, hässlich“, flüsterte Milagros. Außer dem Tuckern des Motors war nur das Surren der Fliegen zu hören.

Wir warfen uns ratlose Blicke zu. Zumindest hatten wir es vermieden, uns ungestüm auf eine Seite des Boots zu werfen. Aber von ungestüm konnte ohnehin keine Rede mehr sein. Höchstens unter dem Kiel – da war einiges in Bewegung. Wie versteinert klebten wir an der Innenseite der Bordwand.

Als wir wieder auf den Nebenfluss des Kamooeul Bolon stießen, war der Spuk vorbei. Erleichtert ließen wir die unwegsame Sumpflandschaft hinter uns. Etwas zügiger fuhren wir den Flussarm entlang nach Süden. Aber nicht lange. Ein paar Biegungen weiter steuerte Aliou einen versteckten Steg an. Er sprang auf abgewitterte, von Seegras überwachsene Planken und vertäute die Piroge. Galant war er uns beim Aussteigen behilflich.

Der Zugang für Touristen konnte das wohl nicht sein – oder doch? Leise beschlich mich der Verdacht, dass Aliou längst vom Bootstaxichauffeur auf Touristenguide umgestellt hatte und jetzt das Adventure-Paket probte. Der Fischer hatte es wohl faustdick hinter den Ohren.

Er deutete den Pfad entlang. Ich sah aber nur Wurzeln, die darauf lauerten, uns heimtückisch zu Fall zu bringen, flankiert von Akazienbüschen. Beim Anblick der zentimeterlangen Dornen zogen sich meine Eingeweide zusammen. Akaziendornen waren das beliebteste Klammermaterial der Fanatecas. Bei der pharaonischen Verstümmelung setzten sie diese im Fischgrätmuster, um die Wundränder zu schließen. Warum manche die konischen Dornen, die gegengleich gestochen wurden, Nadel und Faden vorzogen, war mir medizinisch unerklärlich. Es bedeutete nur noch weitere Qualen. Ich zeigte zu den bewehrten Büschen rund um uns. Gut möglich, dass auch Ouréye mit solchen nadellangen Stacheln zugeklammert worden war, damals als kleines Mädchen. Ouréye … Ein Blick über die Schulter sagte mir, dass meine Begleiterinnen derlei Überlegungen nicht anstellten, sondern im Moment damit beschäftigt waren, darauf zu achten, worauf sie traten, und sich keine Kratzer zuzuziehen.

Zum Glück war es nicht weit bis zu einer größeren sandigen Fläche, dem Parkplatz der Anlage. Wir betraten eines der flachen Häuser aus Betonsteinen. Schnell war Alious Cousin gefunden, und wir wurden einem sympathischen Schwarzen vorgestellt. Nach der herzlichen Begrüßung eilte der Besitzer uns voran nach draußen.

Um die Anlage herum standen Cashewbäume der Gattung Anacardium. Die Nüsse der ausladenden Bäume mit den knorrigen Ästen hingen unten an apfelgroßen Früchten.

„Man wartet", erklärte der Cousin, ein Mann in mittleren Jahren, „bis die Früchte von selbst von den Bäumen fallen, und sammelt sie dann ein. Kommt!"

Wir folgten ihm in ein großes, flaches Gebäude. Hier wurden die Nüsse in etlichen Arbeitsschritten verarbeitet. Im Eiltempo zeigte er uns die Gerätschaften zum Kochen, Knacken, Backen, Schälen und Trocknen der Nüsse.

„Im Rohzustand sind sie giftig", warnte Aliou, als eine von uns in einen Korb langen wollte.

Der Cousin nickte zustimmend. „Wenn geerntet wird, gibt es immer wieder Zwischenfälle mit Kindern, die die rohen Nüsse essen."

Wir bedankten uns für die Führung. Ich hatte nun einen guten Eindruck von der mühsamen Handarbeit und verstand, warum meine Lieblingsnüsse bei uns relativ teuer sind. Als Geschenk bekam jede ein Säckchen Cashewkerne. Erst nach einigem Hin und Her nahm der Cousin Geld für die Besichtigung. Wir verabschiedeten uns und wandten uns zum Gehen.

Da ließ mir dann doch die Sache von vorhin keine Ruhe. Nur damit dieses Thema endgültig geklärt war und die Frage nicht heute Mitternacht wieder auftauchte. Ich räusperte mich. „Pardon, Monsieur, Sie leben ja direkt am Wasser, und ich möchte noch gerne etwas anderes wissen. Gibt es hier in den Flussarmen wilde Krokodile?"

„Hier?" Der Mann deutete vage Richtung Ufer.

„Ja, hier."

„Hm, nördlich des Casamance, zu Gambia hin, kann es schon gefährlich werden, aber hier …", ratlos wiegte der Mann den Kopf, „eher unwahrscheinlich. Hier könnte es sich höchstens um verirrte Exemplare handeln!"

Wir würden es also nie herausfinden. Befragte man die Bevölkerung dazu, bekam man die unterschiedlichsten Antworten. Was auch wieder nichts hieß. Die Leute lügen ja nicht, sie äußern sich nur aus falsch verstandener Höflichkeit. Das fing schon auf den Kanaren an. Aber vielleicht war alles nur eine Frage des Breitengrads …

Zügigen Schrittes verließen wir die Cashewfarm. Es war Mittag und kein Wölkchen trübte das strahlende Blau. Die Luftfeuchtigkeit verstärkte den Duft nach trockenem Heidekraut und Schilf, mit dem sich der Geruch nach brackigem Wasser mischte.

Wieder im Boot ging es in Mäandern immer tiefer ins Landesinnere. Aliou entpuppte sich als bewanderter Reiseführer.

Ich wollte noch einige Details über den Cashewanbau klären – der Cousin hatte ziemlich schnell und unverständlich gesprochen – und bat Aliou um diesbezügliche Auskunft. Von den Cashewbäumen kam er dann auf die Palmen zu sprechen. „Die Palmwedel werden zum Bauen und Kehren verwendet, die Früchte liefern uns Öl und vor allem Palmwein, der als Opfergabe eine wichtige Rolle für uns spielt …"

„Opfergabe? – Ha! Natürlich!" Milagros schielte zu Aliou. „Die müssen ja Unmengen davon bechern, so wie er den Wein betont hat – welch großes Opfer …"

Was immer unser Bootsmann verstanden hatte, er winkte schmunzelnd ab und erklärte weiter: „In und um die Hütten herum werden Gartenfrüchte kultiviert wie Bohnen, Knollen – Yams, Maniok, Süßkartoffeln – und Gemüse wie Tomate, Okra, Wiesen-Sauerampfer, Zwiebeln und Mais. Die bedeutendste Wirtschaft hier aber", er blickte um sich, „ist Reisanbau und Fisch."

„Ihr seid fast Selbstversorger", bemerkte ich.

„Früher schon. Heute nicht mehr. Aber wir erzeugen noch anderes, etwa Honig und Wachs."

„Ja?"

Aliou nickte. „Ja, mit selbst gebauten Bienenkörben. Dazu wird ein aus Stroh geflochtener Korb mit Lehm und Dung abgedichtet. Es wird etwas Honig in den Korb gegeben und dieser wird in den Baum gehängt. Es dauert meist nicht lange, bis sich dort ein neuer Bienenschwarm niederlässt. Nach einiger Zeit wird der Korb angezündet. So gewinnen wir unser Süßungsmittel, aus dem wir auch Met brauen. Das Wachs dient zum Flicken von Kalebassen und zum Herstellen von Amuletten."

„Wie interessant", murmelte ich.

Ein paar Kehren weiter gabelte sich der Flussarm erneut. Wir folgten dem rechten Lauf, und kurz darauf wies Aliou auf einen Damm in der Ferne. „C'est fini. Dort endet unsere Fahrt."

Beim Näherkommen erkannte ich eine Straße auf dem Damm und eine kleine Brücke. Es musste die Straße von Ziguinchor nach Oussouye sein. Nun war es nicht mehr weit bis zu Evas Restaurant.

Aliou vertäute die Piroge, und wir kletterten auf den Damm. Auf der anderen Seite der Straße erweiterte sich das unter der kleinen Brücke durchsickernde Wasser zu einem weiten flachen Becken, das von Reisfeldern gesäumt war. Hier endete der Fluss, zumindest für unser Auge. Zu sehen war nur ein sumpfiger Tümpel ohne Abfluss. Aber so genau konnte das keiner sagen, labyrinthartige Wasserwege und Kanäle gab es hier überall.

Es war bereits unerträglich heiß auf dem glühenden Asphalt, als wir uns am Rande der Landstraße im Gänsemarsch in Bewegung setzten.

Bevor beiderseits der Straße die ersten Hütten von Oussouye auftauchten, deutete Aliou zu einem Jungen im Tümpel. „Seht dort, zwischen den überschwemmten Reisfeldern", rief er. „Dort seht ihr, wie wir fischen. Gerade werden kleine Dämme gebaut, um das Wasser am Abfluss zu hindern. Dann wird das Wasser mit Kalebassen ausgeschöpft. In den übrig gebliebenen Lachen werden die Fische mit speziellen Körben gefangen. Meine Söhne machen es genauso."

„Ich sehe Reis, wohin ich schaue, Aliou." Ich machte eine ausholende Handbewegung. „Sagtest du nicht, dass die Bevölkerung der Casamance Reis zukaufen muss?" An vorhandenen Anbauflächen konnte es nicht liegen.

„Früher waren die Böden weniger versalzt", überlegte er. „Früher war ausreichend, was wir selbst angebaut haben."

Die Diola verfügten seit langer Zeit über eigene Techniken, um auch in salzigen Gebieten Felder nutzen zu können. Viele Ethnologen glauben, dass kein anderes Volk in ganz Afrika länger Reis anbaut. Davon zeugen angeblich auch die vielen Deiche. Sie haben im Casamance-Delta den Deichbau entwickelt und die Böden entsalzt – aber das reichte nicht mehr.

„Leider", bedauerte Aliou, „werden gute Ernten immer seltener, da die Feuchtgebiete mehr und mehr austrocknen."

Vor Evas Restaurant verabschiedeten wir uns von Aliou, der versprach, uns am späten Nachmittag wieder abzuholen. Eva trafen wir in der Küche. Zu unserer Anfahrt befragt, erzählte ihr Milagros von unserem Erlebnis mit der imaginären Panzerechse.

Eva lachte. „Na, da seid ihr bei mir genau richtig!"

„Wieso das? Gibt es hier mehr davon?", fragte ich. „Oder hast du eine im Kochtopf?"

„Wartet ab, ihr werdet den Experten kaum übersehen!" Lachend schwirrte sie aus der Küche.

Von der Straße her hörten wir Lärm. Die Taufgesellschaft hatte die Kirche verlassen und näherte sich zu Fuß dem Restaurant. Nur Mutter und Kind wurden unter lautem Gehupe und im Schritttempo in einem Auto gefahren und von der Menge eskortiert. Es war ein bunter Zug festlich gekleideter Menschen. Viele Männer trugen sogar Hemden und Sakkos, die Frauen lange, figurbetonte Kleider in leuchtenden Farben und dekorativen Mustern. Vor dem Restaurant wurden Mutter und Kind von allen feierlich in Empfang genommen.

„Hier wird bei einer Taufe vor allem die Mutter des Kindes schön gemacht", erklärte uns Eva, bevor sie uns der jungen Diola Hawa vorstellte.

Hawa war am Vormittag stundenlang herausgeputzt worden. Gerne hätte ich zum Vergleich eine Braut gesehen, denn ich konnte mir schwer vorstellen, dass der Aufputz noch hätte getoppt werden können. Die Perücke war zwar von Weitem als solche zu erkennen, aber das störte hier niemanden. Viele Afrikanerinnen trugen Kunsthaar, meist glattes blauschwarzes Haar. In Hawas Kopfschmuck mit violetten Strähnen waren weiße Perlen und silbern glänzende Bänder geflochten.

„Und", ergänzte Eva, „es werden keine Kosten für die Gäste gescheut, auch wenn man danach vielleicht einige Zeit lang nicht mehr so viel Reis auf dem Teller hat."

Als Evas Freunde waren wir selbstverständlich dabei. Das bedeutete, dass wir zunächst einmal jedem – und zwar wirklich jedem – die Hand schütteln und mit allen ein paar freundliche Worte wechseln mussten. Dann überreichten wir der Mutter als Taufgeschenk Geld für das Kind. Wäre es ein Mädchen gewesen, hätte ich das Thema Schule, Kinderheirat, Genitalverstümmelung angesprochen. Das war aber nicht der Fall.

„Das Kleid ist eine interessante, aber sehr kunstvoll auf den Leib geschneiderte Kreation, das muss man der Kollegin lassen", flüsterte Milagros. „Venedig, mit viel Fantasie …"

So viel Fantasie hatte ich nicht. Bei mir weckte der Brokat eher Assoziationen zu den Vorhangstoffen in Schönbrunn, aber ich kannte inzwischen die Vorliebe der Afrikaner für pompöse Inszenierungen und raunte: „Hey, Leute, zehnmal besser dieser Aufwand als zerdehnte Trainingsanzüge mit Kakaoflecken und Flip-Flops.“ Ich schielte ringsum. Das mit den Flip-Flops nahm ich wieder zurück, denn etliche Gäste trugen die beliebteste Schuhart des Südens, auch zum Anzug.

Es war unmöglich, Hawas Alter zu schätzen, ihr stolzer Gang und ihr gewinnendes Lächeln täuschten über ihre Unsicherheit hinweg. Und natürlich ertappte ich mich dabei, darüber zu grübeln, ob sie beschnitten war. Zumindest wurde sie nicht im Alter von zehn Jahren verheiratet.

Ob Eva meine Gedanken erraten hatte oder wirklich meine Hilfe brauchte, wusste ich nicht, jedenfalls bat sie mich, ihr in die Küche zu folgen.

„Viele Diola in der Gegend sind katholisch, ihre Kinder gehen in die Schule und sind nicht beschnitten …“

„Ja? Was willst du mir damit sagen, Eva?“

„Na ja“, Eva stieg von einem Fuß auf den anderen, „du brauchst also nicht zu … missionieren.“

„Sehe ich so aus?“ Ich verstand ihre Besorgnis überhaupt nicht. Schon las ich in dem gut gebräunten Gesicht den strengen Gastwirtinnenblick, und meinen Lippen entschlüpfte ein süffisantes Lächeln. „Das hatte ich nicht vor, Eva, das ist nicht meine Party“, versicherte ich ihr. Seltsam, manche konnten hier leben und gewisse Dinge einfach ausblenden.

Später erfuhr ich dann, dass die Knaben der Diola in der Regel beschnitten werden, auch wenn sie dem Namen nach Katholiken sind. Gibt es keinen Initiationsritus, an welchem der Junge teilnehmen kann, weil die Zeremonien der Einweihung in großen Zeitabständen stattfinden, wird er im Krankenhaus beschnitten. Das ist für die Mädchen nicht nur aufgrund der Gesetzeslage unmöglich. Die einflussreichen Fanatecas geben ihre wichtigste Einkommensquelle nicht aus der Hand und verstehen es, in den Dörfern prächtige Zeremonien zu veranstalten. Und die Zahlen? Nach publizierten Quellen diverser Berichte und natürlich Schätzungen sind 50–60 Prozent der Diola-Mädchen und -Frauen Opfer dieser Tradition. In muslimischen Dorfgemeinschaften kann man davon ausgehen, dass die Anzahl weit höher ist. Wann und wo dies geschieht, ist für Fremde nicht zu eruieren, das Ritual des *Fanado* wird immer besser verheimlicht. Wenn man die Einheimischen selbst fragt, ist keine betroffen, die Betroffenen sind nur im Nachbardorf – man läuft da irgendwie im Kreis.

Milagros und Gladis erschienen in der Tür, und gemeinsam ließen wir uns vom Koch die verschiedenen Gerichte in den Töpfen erklären.

„Das ist die Thieboudienne, unser Nationalgericht." Er lächelte stolz. „Es besteht aus in Tomatensoße gekochtem Reis, geschmortem Gemüse und Fisch." Der Schwarze lüftete weitere Deckel. Dann nahm er einen großen Löffel und rührte in einem gusseisernen Topf um. „Maafe", nickte er und hielt uns eine Kostprobe hin. „Fleisch und Gemüse, in Erdnusssoße geschmort. Dazu gibt es Reis."

„Délicieux!", schwärmte ich.

Von Yassa, dem marinierten Fisch, der gebraten und mit Reis serviert wird, wollte keiner von uns kosten, es sah einfach nach zu vielen Gräten aus.

Der Koch aber war nicht mehr zu bremsen. „Non, non", ereiferte er sich, „mein Fisch ist köstlich und in Limonensaft mit ganz speziellen Gewürzen mariniert!"

Und so mussten wir noch den Fisch probieren und auch die viel gepriesene Suppe namens Kandia, einen Eintopf aus Reis, getrocknetem Fisch und mit Minze gewürztem Fleisch. Der Geschmack dieser Komposition war etwas gewöhnungsbedürftig.

Nach diesem gastronomischen Highlight suchten wir das Weite. Dann Marta. Wir fanden unsere Freundin, die schon fleißig Kontakte geknüpft hatte, von Gästen der Taufgesellschaft umringt. Wir fünf Frauen waren die einzigen Europäerinnen auf dem Fest.

Passend zum Nationalgericht wählten wir auch das Nationalgetränk Bissap. Überall im Land stieß man auf Körbe voller frischer oder getrockneter roter Blütenblätter. Aus dem Hibiskus werden Süßspeisen, Limonaden und Tee zubereitet. Außerdem auch leuchtend rotes Gemüse, denn der Blütenkelch der beliebten Roselle wird zur Samenreife dick und fleischig.

Endlich wurde das Essen aufgetragen. Die Kandia mit Minze ließen wir geschlossen außen vor und warteten auf das Thieboudienne und das Maafe. Es dauerte, bis auf allen Tischen dampfende Schüsseln, Brot und Reisschalen standen. Die Stimmung war heiter, fast ausgelassen, der Lärm grenzwertig, die Tischsitten interessant. Obwohl ich noch von den Fiestas Südspaniens und der Kanaren vor dreißig, vierzig Jahren gewohnt war, dass nach einem Gelage mehr Brot unter den Tischen lag als darauf, waren hier durch den spärlichen Einsatz von Besteck bald auch alle Papiertischtücher beschmiert. Aber das tat der Fröhlichkeit keinen Abbruch.

Nach den Hauptgängen wurde Obst auf Platten und Tellern kredenzt. Neben Mangos, Guaven, Bananen und Papayas auch Guanábanas, die mich an meine Lieblingsfrucht Cherimoya auf La Palma erinnerten. Was für eine Freude! Eva setzte sich zu uns an den Tisch und ließ uns Jujube kosten, eine kleine, rundliche Dattel, die eigentlich aus China stammt.

Neugierig probierten wir die Frucht. In diesem Moment wandten sich die Augen aller zur Straße. Zwischen den parkenden Autos kamen hinter der sich ausbreitenden Staubwolke allmählich ein Jeep und dann eine männliche Gestalt zum Vorschein. Die schillerndste Figur der Casamance betrat die Terrasse des Restaurants.

„Toni Sánchez alias ‚Croc'", flüsterte Eva.

Kurz scannte er das Chaos, dann tänzelte er auf die Wirtin zu. Eva sprang auf, begrüßte ihn und machte uns bekannt.

„Croc … Crocodile dundee oder crocodile hunter?", forschte Milagros.

„Weder noch. Von Ersterem unterscheide ich mich, da Hollywood nichts von mir wissen will, und Jäger bin ich auch keiner. Im Gegenteil."

„Du streichelst sie zu Tode." Ich meinte ja nur. Die Welt war offenbar voll von furchtlosen Typen. Ich lächelte konziliant.

Seines Zeichens Herpetologe machte er seinem Spitznamen alle Ehre. Er durfte Mitte dreißig sein und schien in jedem Fall äußerst schneidig. Marta lächelte versonnen. „Vielleicht crocodile-hero?"

Croc zwinkerte ihr zu.

„Perdón, habe ich irgendetwas überlesen?", versuchte ich die Unterhaltung mit Croc auf das Thema seiner Lieblinge zu lenken. „Ich dachte, in den Flüssen hier gibt es keine Krokodile mehr. So wie auch in den Oasen weiter nördlich."

„Bella señorita", Croc lächelte verwegen. „Ich könnte dir sofort ein Dutzend Oasen in der Sahara aufzählen, in denen du mit meinen Freunden schneller Kontakt hättest, als dir lieb wäre …"

„Die Sahara ist groß", unterbrach ihn Eva mit einer launischen Handbewegung.

„Und außerdem weit weg", ergänzte ich. Was für ein Fantast, dachte ich und leerte mein Glas Bissap. Aber immerhin ein charismatischer.

„Und zwar mit dem Westafrikanischen Krokodil", unterbrach Croc meine Gedanken. „Nördlich von hier mit dem Nilkrokodil."

Nilkrokodile, überlegte ich. Also tatsächlich …

„Ja, davon haben wir gehört", erinnerte sich Gladis.

Stimmt, Moussa hatte es während einer Autofahrt erwähnt.

„Hier nicht?" Ich deutete ringsum.

Unentschieden wiegte Croc den Kopf. Was, zum Teufel, war da vorhin wirklich unter der Piroge?

„Aber im Moment interessiert mich mehr der Nassersee, dort haben sich wieder Krokodile angesiedelt." Elegant schnippte Antonio Sánchez eine Fliege von seinem Arm.

„Also bist du hier nur auf Durchreise?", forschte Marta.

„Exacto."

Die Vorstellung, dass er sich mit diesen gepanzerten Ungeheuern im Schlamm wälzte, relativierte die Arroganz in seinem Blick. Jahrelange Feldforschung im Dschungel konnte wohl nur von jemandem ohne große Karriereabsichten betrieben werden. Aus den Augenwinkeln schielte ich zu Eva, die unterdessen begonnen hatte, von Tisch zu Tisch zu laufen und nach dem Rechten zu sehen.

„Eigentlich bin ich auf der Fahrt nach Tansania", erzählte er, während er in kleinen Schlucken sein Bier trank. Bis er es geleert hatte, wusste ich, dass Krokodile und die mit ihnen relativ eng verwandten Vögel die einzigen noch lebenden Vertreter der Archosaurier sind, zu denen auch die Dinosaurier gehörten, dass es weltweit dreiundzwanzig Krokodil-, Alligator- und Kaimanarten gibt, dass vom Chinesischen Alligator nur noch ein paar Dutzend Exemplare leben und bedauerlicherweise vom Siamesischen Krokodil noch weniger.

Irgendwann stand eine Kanne Palmwein vor uns auf dem Tisch, und auch in der Nachbarschaft wurde es noch lustiger. Der Auftritt einer Trommler- und Tanzgruppe brachte die Feier endgültig zum Kochen, nach der Darbietung der bunt gewandeten Tänzer waren die Gäste der Taufgesellschaft nicht mehr zu halten.

„Und was treibt euch in diese Gegend?“ Croc sah erwartungsvoll in die Runde.

„Wir sondieren die Lage“, erklärte ich schlicht.

„Flora, Fauna, Homo sapiens …?“

Ich senkte meine Stimme. „In umgekehrter Reihenfolge“, raunte ich und machte eine ironische Geste, die den Nachbarstisch, das Restaurant und die ganze Casamance miteinschloss.

„Der war gut!“ Croc klopfte sich auf die Schenkel. „Also wieder wunderbare Einnahmen für die Pharmaindustrie, die schließlich auch von irgendetwas leben muss.“

Milagros winkte erbost ab. „Wir sind Fachfrauen und nicht irgendwelche Komiker, die in der Pampa Kopfwehpulver verscherbeln.“

„Oh perdón!“ Crocs Augen blitzten. „Worum geht es also?“

„Um Genitalverstümmelung“, antwortete ich knapp.

Der Mann mir gegenüber verschluckte sich beinahe.

„Die Pharmaindustrie“, stellte Gladis klar, „vergessen wir einmal ganz schnell. Wir sind alle Mitarbeiter von Non-Profit-Organisationen, uns geht es einzig und allein darum, diese sinnlose Tradition zu bekämpfen beziehungsweise zu beenden. Gut, Ursula ist auch an der Geburtshilfe interessiert, sie ist Hebamme und kann nicht anders.“

Entschuldigend zog ich eine Schulter hoch.

„Du siehst“, warf Marta ein, „wir wollen hier niemandem etwas andrehen!“

Croc legte den Kopf schief und grinste.

Was gab es da zu grinsen? Ich wurde energischer. „Während meine Kolleginnen im Zuge unserer Reise etwaige Projekte ausforschen und den Einsatz von Bekämpfungsmaßnahmen untersuchen, versuche ich herauszufinden, wie es den Opfern beim Sex, bei den Geburten und in den langen beschissenen Monaten dazwischen geht, ob medizinische Interventionen etwas bringen und wie man die Bekämpfung in die Millenniumsentwicklungsziele der WHO besser integrieren könnte.“

„Lo siento“, murmelte Croc. „das ist etwas anderes und stimmt, das ist wichtig!“ Er beugte sich nach hinten, um dem Gesagten Nachdruck zu verleihen.

Das Trommeln um uns weckte schon die längste Zeit afrikanisches Feeling, das war zugegeben animierend. Ein Tänzchen, überlegte ich, wäre die Gelegenheit, das suboptimale Gespräch zu beenden.

In diesem Moment eilte der Koch an den Tisch. „So ein Mist“, wetterte er an Eva gewandt, „es ist schon wieder finster in der Küche!“ Stromversorgung schien hier in der Casamance etwas Glückssache zu sein.

„Das kommt öfters vor“, meinte Croc, „darum geht hier auch nichts weiter.“ Zwinkernd reichte er mir dir Hand. Ich gab freestylemäßig mein Bestes, obwohl jetzt ein, zwei Gläser Palmwein recht hilfreich gewesen wären.

Ein paar Tänze später hatte der Koch die erste Charge an Spießen gegrillt, und Frauen hatten Brot, Soßen und Chutneys auf den Tischen verteilt. Als weiteren Gang gab es fangfrische Krabben. Wir hoben die Gläser.

„Danke für alles, Eva, es war wirklich eine nette Idee, uns zu dieser Tauffeier einzuladen!“ Ich prostete ihr zu.

„Und jetzt wird auch noch gegrillt – das ist ja fast wie zu Hause“, lachte Marta.

„Zu Hause“, warf Milagros ein, „grillen wir dicke, saftige Schweinskoteletts.“

„Die kamen aus der Kirche, schon vergessen?“, erinnerte Gladis. „Die essen Schweinefleisch.“

Eva wiegte den Kopf. „Schon, aber das mit dem Fleisch hier ist so eine Sache …“

„Also, Fleisch“, fiel Croc ihr ins Wort und spießte eine Krabbe auf sein Messer, „esse ich in Afrika prinzipiell keines, außer hie und da Geflügel. Es ist nicht abgehangen und daher zäh und hart. Sie verstehen es einfach nicht. Ich entschuldige mich immer, dass meine Zähne das nicht schaffen und dass man dazu ein Löwe oder eben ein hundertprozentiger Afrikaner sein muss. Dann lachen sie nachsichtig, und ich bekomme ein paar Bananen und Erdnüsse …"

„Aber es gibt doch sicher genug Fleisch …", wunderte sich Milagros. „Wüten hier auch Großwildjäger?"

Nun war Croc nicht mehr zu bremsen. „Und ob!", schnaubte er. „Ich frage euch: Warum Tiere töten, die uns nicht als Nahrungsquelle dienen?"

„Exactamente." Provokant sah ich von einem zum anderen. „Ich sage nur: Juan Carlos, royaler Reisekoffer aus Spanien …" Alle nickten.

„Absolut richtig." Milagros faltete penibel an ihrer Serviette herum, bis sie Briefmarkengröße erreichte. „Die Elefantenjagden des Altkönigs sind einfach nur widerlich."

„Alles Verbrecher", knirschte Eva.

Croc blickte in die Runde. „Meine Mutter übertreibt manchmal. Aber um nochmals auf die Erdnüsse zurückzukommen …"

Stopp, stopp, stopp! Hatte er soeben „meine Mutter" gesagt? Milagros und ich tauschten überraschte Blicke. Das dürfte Tonis schönes Kaffeebraun und seine Haarpracht erklären.

„Wisst ihr, wie man Erdnüsse hier verarbeitet? Sie werden mit all ihren verzweigten Wurzeln geerntet, sodass man die Kerne kaum sieht. Dann wird alles angezündet, die Wurzeln verbrennen, und die Erdnüsse sind geröstet. Voilà."

Mittlerweile näherte sich der Abend in Riesenschritten. Junge, lang aufgeschossene Musiker nahmen an den Trommeln Platz und begleiteten eine Sängerin. Ich klopfte auf der Tischplatte den Takt mit. Wir stießen erneut an. Dann schob ich kopfschüttelnd das Glas beiseite. Beim letzten Tanz fand ich bereits alles sehr lustig und mir erschienen meine Füße gefährlich weit weg. Wir beschlossen, uns in der Folge nur noch an den leuchtend roten

Bissap zu halten und nicht an den Palmwein. Den trank man wie Limonade.

„Noch irgendwelche Pläne heute?“ Croc nickte zu unserem Kindergeburtstagsgetränk.

„Allerdings“, seufzte ich. „Wir haben noch einen weiten Weg vor uns.“

Gladis rückte ihre Brille zurecht. „Zu gefährlich“, resümierte sie. „Palmwein ist nicht einzuschätzen.“

„Da habt ihr recht. Wein ist ein ehrliches Getränk, Palmwein nicht. Man weiß nie, wie man dran ist. Anfangs ist er völlig harmlos …“

„Das ist Rebensaft auch“, warf Milagros ein.

Croc schüttelte den Kopf. „Die Herstellung kann man doch nicht vergleichen! Der aus den Schnitten am Stamm austretende Saft wird mit angebundenen Flaschen aufgefangen. Je länger der Saft dann steht, desto mehr Alkohol entwickelt er.“

Ich nickte zu meinem fast vollen Glas. „Dieser stand etwas länger.“

Bestimmt hat der einfache und billige Zugang zu diesem Rauschmittel Mitschuld, dass es zu derartigen Ausschweifungen kommt. Vielleicht feiern die Einheimischen bei ihren Zeremonien ja okkulte Orgien, von denen unsere westlich dekadente Gesellschaft keine Ahnung hat. Die Leidtragenden sind die Frauen. Von klein auf. Die Belustigung und die Lebensqualität der afrikanischen Männer gehen ausschließlich zulasten der Frauen. Freud lässt grüßen. Sein Ansatz „Sexuelle Gewalt macht Frauen krank“ gilt wohl nach wie vor und ganz besonders hier.

Mein Blick schweifte zu den ausgelassenen Tanzenden jenseits der Tische. Es waren viele recht gut ausgefüllte T-Shirts und Dekolletés zu sehen. Irgendwie war es für mich schwer vorstellbar, dass verstümmelte Frauen noch bei irgendetwas Spaß haben konnten. Wie viele?, fragte ich mich und raunte in die Runde: „Ein

Drittel von ihnen hat laut Statistik für den Senegal keinen Spaß." Bei den Diola nicht einmal die Hälfte.

Es gesellten sich dann der Koch und ein paar von Evas Freunden an unseren Tisch. Wir tranken auf das gesellige Zusammensein, unsere Freundschaft, den sich spektakulär verfärbenden Himmel im November irgendwo im Nirgendwo und vor allem darauf, dass wir Frauen in Europa aufgewachsen und nicht in eine Gesellschaft hineingeboren worden waren, in der Mädchen und Frauen sinnlosen brutalen Traditionen ausgeliefert sind – mit anderen Worten: auf das Privileg, auf einem anderen Kontinent als Afrika auf die Welt gekommen zu sein, so faszinierend er auch war.

Bevor wir uns Gedanken über den Heimweg machten, tauchte Aliou auf. Ich lud ihn auf eine Coke und Grillspieße ein, dann brachen wir mit ihm auf und verabschiedeten uns von allen. Wir hatten genügend Angebote in Oussouye zu übernachten, und wäre Gladis nicht so vehement für die Heimfahrt eingetreten, hätten wir es in Erwägung gezogen. Als wir die Tauffeier verließen, war sie noch in vollem Gange, mit viel Gesang und Tanz und noch mehr guter Laune.

In der Piroge machten wir es uns so gemütlich, wie es nur irgendwie möglich war.

„Keine Späßchen, Aliou!", mahnte ich. „Wir gehen nicht mehr auf Tuchfühlung mit irgendwelchem im Wasser lebenden Getier!"

Zum Zeichen, dass er verstanden hatte, lüftete Aliou seine Kappe. Dann startete er den Motor. Die letzten Sonnenstrahlen legten sich über das Land. Irgendwann, es dämmerte bereits, ging es den Casamance hinab, geradewegs nach Westen Richtung offenen Meeres.

5. Oussouye

„Dios mío." Herzstillstand. Nur sekundenkurz und dennoch.

Wie zu Salzsäulen erstarrt fixierten wir eine Stelle an der Wand. Über dem Fußende meiner Matratze lauerte eine Spinne. Nicht irgendeine. Es war das größte achtbeinige Monster, das ich je lebend aus der Nähe gesehen hatte. Das regungslose Tier war schwarz, mit länglichem, spitz zulaufenden Körper und langen behaarten Beinen. Nur langsam kam wieder Leben in mich. Vorsichtig rutschte ich weg von der Wand, hinunter von meiner Matratze.

Dann bewegte sie sich. Meine Körpertemperatur schnellte in Höhen, die mit dem Leben unvereinbar waren. Es war drei Uhr morgens, und wir waren ziemlich ratlos. Als sich herausstellte, dass Blicke sie nicht töten konnten, folgten mehrere Versuche mit fliegenden Schuhen, aber es sah so aus, als würde sich die Spinne über uns totlachen. Das war uns aber zu unsicher. Martas schwerer Rucksack machte dem Grauen dann ein Ende …

Wir starrten immer noch auf das zermatschte haarige Ungeheuer und wussten: Es würde nicht die letzte Nahtoderfahrung bleiben.

In diesem Moment trafen wir die Entscheidung, definitiv etwas gegen die unliebsamen Besucher zu tun. Dabei gingen wir relativ professionell an die Arbeit. Wir montierten einen mit dünnem Stoff bespannten Rahmen in die Fensteröffnung und schmierten Lehm in alle Fugen. Auch wenn dies kein Garant für unbehelligte Nächte war, so war das Selbsttäuschungsmanöver doch eine psychologische Stütze.

Nach dem Mittagessen hielten meine Kolleginnen die in ihrer Heimat übliche Siesta. Da ich mich mit dieser südländischen Gepflogenheit auch in all den Jahren auf den Kanaren nie hatte anfreunden können, spazierte ich auf gut Glück zu Adouna, dem Haus des Lebens. Ich wollte unbedingt Abys Geschichte erfahren.

Die Luft flirrte über dem staubigen Boden. Zwischen den Häusern roch es stark nach Eselsdung, ich konnte aber außer ein paar Hühnern keine anderen Lebewesen entdecken. Nur Möwen und Seeschwalben kreisten am strahlenden Himmel, der weite Platz war wie leergefegt.

Aby musste mich kommen gesehen haben, denn sie eilte auf das Medizinhaus zu, als ich schon wieder den Rückzug antreten wollte. Die Bank an der Vorderwand des Hauses lag bereits im Schatten und so nahmen wir darauf Platz. Aby zeigte auf einen tief fliegenden Vogel und nannte einen unaussprechlichen Namen. „Er kündigt einen Wetterumschwung an. Auf Jola haben alle Vogelarten, die für uns von größerem Interesse sind, einen Namen. Die anderen Vögel heißen nur Vögel."

„Außer jene für den Kochtopf?"

Aby dachte nach. „Nein. Nur Vögel, die bei der Jagd eine Rolle spielen oder die Ernte vernichten, sind für eine Bevölkerung wie die unsere von Bedeutung." Sie sah wohl meinen skeptischen Blick und ergänzte, auf den kreisenden Vogel bezogen: „Dieser dort sagt Unwetter voraus."

„Ich weiß. Kurz vor einer Wetteränderung sind Vögel besonders aktiv, denn sie sind auf der Jagd nach Insekten, die durch die Luftfeuchtigkeit nicht sehr hoch fliegen können. Bei Hochdruck steigt mehr warme Luft auf, und die Insekten werden in größere Höhen getragen."

Aby nickte. „Könnt ihr auch am Flug die Zukunft voraussagen?"

„Am Vogelflug?", lachte ich. „Nein." Hier konnten sie das. Und mithilfe der Knochen und Tierorgane. Oder der auch in der Westsahara beliebten Sandorakel, die in freiem Gelände auf den Boden gezeichnet werden, über den dann in der Nacht Tiere laufen und Spuren hinterlassen. Den Wahrsagern der jeweiligen Ethnien geht es dabei immer darum, mit den Orakelmethoden herauszufinden, was der Wille der Ahnen, der Erde und ihrer Geister ist. Denn die Ahnen und die Naturgeister sind die wichtigsten spirituellen Mächte in den traditionalistischen westafrikanischen Gesellschaften. Die Weissagung, wie wir sie mit Kaffeesud, den Sternen oder Karten kennen, ist bei den Ethnien der Savanne im Allgemeinen nicht das Hauptanliegen der Ratsuchenden. Viel wichtiger ist ihnen, zu erfahren, mit welchen Opfern die spirituellen Wesen wohlwollend gestimmt werden können. Die Zukunftsdeutung und die Opferrituale sind in den animistischen Religionen untrennbar miteinander verbunden. Ich blickte zum Himmel empor und suchte den einsamen Vogel, der für mich nur ein einsamer Vogel war.

„Welche Vögel spielen denn hier bei der Jagd eine Rolle?", fragte ich, um mit Aby im Gespräch zu bleiben.

„Der Große Honiganzeiger zum Beispiel. Der ziemlich unscheinbare braun-weiße Vogel erhielt seinen Namen, weil er mit uns Menschen zusammenarbeitet, um an Bienennester zu gelangen. Männer und Vögel kommunizieren."

„Also ein intelligenter Vogel."

Aby zuckte mit den Schultern. „Wenn wir auf Honigsuche gehen, rufen wir die Vögel mit einem besonderen Pfiff. Manchmal antwortet der Große Honiganzeiger mit lauter, schnatternder Stimme. Dann zeigt er dem Honigjäger den Weg zum Bienenstock."

„Und wie macht er das?"

„Er fliegt zunächst voraus zum Bienenstock und kehrt dann wieder zurück. Wenn er lange braucht, ist der Stock weiter weg. Dann flattert er schnatternd von Baum zu Baum bis zum Stock. Die Vögel machen das, weil sie Bienenwachs lieben. Daneben ernähren sie sich natürlich von Insekten, aber sie fressen keinen Honig. Wegen der recht aggressiven Bienen gelangen sie nur schwer an das Wachs. Das erledigen die Honigjäger mit Feuer und Rauch. Befinden sich die

Waben in Baumlöchern, spalten sie diese und holen die Waben heraus. Nach Abfüllen des Honigs in mitgenommene Krüge überlassen sie das Wachs dem Honiganzeiger."

„Wie interessant", murmelte ich. Mutualismus nennen die Biologen solche zweckdienlichen Kooperationen zwischen Lebewesen zweier Arten. Ich suchte am Himmel nach dem Vogel mit dem unaussprechlichen Namen, aber er war verschwunden. Eigentlich suchte ich aber nach einer Möglichkeit, das Gespräch von gestern Früh fortzusetzen. Aby ahnte das mit Sicherheit, denn sie rutschte nervös auf der Bank hin und her.

„Was habt ihr morgen vor?", erkundigte sie sich spontan.

„Wir sind in Oussouye zu einem Begräbnis eingeladen, angeblich eine sehr angesehene Frau." Ich zwang mich, so gelassen wie möglich zu wirken, und setzte den gleichmütigsten Ausdruck auf, den ich zustande brachte, wohl wissend, dass sie mir den nicht abnahm.

Aby runzelte die Stirn. Nervös verschlang sie die Finger ineinander. Da hörten wir in der Ferne das Brüllen eines Kindes, das schnell näher kam. Beinahe erleichtert atmete sie auf. Dieses Schreien verhieß nichts Gutes, doch für Aby bedeutete es in diesem Moment nur eines: einen Aufschub. Seufzend erhob sie sich von der Bank und lief dem Paar entgegen, das ein zappelndes Kind quer über den Platz zum Medizinhaus trug.

Ich stand ebenfalls auf. Im Vorbeigehen warf ich einen Blick auf die Verletzung an der Fußsohle, aus der es stark blutete. Aus Abys Geste schloss ich, dass sie für die Behebung des Problems meine Hilfe nicht benötigte. Enttäuscht über den Ausgang unseres kurzen Gesprächs kehrte ich zurück zu Alious Haus.

„Und?", empfingen mich die Spanierinnen im Schatten einer Fächerpalme, während Fatinar den Sandboden ihrer Freiluftküche mit Palmenadern fegte.

Kopfschüttelnd zog ich beide Schultern hoch. Dann verstrickten sie mich in ein Kartenspiel, das nahtlos in das Abendessen überging.

Am nächsten Morgen fingen die Diskussionen schon beim Frühstück an. Wir waren uns über die Anreise zum Begräbnis nicht einig.

„Nein, nicht mit Aliou und nicht mit dem Boot!", stellte ich klar.

„Wegen der Krokodile, Leguane, Warane …?", meinte Marta zwinkernd.

„Nein!", schnaubte ich. „Ihr wisst ganz genau, welcher Umweg das war. Zu Fuß hätten wir gleich lange gebraucht …"

Das Argument überzeugte Marta nicht. Sie schürzte die Lippen. Gladis Miene verriet die gleiche Begeisterung.

„Wir rufen Moussa", entschied Milagros.

Gladis zog eine Braue hoch. „Ein Taxi aus Ziguinchor?"

„Warum nicht?", lenkte ich ein. „Genau das wollte ich vorschlagen: Wir sollten unsere Freunde kontaktieren, immerhin sind sie in dem Gewerbe tätig. Sie werden eine Lösung finden."

Schlagartig hellte sich Martas Miene auf. „Davon bin ich überzeugt."

Erfreut fügte ich hinzu: „Und wenn wir dann schon einen Chauffeur haben, Chicas, schauen wir zuerst noch im Spital vorbei – es liegt auf der Strecke."

Gladis verdrehte die Augen, was ich geflissentlich ignorierte. „Also wenn es sein muss, übernachten wir heute in Oussouye."

„Ja", stimmte Milagros zu, „das ist eine gute Idee. Nehmen wir doch einen Rucksack mit – für alle Fälle."

Das Begräbnis fand am Nachmittag am Rande von Oussouye statt, wir hatten also keine Eile, von Felik aufzubrechen. Reisefertig spazierten wir zum Landungssteg des Dorfes, um Aliou unsere Pläne mitzuteilen. Seine Frau hatte uns zu verstehen gegeben, dass wir ihn dort finden würden.

Aliou saß mit einer Angelschnur am Ufer und vermittelte den Eindruck, er hätte die perfekte Ausrede gefunden, um in der Sonne zu schlafen. Seine Kinnbacken bewegten sich in einem langsamen, monotonen Rhythmus, als würde er Khat kauen. Oder Kokablätter. Oder ein anderes Kraut. Die Augen glasig, die Backen gebläht … Hier wuchsen unter Garantie solche anregenden Pflanzen.

Als wir uns auf den Planken niederließen, spuckte Aliou ins Wasser und grinste. Einen Schritt entfernt lief eine Krabbe im Zickzack zwischen Steinen und Löchern umher und hatte sich offensichtlich verirrt. Belustigt beobachteten wir das Tier.

„Aliou", setzte ich an, „heute nur eine kleine Runde, das Krokodil-Sightseeing entfällt. Bring uns bitte einfach nur nach Elinkine, d'accord?"

„Oui, oui, d'accord. Wir können in zehn Minuten los."

Wir waren überrascht, als er tatsächlich zehn Minuten später startklar war. Das vorhin war also kein Khat. Ich hatte auch nicht den Eindruck, dass das Dorf um die Mittagszeit in ein lustvolles kollektives Kauen verfiel, weder mit dem im arabischen Raum beliebten Khat noch mit einem anderen Stimulans. Dafür hatten sie Palmwein.

Wir kletterten ins Boot, das unter uns tänzelte und hüpfte, und Aliou startete den Motor.

„Du wolltest uns neulich doch etwas über Voodoo erzählen", wandte sich Marta an Gladis. Das Thema ließ sie offensichtlich nicht mehr los, und sie nutzte jede Gelegenheit, um es anzusprechen. „Ich frage mich wirklich, wieso so viele Menschen auf esoterische Methoden abfahren?"

Ich fragte mich das nicht, hielt mich bei dem Thema aber zurück. Marta war eine rein schulmedizinisch ausgebildete Kinderkrankenschwester, die sich für alternative Behandlungsmethoden noch nie interessiert hatte. Gladis ebenfalls nicht, sie hatte allenfalls angelesenes theoretisches Wissen. Und Milagros hatte, vom Umgang mit Nadel und Faden zum Nähen einmal abgesehen, die höchstens durch Dr. House oder Grey's Anatomy erweiterten medizinischen Kenntnisse einer Hausfrau.

Gladis zuckte mit den Schultern. „Erstens hat Voodoo nichts mit unserer Esoterik zu tun, allenfalls mit dem Animismus hier, weil sich diese westafrikanische Naturreligion in der Karibik zu Voodoo entwickelt hat, zweitens kenne ich mich in der Spiritualität hier nicht aus. Wir befinden uns in einem Entwicklungsland, nicht in Europa, wo neuerdings wieder auf magische Rituale und anderen Zauber gesetzt wird – aber aus anderen Gründen. Ich denke etwa an Homöopathie oder Kinesiologie …"

„Die Menschen hier", Milagros deutete ringsum, „leben quasi mit ihrer Art von Esoterik. Aber wir in Europa? Passt eine solche Spiritualität, also magische Rituale und Ähnliches, überhaupt in unsere durch und durch technologisierte, rationale, entmystifizierte Welt?", forschte sie.

„Aber ja, perfekt sogar!", lachte ich. „Da ist doch ein riesiges Vakuum."

„Das Vakuum scheint mir eher anderswo beängstigend." Marta tippte sich mit der Kamera auf den Kopf.

Gladis seufzte. „Wir in Europa haben die Wahl."

Ich nickte. „Hier nicht. Genau genommen haben die ungebildeten, fremdbestimmten Frauen hier überhaupt keine Wahl, geschweige denn Auswahl. Bei gar nichts." Ich senkte die Stimme. „Ihren sexuell äußerst aktiven und viel zu älteren Ehemännern, diesen Triebtätern, ausgeliefert, fristen die schon als Kinder verheirateten Mädchen ein trauriges Dasein, in dem sie sich nur eines wünschen: keinen Sex. Das ist auch der Grund, warum es in den polygamen Gesellschaften selten zu Mord und Totschlag im Harem kommt – es fehlt das Motiv der Eifersucht. Verschont von Zudringlichkeiten sind sie nur während der Menstruation, wenn es die Kerle aufgrund ihrer islamischen Religionslehre sieben Tage lang vor ihrer Unreinheit ekelt …"

„Das ist länder- und sogar religionsübergreifend", warf Milagros ein, „und erinnert an längst vergessene mittelalterliche Empfehlungen der Kirchenmänner bei uns …"

„Das haben wir überwunden." Gladis machte eine wegwerfende Handbewegung.

„Mag sein. Aber", betonte ich, „wie wäre es mit diesem Gedanken: Wenn EuropäerInnen mit einer einigermaßen fundierten Schulbildung wieder an esoterische Methoden glauben – was wundert uns dann hier? Sind diese Rituale hier nicht genauso wenig zu verurteilen?" Ich sah in die Runde.

„Jetzt mal abgesehen von FGM", ereiferte sich Marta, „hier praktizieren sie Schadenzauber, ähnlich wie in der Karibik. Koumba, nicht wahr?"

Ich nickte.

„Da ist doch eine böse Absicht dahinter. Klar ist das zu verurteilen!"

„Klar. Mala intención", wiederholte Gladis.

„Die wirklich spannende Frage, Mujeres, ist aber", versuchte ich das Thema auf den Punkt zu bringen, „kann es heutzutage eine ideologiefreie, völlig säkulare Form von Spiritualität geben?"

„Also hier sicher nicht!", kamen wir einstimmig zum Schluss.

Kurz vor Elinkine signalisierten unsere Handys wieder Empfang. Noch bevor wir an Land gingen, wandten wir uns an Zale und Moussa. Nach einigen Telefonaten stand fest, dass sich kein einheimisches Taxi im näheren Umkreis befand. Schließlich vermittelte uns Aliou einen Fischer, der sich bereit erklärte, uns nach Oussouye zu fahren.

Bereits nach den ersten Metern war klar, dass er seinen Auftrag missverstand. An jedem Termitenhügel hielt er an, vor jedem majestätischen Kapokbaum ging er vom Gas, anstatt uns einfach von A nach B zu bringen. Mühsam machten wir dem Mann verständlich, dass weder Baumriesen noch strohgedeckte Hütten, zum Trocknen in der Sonne ausgelegte Lehmziegel noch blühende Cassavafelder automatisch unseren Puls erhöhten.

Daraufhin verstummte er eine Zeit lang und starrte nur reglos auf die Landstraße, bis er uns fragte: „Etwas Obst oder einen Kaffee?"

Wir stimmten ab und entschieden uns für einen Zwischenstopp.

Kurz darauf verließen wir die Asphaltstraße und bogen auf eine sandige Fahrbahn, die alles andere als eben oder einsichtig war, ganz im Gegenteil, die Bäume und Büsche wuchsen ziemlich abenteuerlich in die Spur und trafen sich himmelwärts über unseren Köpfen. Dennoch preschte unser Fahrer verwegen durchs Unterholz. Eventuelle vierbeinige Straßenmitbenützer fürchtete er nicht. Ich dachte an Moussas Bemerkung über das Stachelschwein. Zum Glück gab es hier aber keine Krokodile und selbst für die flinken Warane waren wir eindeutig zu schnell unterwegs.

Die Piste wurde immer schmäler, die Löcher im sandigen Boden immer breiter. Nach wenigen Minuten hatte die Straße seiner Vorfahren den Kampf gegen die Natur verloren. Wir drehten um.

„Vielleicht hat er sich verfahren", raunte Marta.

„Männer verfahren sich nicht. Sie entdecken neue Kontinente", zwinkerte ich. „Außerdem kann man sich hier nicht verfahren."

Nach ein paar hundert Metern bog der Fahrer rechts ab. Geradewegs in die Botanik. Hier waren wir soeben vorbeigekommen, ich konnte schwören, hier keine Abzweigungsmöglichkeit bemerkt zu haben. Guaven- und Mangobäume, Ananas- und Kaffeesträucher säumten den sandigen Weg. Zwei Kurven weiter rollten wir auf einen von Lehmhütten umgebenen Platz. Ein großer, wahrscheinlich heiliger Baum in seiner Mitte beschützte das Dorf. Ehe wir es uns versahen, wurden wir von Kindern eingekreist, die plötzlich von allen Seiten auf den Platz drängten.

„Was machen wir hier?", fragte ich den Fahrer unwirsch. Nirgendwo sah ich ein Lokal oder einen Kiosk. Ich hatte als Einzige gegen einen Abstecher gestimmt, um mehr Zeit im Spital zu verbringen.

Gutmütig zuckte er mit den Schultern und legte den Retourgang ein. Langsam rollten wir aus dem Dorf. Traurig schauten uns die Kinder nach.

Endlich in Oussouye angekommen, suchten wir als Erstes das Spital auf.

„Alors, sehen wir uns die Krankenstation an, Mesdames, d'accord?", schlug Awa mit einem einladenden Lächeln vor.

Die sehr kompetent wirkende Schwester von unserem ersten Besuch hatte uns sofort in der Eingangshalle des Hospitals erblickt. Erfreut folgten wir ihr.

Kaum waren wir um die Ecke gebogen, ertönte ein fröhliches „Bonjour, Madame Walch!"

Dr. Thiam, flächendeckend in Schwarz gekleidet, lachte, wenn auch in einer Art und Weise, die uns zu verstehen geben sollte, dass er es sehr eilig hatte. Vermutlich zu einem wichtigen Essen. Einen gemeinsamen Kaffee würde es heute demnach nicht geben. Plötzlich stutzte der Mann und machte auf dem Absatz kehrt. Er bedeutete uns, ihn zu begleiten. Mit Riesenschritten überquerte er den Innenhof, steuerte auf eine entfernte Treppe zu und hastete in den obersten Stock.

„Bitte!“ Ibrahim Thiam riss eine Tür auf. „Mein ausgelagertes Gehirn!“

„Aline, das sind Madame Walch und ihr Team. Bitte versuche, ihr jeden Wunsch von den Lippen abzulesen. Hast du mich verstanden?“

Aline, ihrem Ausdruck nach offensichtlich etwas überfordert, sah den Chefarzt erschrocken an. Nun, eine große Hilfe würde sie uns nicht sein. Ich sah mich um. Das Archiv war überschaubar. Material über FGM würden wir wohl erfolglos suchen. Dennoch wagte ich eine dahingehende Frage:

„Gibt es Dokumentationen von Fisteln?“

Die Herrin über die Krankengeschichten in Oussouye schüttelte den Kopf. „Die werden nach Ziguinchor geschickt.“

Ich nickte freundlich und dankte Ibrahim für seine Mühen. Den Schimmer eines selbstgefälligen Lächelns auf den Lippen, suchte er glücklich das Weite.

„Geburtsfisteln?“, raunte Marta, nachdem der Oberarzt davongepoltert war und Aline den Eindruck vermittelte, als müsste sie unter Androhung der Todesstrafe die unübersehbaren Stapel auf ihrem Schreibtisch aufarbeiten.

„Ja, *die* Fisteln in Afrika.“ Und Milagros erklärte ich: „Fisteln sind eine anormale Öffnung zwischen Vagina und Harnblase oder Vagina und Rektum. Nach Berichten der UNFPA, des Bevölkerungsfonds der Vereinten Nationen, leiden 2 Millionen Frauen daran und Schätzungen der WHO zufolge kommen in Afrika jedes Jahr 50.000–100.000 neue Fälle hinzu.“

„Und was genau führt dazu?“

„FGM, frühe Mutterschaft. Natürlich können sie auch aufgrund von anderen Komplikationen auftreten, nach Kaiserschnitten etwa. Oder nach Vergewaltigungen. Misshandlungen in Kriegsgebieten sind ja nicht nur einfach Sex, sondern sind als Folter angelegt. Aber meistens treten sie auf, wenn der Geburtsprozess zu lange dauert – wenn die Mütter zu zart und noch halbe Kinder sind – oder eben als Folge einer Verstümmelung."

Milagros furchte die Stirn. „Und was machen sie dann?"

„Das ist eine gute Frage ... Die schulmedizinischen Empfehlungen, wenn eine OP nicht gleich möglich ist, sind: viel trinken, vier bis sechs Liter pro Tag, dreimal täglich die Scheide mit warmem Salzwasser reinigen. Proteinreiche Nahrung ..."

„Dann ist tatsächlich die Scheiße am Dampfen!"

„Así es. Bei Variante zwei ist das buchstäblich der Fall." Seufzend wandte ich mich zur Tür. „Ich habe so eine recto-vaginale Fistel schon gesehen."

Geduldig hatte Awa vor der Tür zum Büro gewartet. Nun übernahm sie die Führung, und wir liefen neben ihr her über den Hof. Die wenigen Stufen zum Eingang des orange-grauen Gebäudes im angedeuteten Kolonialstil wurden auch um die Mittagszeit von Müttern mit Babys und Kindern belagert. Alle machten uns bereitwillig Platz.

Der nüchterne Kreißsaal überraschte uns nicht. Alles war schäbig und rostig. Mein Blick blieb an der schmalen schwarzen Liege hängen, deren unteres Drittel fehlte. Die Vorstellung, auf der kurzen Pritsche ein Kind zu gebären, jene Stunden dort zu verbringen, die Körper wie Geist auf das Höchste herausfordern, stimmte mich traurig. In den Gesichtern meiner Begleiterinnen las ich dieselben Gedanken: Bei Aby sah alles anders aus.

„Was passiert nach der Geburt?", erkundigte ich mich so neutral wie möglich.

„Mutter und Kind bleiben ungefähr zwei Stunden im Kreißsaal, dann kommen sie hier nebenan in das Zimmer, in dem sie auch aufgenommen werden." Awa öffnete die Tür zu einem weiteren Raum. Er war leer.

„Im Moment ist nur Seynabou hier“, erklärte Awa. „Wegen Bainno. Drüben, in der Bettenstation. Eine traurige Geschichte“, fügte sie noch hinzu, dann schloss sie hinter uns ab.

Meine Neugierde war geweckt, und ich sah auf die Uhr, um einen Besuch abzuwägen. Ich beschloss, Seynabou und ihren kleinen Jungen aufzusuchen. Marta begleitete mich, während Milagros und Gladis in Erfahrung bringen wollten, wie viele Tretminenopfer in Behandlung waren.

Seynabou. Was immer ich erwartet hatte – das nicht. Mit Mühe zwang ich mich zu einem freundlichen, unaufgeregten Blick. Er wanderte zwischen dem kleinen Menschlein und der verschüchterten Dreizehnjährigen hin und her, die offensichtlich seine Mutter war und die sich hinter dem Rücken ihrer eigenen Mutter versteckte, in deren Armen das Kind lag. Seine schwarzen Augen sahen mich mit seltsam ruhigem Blick an. Er schnürte mir beinahe die Kehle zu.

„Salut“, sagte ich heiser. In Martas Augen bemerkte ich gleichfalls ein feuchtes Schimmern.

Die Großmutter nickte uns nur zu, sie sprach kein Französisch. Langsam zog sie das Tuch von Bainno. Der magere Körper war vollkommen unterentwickelt, nur die Füße und Hoden waren übergroß. Unter dem Mützchen zeichnete sich ein kantiger Schädel ab, das greisenhafte Gesicht war ebenfalls knochig. Es war unmöglich, das Alter des Kindes zu schätzen. Auf jeden Fall war es schon etliche Wochen auf der Welt, wurde aber immer noch über eine Sonde ernährt, die mit Pflasterstreifen an seinem Mundwinkel festgeklebt war. Das mitleiderregende Bild dieses Häufchen Elends komplementierte der traurige Blick des Mädchens. Er drückte alle Trostlosigkeit aus, das ganze Elend und Martyrium dieser Frauen.

Betroffen leerten Marta und ich unsere Geldbörsen und kamen uns dabei dennoch schäbig vor. Das war nicht der richtige Weg, diese widerliche Tradition zu bekämpfen. Dennoch, im Moment war es alles, was wir tun konnten. Ich sah in das ausdruckslose, verschlossene Gesicht der Alten, ihre ungerührte Miene schmerzte. Die Entscheidung, ihre Tochter verstümmeln zu lassen, hatte diese Frau getroffen. Sie mit zwölf zu verheiraten vermutlich auch. Die Folge war eine komplizierte Geburt gewesen, mit körperlicher und geistiger Retardierung des Säuglings. Bainno bezahlte dafür ein Leben lang. Bevor sich unsere Bestürzung in Aggression verwandelte, verließen wir die Krankenstation. Bainnos schwarze Augen folgten mir, ich spürte seinen Blick in meinem Rücken wie Nadelstiche.

Im Innenhof waren unterdessen Holzöfen entzündet worden, denn die im Spital verweilenden Angehörigen wurden von ihren Familien bekocht und umsorgt. Auch das war Tradition. Suchend sahen wir uns nach unseren Kolleginnen um.

„Du kannst dir nicht vorstellen, was wir gesehen haben!“, brach es aus Marta hervor, kaum dass Milagros auf uns zugekommen und in Hörweite war.

„Godzilla?“, munkelte Milagros zwinkernd.

„In seinen Windeln vielleicht – que desastre.“ In kurzen Worten schilderte Marta unsere Begegnung.

„Und die Großmutter“, ereiferte sich Milagros, „die das alles zu verantworten hat?“

Betrübt schüttelte ich den Kopf. „Von ihr werden wir nichts erfahren. Außerdem spricht sie kein Französisch … Nein, ich muss endlich mit Aby reden!“

In diesem Moment bog die einzige Ambulanz des Ortes mit Sirene in den Innenhof. Wir folgten Awa, die auf das vor dem Hauptgebäude zum Stehen gekommene Rettungsfahrzeug zueilte. Ein schreiendes Mädchen wurde in die Notaufnahme getragen. Sie hatte sich nach einem schweren Sturz eine gebrochene Kniescheibe zugezogen, erfuhren wir wenig später, als wir uns auf die Suche nach Gladis machten.

Nach Verlassen des mit Lärm erfüllten Service d'Urgence fanden wir Gladis in einem Gang an die Wand gelehnt, neben der offenen Tür zu einer desolaten Kammer. Darin lag auf einer Untersuchungsliege eine ältere Frau mit hässlichen Stümpfen an Armen und Beinen. Lepra.

Gladis erinnerte mich an eine der luftgetrockneten Leichen in den Kapuziner Katakomben Palermos, nur die Frisur stimmte nicht. Ich nahm sie am Arm und führte sie in den Aufenthaltsraum des Personals, gleich neben Dr. Thiams Büro. Die zufällig anwesende Awa stellte sofort ihren Kaffee beiseite. Sie hatte sich offenbar mit einer jungen Schwester über einen Zwischenfall heute Nacht unterhalten, verstummte aber, als sie sich meiner Begleiterin annahm. Auf meine Nachfrage hin erfuhr ich von der jungen Hebamme, dass ein Kind unter der Geburt gestorben war. Sie sprach von FGM.

Ich setzte mich zu Gladis auf das abgewetzte Sofa, das den Pflegerinnen in einsamen Nachtdiensten als Bett diente. Mit meinem Fächer fächelte ich uns beiden Luft zu. Gladis nippte an einer Cola. Von draußen waberte heiße Luft durch das Fenster ins Innere, und durch das Loch im Netz drangen surrend und summend die Fliegen. Eine Klimaanlage besaßen nur das Labor und Ibrahims Büro.

„Ist die Mutter eine Diola?", fragte ich nach und wedelte ein Dutzend Fliegen fort. Wo ich hinsah, konnte ich entweder keine oder nur beschädigte Netze entdecken und das nicht in irgendeiner Hütte auf dem Land, sondern im staatlichen Krankenhaus. Ich befand mich im Aufenthaltsraum des medizinischen Personals, das offensichtlich wie seine Landsleute keine Sekunde an Malaria dachte. Oder Denguefieber. Oder Gelbfieber. Oder das Zikavirus. Dabei war ihre Ministerin Coll-Seck im Vorstand von Roll Back Malaria Partnership der WHO.

Die Hebamme schüttelte den Kopf. „Eine Mandinka."

„Und warum genau ist das Kind gestorben?"

„Weil sie die Frau zu spät gebracht haben. Die Geburt hat zu lange gedauert."

Das Übliche bei Genitalverstümmelung Grad zwei oder drei. Den so beschnittenen Müttern drohen nach langen Geburten Fisteln, Zysten, Infektionen und Schmerzen und Qual ohne Ende. Die staatlichen Initiativen gegen diese Schweinereien, begangen an wehrlosen Kindern, hörten sich dagegen harmlos an. Sie waren es wohl auch. Im Senegal und in Guinea-Bissau wollte man die Fanatecas zu Schneiderinnen ausbilden. Man hoffte, die traditionellen Verstümmlerinnen mit dieser „Umschulung" von ihrem blutigen Handwerk wegzulocken. Ein frommer Wunsch. Viele werden dann zwei Jobs haben. Madame Raky von UN Women sprach auch davon, über Bildung und Jugendarbeit gegen FGM anzukämpfen. Ein guter Ansatz. Aber ohne drastische Strafen und Verfolgungen würde er nicht fruchten.

Kurz bedeutete mir Awa, sie nach draußen zu begleiten. Ich signalisierte meinen Damen zu warten, dann schlüpfte ich durch die Tür.

„Ja?"

„Der Herr Direktor will Ihnen noch etwas zeigen!", raunte Awa im Gang. „Es hat mit der Notaufnahme zu tun."

„Das Mädchen vorhin?"

Awa nickte. „Sie ist jetzt im OP …"

Das Knie, überlegte ich, konnte es nicht sein, denn davon verstand ich nichts oder jedenfalls weniger als der Herr Chirurg. Vermutlich war das Mädchen ein Opfer von FGM und besonders schlimm verstümmelt worden. Was immer er mir zeigen wollte, in den OP marschierte man nicht so ohne Weiteres hinein, selbst in Afrika nicht, und dazu war jetzt keine Zeit. „Ich fürchte, das wird heute eng werden, Schwester Awa. Unser Chauffeur wartet draußen auf uns. Aber wir kommen wieder! Sagen Sie ihm bitte, dass ich es auf alle Fälle morgen Vormittag einrichten werde."

Nur ungern verließ ich kurz darauf das Spital von Oussouye.

Geduldig wartete unser Fischer im Schatten eines Kapokbaumes. Wortlos startete er den Motor. Unterwegs wurden wir von einer Gruppe Radfahrer überholt.

„Das ist die Lösung!", rief ich.

„Endorphinsüchtler", lästerte Marta.

„Kommt schon, wir werden Croc bitten, uns vier Räder zu besorgen. Das scheint die unkomplizierteste Art zu sein, sich hier fortzubewegen." Begeistert sah ich den Touristen auf den Trekking-Rädern nach.

„Sag ehrlich, du willst bei dieser Hitze Sport treiben?" Gladis und Marta waren sich endlich einmal einig.

„Keine Sorge", lachte ich, „mein Ehrgeiz reicht nicht aus, um als Soletti heimzufahren."

„Wir machen uns aber Sorgen."

Nach einem Dutzend Stopps am Rande von Oussouye und Erkundigungen, wo es zum Begräbnis gehe, trafen wir auf einen Marabout. Unser Chauffeur hielt an und sprang aus dem Wagen. Schlurfend näherte sich der Meister, ein langgesichtiger Mann mit einer weißen, Koffiah genannten Mütze auf dem ergrauten Haar. Ein Lächeln andeutend, legte der Fischer die Hand an Stirn und Brust und beugte den Kopf.

„Salam", grüßte der Marabout und erwiderte die Ehrerbietung.

„Der Segen des Erhabenen sei mit dir."

„Und mit dir", lächelte der Marabout.

Es folgten weitere Floskeln des heiligen Mannes in einer uns fremd klingenden Sprache, die durch das Gezänk von Guinea-Pavianen übertönt wurde, die sich neugierig und unbemerkt bis an unser Fahrzeug herangeschlichen hatten. Gesten des Marabouts deuteten an, dass wir Oussouye großräumig nach Süden umfahren sollten.

Ein paar Erdnussfelder weiter, in denen sich Oryxweber, knallrote Sperlingsvögel, ins Grün mischten, meldeten unsere Handys wieder Empfang und Milagros setzte sich sogleich mit Eva in Verbindung. Sie schaffte es, unseren Fahrer perfekt zum Platz der Feierlichkeiten zu dirigieren. Als wir dort ankamen, fanden sich die von der Beisetzung kommenden Gäste ebenfalls ein.

Eva hatte uns schnell ausgemacht und kam winkend auf uns zu. Sie stellte uns nur dem engsten Familienkreis vor, und wir schüttelten drei Dutzend Diola und Bassari die Hände. Sympathischerweise brauchte man hier kein falsches trauerndes Gesicht aufzusetzen, man kondolierte, ohne zu heucheln.

Die Tochter der Verstorbenen, eine Frau in meinem Alter, ergriff meine Hand und erwiderte meinen Händedruck mit eben solch festem Druck. Das überraschte. Bis jetzt war der Händedruck sämtlicher Senegalesinnen auffallend lasch gewesen. Sofort war mir die Frau sympathisch.

„Ein afrikanisches Sprichwort", verriet sie, „lautet: Der Mensch wird geboren, um zu leben und zu sterben. C'est tout."

Bisher hatte ich nur bei den mexikanischen Maya ähnlich freudige Feierlichkeiten anlässlich des Ablebens von Angehörigen erlebt. Das Lächeln der Frau war so offenherzig, dass ich augenblicklich zurücklächelte. Dann trat ich ein paar Schritte zurück und sah mich um. Uns erwartete ein buntes Familienfest mit Gesang, Tanz und Musik.

„Die Dauer einer zeremoniell gefeierten Beerdigung erstreckt sich je nach Rang der Person zwischen zwei Tagen und einem Monat", erklärte uns Eva anschließend.

„Die feiern also morgen weiter?" Gladis musterte die Familie mit verständnislosem Blick.

„Gladis, bitte!“, raunte Milagros.

„Solche maßlosen Übertreibungen irritieren mich.“

„Mich irritieren hier ganz andere Dinge“, monierte ich, denn ich konnte mir lebhaft vorstellen, dass bei den katholisch-animistischen Bassari und Diola nicht nur Beerdigungen prachtvoll gefeiert wurden. Initiationsriten standen ihnen bestimmt in nichts nach.

„Und wer bezahlt den ganzen Rummel?“ Gladis' halb gesenkte Lider verbargen ihren spöttischen Blick.

Eva setzte sich an den Rand des Platzes in Bewegung, und wir folgten ihr. „Die Kosten für die Beerdigung übernimmt traditionell allein die Familie. Die umfassen ja nicht nur die Bewirtung von meist mehreren hundert Trauergästen, sondern auch die Musik, das Grab, den Sarg und so weiter. Da gehen mehrere tausend Euro drauf. Die Beerdigungsfeierlichkeiten werden hier als Wertschätzung der Verstorbenen verstanden.“

„Dios mío!“, entfuhr es Marta. „Das sind mehrere Jahresgehälter hier!“

„Genau“, nickte Eva. „Wer kein Geld hat, ist auf Spenden der weiteren Verwandtschaft oder der Nachbarn angewiesen, da herrscht große Solidarität. Viele verschulden sich aber auch oder verkaufen ihren Besitz.“

Milagros seufzte. „Und das nur, weil es Tradition ist.“

Schon formierte sich eine bunte Mädchengruppe in dunkelblauen Röcken und weißen Blusen oder T-Shirts mit auf dem Kopf turbanähnlich gewickelten und geknoteten Tüchern aus denselben Stoffen. Auf der anderen Seite der Gruppe, am Ende des Platzes, ertönte Musik. Der Rhythmus war schnell, getrieben, aber nicht sehr abwechslungsreich. Unverzüglich begann die der Band zugewandte Gruppe zu tanzen. Jeder für sich mit sparsamen Bewegungen und doch waren Becken und Hüften in beneidenswert dynamischem Einsatz. Da der traditionelle Tanz in der Casamance eine herausragende Bedeutung hat, praktizieren die verschiedenen Volksgruppen jeweils ihre ganz speziellen Varianten davon. Auch zu Beerdigungen. Stundenlang. Tagelang.

Zu den Mädchen gesellten sich immer mehr Frauen in denselben Gewändern. Sie trugen bunte Perlen um den Hals und um die Hand- und Fußgelenke sowie farbenfrohe geflochtene Gürtel um die Hüften, die dort neckisch an den Rundungen hüpften. Ich schaute mich um, sah aber keine gaffenden Männer. Eigentlich sah ich überhaupt keine. Dabei handelte es sich um die Begräbnisfeierlichkeiten einer angesehenen Frau der Bassari. Dass die Verstorbene heute auf einem gemischten Friedhof von Christen, Muslimen und Animisten beerdigt worden war, fand ich bemerkenswert und seltsam zugleich. Ich hatte nicht gedacht, dass so etwas möglich ist. Nicht hier. Möglicherweise verbindet die animistisch geprägte Lebensweise die Ethnien hier mehr, als Christentum und Islam sie trennt.

„Warum sind keine Männer da?“, erkundigte ich mich bei Eva, die mit Hirsebier und Honigwein zurückkehrte, rituelle Gaben für die Gäste.

„Oh, das Christentum hat bei ihnen wohl nur beschränkt Erfolge erzielen können!“

„Inwiefern?“ Vorsichtig schnupperte Gladis am Hirsebier und zog eine Grimasse, als hätte sie das bittere Getränk schon geschluckt.

„Hm … so genau kenne ich ihre Traditionen auch nicht, hier leben nicht viele Bassari. Aber das weiter östlich im Hügelland des Fouta-Djallon-Massivs verbreitete Volk wurde erst Anfang des letzten Jahrhunderts christianisiert. Ich weiß, dass sie matrilineare Strukturen haben und wirklich einer Naturreligion angehören. Das Chamäleon ist ihr Totemtier, sie bezeichnen sich als dessen Söhne und Töchter.“

Wir stießen mit den Plastikbechern an und tranken auf die Verstorbene. Der cognacfarbene Honigwein schmeckte süß und lieblich. Vom Hirsebier war ich weniger überzeugt, es war mir zu bitter.

„Matrilinear“, murmelte ich, „klingt ja schon mal gut, oder?“

„Gut, aber selten.“ Milagros hob ihr Bier.

„Allerdings …“, überlegte Eva. „Mir fallen da nur noch die Bijagos ein, eine kleine Volksgruppe auf einem Archipel vor Guinea-Bissau. Die 77 Inseln und Eilande sind übrigens seit 1996 UNESCO-Weltnaturerbe, wobei der Archipel insbesondere wegen des dort beheimateten Volkes unter Schutz gestellt wurde. Ich musste diesbezüglich einmal wegen einer Übersetzung recherchieren. Berühmt sind ihre Tiermasken, vor allem die mächtigen Stiermasken. Die Bijago praktizieren eine archaische Naturreligion und konnten sich ihre kulturelle Eigenständigkeit in weiten Teilen bewahren.“

„Und die wären?“, fragte ich.

„Alle landwirtschaftlichen Nutzflächen sind Gemeineigentum. Die Bijago leben in einer matriarchalischen Gesellschaftsstruktur, das heißt, die Frau ist das Oberhaupt der Familie. Aber sie sucht sich nicht nur den Mann aus, sie kann auch mit zwei Männern gleichzeitig verheiratet sein. Und sie lassen ihre Kinder nicht verstümmeln. Keine Beschneidungen.“

„Na dann“, rief Marta, „auf die Bijagos!“

Auf der anderen Seite der Tanzenden tauchte eine sich auf Stelzen fortbewegende Maske auf, die im Rhythmus mitwippte. Ich machte Eva darauf aufmerksam, doch auch sie konnte uns nichts darüber berichten.

Nun änderte sich die Musik, sie wurde um einiges aggressiver und wilder. Auch in die Gruppe der Tänzerinnen kam mehr Bewegung.

Zwei interessant geschmückte Schwarze reichten ein Tablett mit Wein der Raphiapalme herum, dazu Papiertüten mit Datteln, Erdnüssen, getrockneten Mangostreifen, geschrumpften Bananen und

Cashewkernen. Sie waren über und über mit Ketten aus farbigen Glasperlen behangen und Stachelschweinspitzen schmückten ihre Frisur.

Ich deutete auf kleine rote Würfel. „Qu'est cela?"

Dem Wortschwall einer der Damen entnahm ich überhaupt nichts. Also wählte ich eine Tüte und bedankte mich mit „Jërë jëf" auf Wolof.

Die Frau kicherte und zog weiter.

„Baobab, wahrscheinlich mit Bissap gefärbt", erklärte Eva und biss in eines der Würfelchen aus gepresstem Baobabpulver. „Die haben dich jetzt nicht verstanden, Ursula, ihre Sprache gehört zur Tenda-Sprachfamilie. Die Bassari haben sich, wie gesagt, auf der Flucht vor Kriegen in die hügelige Gegend zurückgezogen und pflegen dort nicht nur eine sehr ursprüngliche Lebensform, sondern auch ihre eigene Sprache."

Der Geschmack der gummiartigen Fruchtwürfel war säuerlich-süßlich zwischen Grapefruit, Birne und Vanille. „Die Peulh in ihrer Nachbarschaft, also in der Gegend noch weiter östlich, leben doch auch sehr ursprünglich, nicht wahr?"

„Ursprünglich ist gut gesagt", mischte sich Gladis ein.

„Ja, furchtbar traditionell – entsetzlich!", seufzte Eva.

Milagros Augen funkelten böse. „Die sind doch das Letzte! Das sind doch die, die absolut keine Vermischung mit anderen dulden und die noch in einem Kastensystem leben, oder? Und ihre Frauen – ihre zu 99 Prozent verstümmelten Frauen – werden wie die letzten Putzlappen behandelt!" Aufgebracht biss sie von einer im Ganzen getrockneten, verschrumpelten Banane ab. Sofort hellte sich ihre Miene auf und genüsslich kaute sie das süße, zähe Fruchtfleisch.

„Hallo! Habe ich eine Vorlesestunde nicht mitbekommen?", wunderte sich Marta.

Ich lachte. „Ich habe auch den Verdacht, dass Milagros heimlich liest."

Eva warf Milagros einen zustimmenden Blick zu. „Da hast du recht. Ihr strenger Kodex bestimmt die gesamte soziale Struktur. Die Peulh sind angeblich die größten Nomaden der Welt, die in mehr als einem Dutzend Ländern Afrikas leben. Habt ihr eine Peulh schon einmal aus der Nähe gesehen?"

Wir schüttelten den Kopf.

„Die Frauen tragen Henna-Zeichnungen im Gesicht und tätowieren den Mundbereich um die Lippen mit Indigo. Grausam."

Ihnen bleibt auch nichts erspart, dachte ich. Verstümmelung, Kinderheirat, Tätowierung ...

„Sie behandeln andere Völker herablassend und die Bassari wie rückständige Wilde. Das hat mir die Verstorbene einmal erzählt."

„Aber heute ist alles friedlich unter den Völkern in der Casamance, oder? Ich meine nicht die Probleme der Diola mit der Zentralregierung ..." Ich machte eine ausholende Geste.

Eva sah sich um. „Habt ihr schon einmal von den Scherzbeziehungen gehört?"

„Ja, nein", sagte ich und nahm den letzten Schluck Honigwein, „ich habe nur von der ‚joking relationship' innerhalb der Verwandtschaft gelesen."

„Was, bitte, soll das genau sein?", erkundigte sich Marta und sah von mir zu Eva.

Ich lachte. „Das sind ganz eigene Beziehungen zwischen Verwandten, die sich immer auf den Arm nehmen müssen."

„Seltsam", wunderte sich Milagros. „Und weshalb?"

„Exacto", nickte Eva, „das ist wirklich seltsam. Diese Besonderheit ist uns Europäern etwas fremd und ich weiß ehrlich gesagt auch nicht, warum sie das tun. Aber diese Art Humor gibt es nicht nur zwischen Verwandten, sondern auch zwischen Völkern. Und das in mehreren Ländern Westafrikas. Im Senegal zum Beispiel zwischen den Diola, Serern, Toucouleur und Mandé. Da diese Stämme oft Streit hatten, wird nun mit einer feineren Klinge gekämpft."

Von der Straße her näherte sich eine Handvoll Frauen unterschiedlichen Alters und drängte sich an den Tanzenden vorbei, zu den Musikern vor. Noch bevor sie dort ankamen, erhoben sie ihre Stimmen. Daraufhin änderten sich übergangslos Rhythmus und Klang und die eher ernste musikalische Begleitung wurde fröhlicher.

„Diese Musik heißt Mbalax", erklärte Eva. „Übersetzt heißt das nur: ‚Rhythmus'. Es ist das vorherrschende musikalische Genre im Senegal. Dabei werden meist mehrere Rhythmen gleichzeitig gespielt."

Viele der Tanzenden klatschten und sangen nun ebenfalls mit. Mit einem Mal war die Luft erfüllt von Stimmen, Emotionen und einer mitreißenden Fröhlichkeit. Die Chance, hier eine Antwort auf die brennende Frage nach dem Sinn der Verstümmelung zu erhalten, tendierte gegen null. Welche Lebenslust und Heiterkeit, ja Unbekümmertheit, schien diesen Frauen innezuwohnen, zumindest auf den ersten Blick.

Nach einer Runde Ditakh, einem erfrischenden Getränk aus einer aprikosengroßen Frucht von mehligem, säuerlichem Geschmack, zeigte uns Eva noch Mitglieder anderer Ethnien, die zum Fest erschienen waren. „Dort sind Balanta- und Bedick-Frauen." Sie deutete zu zwei kleinen Gruppen.

„Verstümmeln die auch?", wollte Milagros wissen und nippte am leuchtend grünen Saft.

„Hier im Süden verstümmeln fast alle. Die Balanta sind im Allgemeinen Animisten."

„Wer ist das hier nicht?", fragte ich, an das gern kolportierte Bonmot anspielend, dass im Senegal die Bevölkerung aus 95 Prozent

Muslimen, 5 Prozent Christen und 100 Prozent Animisten bestünde. „Das Interessante ist", wandte ich mich an Eva, „dass es nicht einmal unter ein- und derselben Ethnie die gleichen FGM-Raten gibt, sondern diese je nach Region variieren."

„Das heißt was?"

„Das heißt, dass die Peulh in Kédougou 95 Prozent ihrer Frauen verstümmeln, in Dakar aber nur 33 Prozent. Und das hat nichts mit Stadt-Land-Gefälle zu tun. Bei den Wolof, die diese Tradition so gut wie gar nicht praktizieren, ist die Beschneidungsrate in Louga O Prozent und im tief verstümmelten Süden, in Kolda etwa, 30 Prozent …"

„Woher weißt du das?", fragte Eva.

„Das hat uns Madame Raky, die Leiterin von UN Women Senegal, gesagt."

Eine von Kopf bis Fuß vollständig in Weiß gekleidete feine „Lady", die mich in ihrer eleganten Aufmachung an eine schwarze Gouvernante aus einem Südstaatenfilm erinnerte, lenkte meine Aufmerksamkeit wieder zu den Tanzenden. Offensichtlich handelte es sich hier aber um eine Händlerin, da die Dame zwischen den Reihen der Tänzerinnen wandelte und bunte Stoffe anpries. Es war ein farbenprächtiges Bild, das die ganze mitreißende Stimmung einfing.

Ich deutete Richtung Band. „Kommt, ich möchte mir die Instrumente ansehen! Und die seltsame Maske!"

In großem Bogen umrundeten wir die Tänzerinnen und drängten uns seitlich zwischen den Mädchen und einem Zaun hindurch, der einen Zitrushain mit Bananen und Papayas begrenzte. Die Musiker verwendeten Lauten wie ein Kürbisinstrument mit drei Saiten und ein Ein-Schnur-Instrument, des Weiteren ein Horn, eine Rassel und unterschiedliche Trommeln. Das erstaunlichste Instrument aber war eine Kora. Ich hatte Gelegenheit, mir die Harfenlaute aus der Nähe anzusehen. Die 21 Saiten, die ursprünglich aus der Haut der weiblichen Antilope gedreht wurden, waren hier aus Nylon. Der Korpus bestand aus einem getrockneten Flaschenkürbis, einer Riesenkalebasse. Gezupft wird das Ungetüm traditionellerweise von den Griots, den bekannten Geschichtenerzählern Westafrikas, die die orale Erzähltradition heute noch fortführen. Die von Jugend an ausgebildeten Dichter und Instrumentalisten, diese „Meister des Wortes" und „Hüter der Geheimnisse" tragen ihre Geschichten in den Sprachen vor, die ihre ZuhörerInnen auch verstehen. Und das seit mindestens sieben Jahrhunderten, wie man dank einiger historischer Berichte weiß. Bei der hohen Analphabetenrate und der Vielzahl an Sprachen spielt die Tradition der Griots auch heute noch eine große Rolle in der Bewahrung und Weitergabe traditionellen Wissens.

„Ein Griot?", wollte Gladis von Eva wissen und deutete zu dem Koraspieler.

„Ich denke schon", nickte Eva, „die fehlen bei solchen Feierlichkeiten eigentlich nie. Ihre Rolle ist ja nicht die eines simplen Musikers …"

„Ich weiß." Gladis tippte an ihre Brille. „Und dennoch erinnern sie mich irgendwie an Hofnarren, oder?"

Milagros wedelte hektisch mit ihrer Hand, eine beliebte Geste, wenn es zotig oder sehr sarkastisch wurde.

„Nein, nein, das stimmt", lächelte Eva. „Die Hüter der Epen und der Dichtkunst können sich gewisse Spötteleien erlauben, die man anderen nicht durchgehen lassen würde."

Einladend winkte mich einer der Trommler in der folgenden Pause herbei und nickte zur Djembé zwischen seinen Knien. Ich probierte ein paar Schläge. Überraschend entlockte ich der Bechertrommel ein paar kräftige tiefe Laute. Die verdankte sie der speziellen, kelchförmigen Gestalt ihres Korpus.

„Très bien!“, rief der Mann und hielt mir die Trommel entgegen. „Für den Fall, dass du möglichst schnell die Nachbarswohnung dazu haben willst.“

„Zu groß und schwer“, lachte ich, „die passt nicht in den Koffer. „Merci beaucoup!“ Ich verbeugte mich.

„Musiker genießen im Allgemeinen ein hohes Ansehen in der Bevölkerung“, erklärte Eva. „Einen großen Stellenwert nimmt Musik auch bei den Ritualen ein, da sie im Gegensatz zur gesprochenen Sprache von den Geistern und Ahnen verstanden wird. Allerdings nur, wenn die musikalischen Vorschriften wie Rhythmen, Formen und Klänge streng eingehalten werden, denn schon ein kleiner Fehler könnte den Missmut der Geister nach sich ziehen. Ebenso haben Initiationstänze bei Ereignissen wie Geburt, Aufnahme der Jugendlichen in die Gemeinschaft, Hochzeit, Fruchtbarkeitsritualen und Tod ihren Platz. Der Totentanz hat eine ganz wichtige Funktion, weil er die Einheit zwischen Mensch und Kosmos wiederherstellt.“

Allmählich neigte sich der Tag. Bunte Glühbirnen zwischen den Bäumen verbreiteten eine fröhliche Atmosphäre. Wir verließen das Fest mit Eva, die uns vorgeschlagen hatte, uns bei einer Bekannten ein Quartier zu besorgen. Davor folgten wir noch ihrer Einladung, bei ihr ein letztes Glas Bier zu trinken. Im Restaurant trafen wir auf Croc, der kopfschüttelnd Evas Hund beobachtete, wie er sich hingebungsvoll kratzte.

„Flöhe“, meinte er resigniert.

Wir saßen im Gastgarten und genossen den Blick auf die Sterne.

Croc war dann so nett, uns in das Appartement von Evas Bekannter zu bringen. Die Gegend war ärmlich, die Straßen waren spärlich beleuchtet. An der einzigen, schmutzigen Frittenbude am Weg kauften wir Wasser. Man wusste ja nie. Ich dachte an unsere erste Unterkunft in Dakar.

Schon beim Betreten des Gebäudes stiegen alte Erinnerungen hoch.

Croc zog ob meines finsteren Blickes nur eine Schulter hoch. Die Frau mit dem Schlüssel wirkte besorgniserregend entspannt. Nein, Hotel gebe es keines in der Nähe, erklärte die Jola sprechende Vermieterin Evas Sohn auf meinen Versuch hin, schnellstens von hier fortzukommen. Sie deutete eine Verbeugung an und schlurfte davon.

Als wir uns verabschiedeten, erbot sich Toni, uns morgen nach dem Besuch im städtischen Krankenhaus nach Elinkine zu fahren.

Nebenan wurde es lauter. Bitte kein Déjà-vu, flehte ich und stöhnte.

Gladis, im Allgemeinen nie sonderlich empathisch, verriet Croc: „Wir hatten vor Kurzem so eine laute Nacht, deshalb."

Unser „crocodile-hero" legte die glatte Stirn in Falten. „No te preocupes. – Es ist ja nur bis morgen …"

„Ha, der war super!" Ich boxte ihn in den Oberarm. „Wir lachen dann, wenn du weg bist."

Ich lachte nicht. Es war heiß und stickig im Raum. Ich schloss das Fenster, da es kein Mosquitonetz gab. Beinahe empfand ich es als Hohn. Es sollte gerade diejenigen lästigen Quälgeister fernhalten, denen wir in der EU seit Jahren den Kampf ansagten. Auf den mitgebrachten Gelsenstecker in der einzigen Steckdose hinter dem Kasten wollte ich mich nicht verlassen. Wir wissen, es reicht eine. Eine infizierte Mücke, die sticht.

Natürlich wartete ich auf das verdächtige Summen. Aus den anderen beiden Zimmern drangen Sägegeräusche bis an mein Ohr – die Spanier lieben es nachts alle Schlafzimmertüren offen zu lassen – und mischten sich mit den immer noch munteren Kinderstimmen nebenan. Das Display zeigte erst elf Uhr.

„Zeit ist nur eine Illusion“ – das hat Einstein gesagt. Nun, mit der Zeit würde man sich hier gewisse mentale Techniken aneignen, wie etwa das Rezitieren von Haikus. Um die schrillen Stimmen jenseits der Wand auszublenden, nahm ich wieder mein Handy zur Hand. Ich staunte, wer an heimischen Trübtagen um diese Zeit noch wach war.

Die Hitze wurde unerträglich und ich öffnete das Fenster. Da auch meine kinderliebe Nachbarsfamilie das nahe Fenster geöffnet hatte, erhöhte sich der Lärmpegel immens. Ich probierte es mit ein klein wenig Gewalt und hämmerte mehrmals meine Handkante gegen die Wand.

„Ursula?“, rief Milagros. „Ist alles in Ordnung?“ Sie öffnete die Tür, und ich zeigte mit dem Daumen zum Fenster.

Milagros seufzte, zog ratlos eine Schulter hoch und wieder leise die Türe zu. Offensichtlich wirkte mein Vorstoß etwas provozierend.

Das Leben ist hier und jetzt, sagt Buddha. Vor allem aber nebenan.

Ich schloss das Fenster wieder und versuchte es mit dem uralten Trick des Schäfchenzählens.

Mit den ersten Sonnenstrahlen war ich wach. Im Zimmer roch es muffig, und ich öffnete das Fenster. Ein schöner Tag kündigte sich an. Einige zarte Wolken über dem Horizont färbten sich bläulich, dann violett und schließlich rosig-weiß. Dies war in Afrika die schönste Zeit des Tages. Die Luft war rein und klar, die Temperatur angenehm.

Croc erschien schon früh am Morgen, aber es gab ohnehin nichts, was uns länger in diesen Räumen hätte festhalten können. Mit ihm kam auch die Hausherrin, der wir dank Evas Vermittlung einen einigermaßen fairen Preis bezahlten.

Croc setzte uns vor dem Spital ab und erklärte, wir hätten keine Eile, er müsse ohnehin einige Besorgungen machen.

„Toni, das mit den Rädern gestern war im Übrigen ernst gemeint“, sagte ich, bevor wir aus dem Wagen stiegen. Von Mietwägen wurde ja dringend abgeraten, und wir kannten inzwischen auch den Grund.

„Was ist denn das für eine Schnapsidee!", ereiferte sich Gladis. Sie würde alles tun, um Radausflüge zu verhindern.

„Leute, jetzt ist sie vollkommen übergeschnappt", blaffte Marta. „Räder kommen nicht infrage!"

Croc stieg von einem Fuß auf den anderen, dann zuckte er mit den Schultern. Die Sache war entschieden.

Unser erster Weg führte uns zu Aline, um vielleicht doch eine Krankengeschichte von Seynabou und Bainno auszuforschen.

„Gibt es irgendeine Dokumentation darüber?", bat ich die rechte Hand von Dr. Thiam.

Wider Erwarten bekam ich unverzüglich eine Mappe ausgehändigt. Auf den wenigen Karteikarten wechselten sich Abkürzungen und Kindergartengekrakel ab. Aussichtslos, da etwas herauszulesen. Computeraufzeichnungen gab es keine.

Auch Gladis konnte nicht viel mit der Krankengeschichte anfangen, und Marta noch weniger.

„Und die Geburt vorgestern Nacht?", erkundigte ich mich hoffnungsfroh.

Aline winkte ab. „Die Frau wurde gestern noch abgeholt. Ihre eigenen Leute haben sie hinausgetragen." Sie senkte beschämt den Blick. „Der Chef persönlich hat eine Stunde genäht …"

Oh ja, ich konnte mir lebhaft vorstellen, wie das ausgesehen hatte. Ich legte die Stirn in Falten. „Gibt es …"

„Désolée, Madame, die Mappe ist noch nicht bei mir. Vielleicht morgen?"

Ein Blick in die schwarzen Augen bestätigte mir, dass Ungeduld die Patientenakte nicht beschleunigen würde und auch „morgen" auf keinen Fall wörtlich zu nehmen war.

Enttäuscht vertieften wir uns nochmals in Seynabous Krankengeschichte. Dann horchten wir auf. Schwere Schritte auf dem Gang kündigten Dr. Thiam an. Die Tür schwang auf und Rahmen füllend erschien der stellvertretende Direktor.

„Suzi sagte mir Bescheid. Bonjour, meine Damen! Wie geht es voran?“

„Bonjour, lieber Docteur! Na ja …“ Ich wollte ihm nicht direkt sagen, wie unprofessionell hier gearbeitet wurde.

„Man hat wohl verabsäumt …“, räumte Ibrahim gleich präventiv ein.

Aby tauchte vor meinem geistigen Auge auf, und ich dachte, wie leserlich doch ihre Aufzeichnungen vermerkt waren. „Warum sagen Sie nicht: *Wir* haben verabsäumt … anstatt man?“, rutschte mir heraus, begleitet von einem etwas provokanten Blick. Ibrahim Thiam sah mich mit offenem Mund an und wischte sich den Schweiß von der Stirn.

Schätze, ich sollte es wohl taktvoller formulieren. Auch Milagros' Blick sagte mir, dass es vielleicht unklug wäre, den Eindruck zu erwecken, man wisse in Europa immer alles besser. Ich schenkte ihm daraufhin das freundlichste Lächeln der Welt, als hätte er meinen ganzen Groll unverdienterweise abbekommen. Ich hatte ohnehin nicht gesagt, dass eigentlich er dafür verantwortlich war.

„Oui, oui, immer ohne Umschweife, was? Die sprichwörtliche Direktheit der Deutschen. – Sind Sie Deutsche, Ursula?“

„Ich bin Österreicherin, und meine Kolleginnen sind Spanierinnen. Und hier geht es um Seynabou, eine Senegalesin …“ Ich wedelte mit der Mappe in meinen Händen.

„D'accord“, überlegte der Mann und winkte uns, ihm zu folgen.

Vor dem Schreibtisch seiner freundlich lächelnden Assistentin blieb er stehen.

„Wie geht es übrigens dem Mädchen mit der gebrochenen Kniescheibe?“, erkundigte sich Marta.

Dr. Thiams Züge hellten sich auf. „Sie würde sich über einen Besuch sehr freuen! Bitte, kommen Sie!“ Schon eilte er voran, und wir begleiteten ihn zur Bettenstation.

Stolz zeigte uns das Mädchen ihr Knie. Für einen 20-cm-Schnitt und eine mit Silberdraht zusammengeheftete Kniescheibe sah das Ergebnis wider Erwarten ganz gut aus, vor allem, wenn man sich die Blutkruste, die Schwellung und die Verfärbungen wegdachte.

„Ihr Werk?“, forschte ich mit Vorsicht, als wir uns wieder verabschiedet hatten.

Ein breites Lächeln hob die Hängebacken des Direktors. „Oui bien sûr.“

Wir gratulierten ihm zu seiner Arbeit.

Marta kam mir zuvor und erkundigte sich nach dem Unfallhergang. „Wie ist das denn passiert?“

„Sie ist angefahren worden – offiziell …“

„Und inoffiziell?“, forschte ich.

„Ein … unglücklicher Unfall. Sie ist vor ihrem tobenden Ehemann davongelaufen.“

„Eine Hetzjagd?“

„So ähnlich. Mit einem Motorrad. Ich wollte Ihnen gestern alles zeigen, als die Kleine in Narkose lag – Sie verstehen.“ Zur Verdeutlichung warf er einen Blick zu seinem Schritt.

Ich verstand. „Was genau ist passiert, Docteur?“

Ibrahim Thiam räusperte sich. „Der Wüstling hat die pharaonisch verstümmelte Kleine mit dem Messer geöffnet und in seiner … Lüsternheit so tief geschnitten, dass er die Scheide durchstochen hat …“ Als er unsere Mienen sah, fügte er hinzu: „Unabsichtlich, weil sie sich so wild gewehrt hat.“

Ich nickte betroffen. Ich konnte nur hoffen, dass die Verletzung gut heilte und dem armen Mädchen das Schicksal einer Fistel erspart bleiben würde.

„Darf ich euch nicht doch zu einer kleinen feinen Tasse Kaffee überreden?"

Ibrahim Thiam war wirklich außerordentlich bemüht. Es würde mich sehr wundern, wenn im Zuge des Kaffeetrinkens nicht doch noch irgendeine Bitte käme, aus der sich Kapital schlagen ließe. Natürlich für das Hospital, keine Frage.

„Das ist wirklich sehr nett", dankte ich ihm, „aber wir haben nicht allzu viel Zeit. Ich würde auch gerne noch einmal die Geburtenstation besichtigen, wenn das möglich wäre."

„Oui, pas de problème!" Der Mann riss seine Arme in die Höhe.

Ich lenkte ein und stimmte einem Kaffee zu. „Also gut, ich habe da ohnehin ein paar Fragen. In der Zwischenzeit können sich meine Kolleginnen noch von den beiden verabschieden, nicht wahr?" Ich tippte auf die Mappe, die ich immer noch in Händen hielt, in der Hoffnung, doch noch ein paar Antworten zu erhalten.

Diese bekam ich dann auch, während Marta Gladis und Milagros zu Bainno begleitete. Wie vermutet, war es bei Seynabous Entbindung zu einem Sauerstoffmangel gekommen, der tatsächlich seine Ursache in der Beschneidung des Mädchens hatte. Wusste sie darüber Bescheid? Wusste ihre Mutter um die Kausalität? Ich war mir da nicht sicher. Angeblich, versicherte mir der stellvertretende Direktor, ist die Familie aufgeklärt worden. Ob sie es verstanden hatten oder verstehen wollten, war eine andere Sache. Es war das blindwütige Festhalten an Traditionen, das diese so gefährlich machte. Bainnos Schicksal konnte es nicht mehr ändern.

„Und die Totgeburt vorige Nacht?", erkundigte ich mich unter uns nun auf Englisch.

Ibrahim Thiams Züge nahmen einen unglücklichen Ausdruck an. „The same", flüsterte er.

Ein Anruf von Dr. Thiams Sekretärin, die mich in die Aufnahme bat, ließ mich endgültig Abschied nehmen. Ich dankte dem Arzt für seine Kooperationsbereitschaft und verließ sein Büro.

Vor Suzis Schreibtisch wartete bereits Croc auf uns.

Auf der Fahrt nach Elinkine nahm ich auf dem Beifahrersitz Platz. Mich interessierte Crocs Meinung zur politischen Situation, die er als profunder Kenner der Casamance und Halbeuropäer bestimmt besser einschätzen konnte als die meisten Leute hier.

„Könntest du uns, leicht verständlich, den Konflikt dieser Region mit der Regierung erläutern?"

Antonio nickte. „Alors, es geht um militärische Auseinandersetzungen seit 1990", erklärte er und ging unbewusst vom Gas. „Nun ja, im Prinzip geht es um die Unabhängigkeit der Casamance. Begonnen hat die MFDC – die Mouvement des Forces Démocratiques de la Casamance – mit friedlichen Demonstrationen für die Freiheit, vor allem das freiheitsliebende Volk der Diola war stark engagiert. Nach ein paar Jahren war es dem neuen Machthaber in Dakar zu dumm und er ließ in den frühen 1980ern die MFDC-Anführer inhaftieren. Danach schaukelte sich alles auf, es entstand ein handfester Konflikt. Die MFDC wandte sich an Guinea-Bissaus Armee und bat um militärische Unterstützung. Ab 1990 begannen sie gemeinsam mit Angriffen auf Senegals militärische Einrichtungen. Ein Machtwechsel in Guinea-Bissau beendete die Unterstützung, und es wurde wieder mit der Regierung verhandelt. Das brachte nicht die gewünschten Erfolge, einer Abspaltung der Region wurde in Dakar nicht zugestimmt. Schließlich spalteten sich einige radikale Separatisten von der MFDC ab und führten als militanter Flügel die Kämpfe weiter."

„Die MFDC spaltete sich in zwei Fraktionen, die sich gegenseitig bekämpfen?"

Croc schnitt eine Grimasse und seufzte. „So ist es. Es ist, wie gesagt, sehr kompliziert, vor allem mit dem radikalen Flügel der Separatisten. Seit der Spaltung gehen die Kämpfe bis heute weiter. Sie haben bisher mehr als 5000 Menschenleben gekostet …"

„Madre mía!", rief Milagros, und Gladis meinte skeptisch: „Bist du dir sicher?"

„Und ob!" Impulsiv stieg er auf das Gaspedal.

Den Reaktionen und Gesten nach zu schließen, war Evas Sohn kein Anhänger der Separatisten. Er kämpfte mit anderen Gegnern und Widrigkeiten wie den grenzüberschreitenden Aktivitäten einer Holzmafia, die durch illegale Abholzungen nicht nur die heiligen Wälder zerstörte, sondern auch die Brutplätze seiner Lieblinge; und gegen die Zersiedelung und Verschmutzung. Die Natur und die Reptilien bedeuteten ihm alles.

Apropos Natur … „Sag", grübelte ich, denn ich konnte einfach nicht verstehen, wie sich jemand freiwillig in einer derart feindlichen Umgebung bewegte, „hast du eigentlich keine Angst vor der Flussblindheit, Toni?"

„No", kam es schnell. „Sollte ich?"

„Ich denke schon! Aber sie ist ohnehin nur eine von tausend Gefahren, die dir da draußen täglich begegnen – was soll's, auch schon egal."

„Du redest wie meine Mutter." Dann wurde er ernst. „Wer ist diesmal der Feind?"

„Die Kriebelmücke, sie ist echt fies. Sie überträgt Fadenwürmer, die eine Lebensdauer von siebzehn Jahren haben!"

Croc kratzte sich am Kopf. „Würmer gibt es hier viele …"

„Ich weiß, und einige sind ein echtes Problem. Sie lagern sich als Parasiten im Bindegewebe ein, in der Unterhaut, in den Augen. Ich traf einmal eine derart erblindete Frau. Grausig."

„Mi madre. Und warum der Name Flussblindheit?"

Ich zuckte mit den Schultern. „Die Larven wachsen in warmen Fließgewässern heran und ernähren sich bevorzugt von Menschen, die oft am Wasser sind. Also von dir."

„Leute, ich dachte, sie ist Hebamme …!"

Ich sah aus dem Fenster und dachte an Aby. Geburtshilfe allein reichte nicht in einem Land, in dem es so viele Plagen gibt. Da musste man zu Malaria, grauem Star und Lepra auch noch an den Verstümmelungen festhalten!

Aliou war noch nicht wie ausgemacht am Hafen. Da es Croc nicht sehr eilig hatte, luden wir ihn auf Bier und Toast in die Hafenbar ein. Gladis kam an seiner Seite zu sitzen und dominierte die Unterhaltung. Nach kurzer Erörterung der Zustände im Spital brachte sie das Thema schnell auf die Unterschiede zwischen den Mentalitäten.

Irgendwann waren sie beim Burn-out-Syndrom und Afrikas Arbeitswelt, und dann fiel Croc doch ein, dass er noch eine Menge zu erledigen hatte. „In den afrikanischen Ländern haben sie das gleiche Problem …", seufzte er und erhob sich.

„Komm schon", neckte ihn Milagros.

„Gut, vielleicht arbeiten sie hier nicht so viel, aber das, was sie zum Beispiel für westliche Firmen machen, erzeugt bei ihnen das gleiche Gefühl. Vermutlich haben sie alle ein Burn-out, sind aber für den Absatz pharmazeutischer Produkte nicht interessant."

Sieh mal einer an, dachte ich angesichts dieser Schlussfolgerung. Dennoch konnte mich keiner davon überzeugen, dass Afrikaner unter Dauer-Burn-out litten. Zum Beispiel Aliou, der hielt bestimmt noch Siesta oder hatte seine Abmachung mit uns vergessen. Obwohl wir uns an einem der malerischsten Orte der Casamance befanden, war das ärgerlich, denn es zog mich vehement nach Felik. Ich wollte

Aby wiedersehen, ich musste unbedingt ihre Geschichte erfahren, bevor wir die Insel wieder verließen.

Während ich diese Überlegungen anstellte und Gladis mit unserem Freund aus der Wildnis weiter das Burn-out in der kapitalistischen Gesellschaft diskutierte, nahm ich einen Punkt auf dem Wasser wahr, der allmählich größer wurde. Noch bevor ich die dunklen Züge des Schiffers ausmachen konnte, erkannte ich Aliou an seiner schief sitzenden gefleckten Schirmmütze.

Bevor wir uns trennten, baten wir Aliou, ein paar Fotos von uns mit dem umtriebigen Herpetologen aufzunehmen, den wir in personam vielleicht nicht wiedersehen würden.

„Ihr macht das schon, ihr leistet wirklich Großes!“, lachte Croc und umarmte jede von uns. „Der Weg ist das Ziel!“

„Ja, aber wer das Ziel nicht kennt, wird den Weg nicht finden“, räumte ich ein und winkte zum Abschied.

„Es ist das Wesen von Zielen, dass sie in der Zukunft liegen“, schloss Gladis.

Croc ließ den Motor an. „Ach, übrigens, es gibt sie doch! Es soll im Casamance-Fluss Unmengen davon geben!“ Die schnappende Bewegung von Zeigefinger und Daumen seiner aus dem Fenster gestreckten Linken erklärte eindeutig, von wem er sprach.

Mit quietschenden Reifen preschte Antonio Sánchez Gueye davon und verschwand hinter der von ihm aufgewirbelten Staubwolke.

6. Djirak

Sogleich nach Betreten der Insel steuerte ich auf das Medizinhaus zu. Aby war beschäftigt, sicherte mir aber nach der Siesta ein Treffen zu.

Mit einem wehmütigen Lächeln auf den Lippen, den Kopf an die Wand gelehnt, erwartete sie mich auf der Steinbank im Schatten des Hauses. Die Hitze wich allmählich angenehmeren Temperaturen, und über Adouna legte sich das goldene Licht der Nachmittagssonne.

In Kurzfassung erzählte ich Aby vom Begräbnis und unseren zwei Besuchen im Spital. Dann erwähnte ich Seynabou. Völlig überraschend begann Aby zu lachen. Es klang nur nicht heiter.

Ich zögerte. „Du kennst die Familie?"

Aby sah mich an. Auf einmal sackte sie auf der Bank zusammen. „Ursula", raunte sie beinahe tonlos, „ich war eine von ihnen! Eine Fanateca."

„Du?" Verwirrt lehnte ich mich zurück. Die Mauer war hart und ungemütlich. Ihr Schatten tauchte die Frau neben mir in ein gräuliches Licht. Ich rückte etwas ab von ihr.

„Mein Gott, Aby … Vraiment?" Ich konnte es nicht glauben. Andererseits wusste ich von Recherchen, dass die Fanatecas oft beides in einer Person sind, Beschneiderinnen und Hebammen. „Verstehe", sagte ich in einem Ton, der wohl verriet, dass ich überhaupt nichts verstand.

Aby nickte stumm und starrte in die Ferne.

Beklemmende Stille.

„Aber warum?“, fragte ich schließlich so sachte wie möglich. „Ich meine, warum jetzt nicht mehr?“

Aby warf mir einen abschätzenden Blick zu. Dann ließ sie ihn über den weiten Platz vor uns schweifen. Selbst aus den Augenwinkeln erkannte ich in ihren schwarzen Augen Unsicherheit und Beklemmung. Nachdenklich verschränkte sie ihre Arme vor der Brust.

„Wenn du nicht willst“, bemerkte ich und es sollte wie nebenbei klingen, um sie aus der Reserve zu locken, „musst du mir gar nichts erzählen.“

Es klappte. Nervös rieb sie ihre Hände, schlang sie ihre Finger ineinander, weil sie nicht wusste, wie sie anfangen sollte.

„Du musst wissen“, begann sie mit monotoner Stimme, leicht den Oberkörper vor- und zurückwiegend, „ich bin keine Diola. Ich bin eine Mandinka. Unser Volk ist alt und weit verbreitet, nicht nur in Gambia und Guinea-Bissau, woher ich stamme.“ Sie machte eine Pause.

„Ja?“

„Oui. Ich komme aus dem Grenzgebiet. Aus Djirak. Es sieht nicht viel anders aus als hier.“

Und es ist auch nicht wirklich weit weg, dachte ich. Luftlinie. Tatsächlich lag dazwischen ein unwegsames Labyrinth aus Wasserwegen und Mangrovenwäldern.

„Ich lernte bei einer Alten aus dem Nachbardorf das Handwerk der Fanateca …“ Sie sah mich an und fügte hinzu: „Diese Alte war meine Großmutter.“

Das Handwerk der Fanateca, überlegte ich, wie das klang, und im selben Augenblick zischte Aby: „Diese verdammte, sinnlose, mörderische Tradition, die nur Leid und Unheil über uns Frauen bringt!“ Sie rang die Hände.

In ihren Zügen las ich unendliche Wut, Hass und Verzweiflung. Und noch etwas: Trauer.

„Was ist damals passiert, Aby?" Ich senkte die Stimme. „Es ist etwas Grauenvolles geschehen, nicht wahr?"

Aby raufte sich die Haare. „Du musst wissen, unser Volk unterscheidet sich in etlichen Dingen von den Diola ... Wir haben, oder besser gesagt hatten, ein Kastensystem, wir haben Altersklassen und vermischen den Glauben an Hexerei mit der islamischen Glaubenslehre."

„Nun, da seid ihr nicht allein."

„Doch, ich denke schon. Denn das Zentrum unseres Glaubens an Hexerei bilden menschenfressende Hexen. In der Mythologie der Mandinka hatte eine Hexe vom Blut des Propheten Mohammed getrunken, woraufhin alle Hexen von ihm verflucht wurden."

Auf meine fragend gerunzelte Stirn hin erklärte Aby schnell: „Das ist deshalb von Bedeutung, weil die Hexen bei den Initiationszeremonien eine wichtige Rolle spielen."

„Inwiefern?"

„Während der Zeremonien versuchen die Hexen, die Seelen der frisch Initiierten zu fressen. Und nur der Marabout kann Hexen erkennen, die sich in andere Lebewesen verwandelt haben."

Ich nickte wortlos. Dass mich der ganze Irr- und Aberglaube geradezu abstieß, zeigte ich nicht.

Aby sah mich an. „Die Beschneidung", kam sie endlich zur Sache, „ist das wichtigste gesellschaftliche Ritual bei den Mandinka. Die rituelle Entfernung von Vorhaut beziehungsweise Klitoris ist bei uns das größte Ereignis im Leben der Jungen und Mädchen. Aufgeregt und ängstlich zugleich blicken sie dem Initiationsritual entgegen, das *nyaakaa* genannt wird, ohne das sie später nicht heiraten können. Es ist wesentlich für ihr Konzept der sozialen Beziehung zwischen Männern und Frauen."

Ich schüttelte den Kopf. „Was für ein Wahnsinn."

Wie kann die Entfernung von Körperteilen, diese mutwillige Verstümmelung, ein Konzept für eine soziale Beziehung sein? Was ist das für ein ungeheuerlicher Schwachsinn? Und wie armselig muss diese Gesellschaft sein, wenn eine Verstümmelung den Höhepunkt im Leben dieser jungen Menschen darstellt!

„Du hast recht", flüsterte Aby. „Was für ein Wahnsinn!" Sie fuhr in monotonem Ton fort. „Während die Männerangelegenheiten bei uns vom Imam und jemandem aus dem Rat der Alten geregelt werden, spielt bei den Frauen die mächtige Musomansa, die Beschneidungskönigin, eine wichtige Rolle. Sie wird von den Frauen des Dorfes gewählt, und ihre Aufgabe ist vor allem die Organisation des Beschneidungsrituals. Sie ist auch die Expertin für die rituelle Waschung der Toten. Aber in Wahrheit suchen sie die Frauen bei allen Fragen rund um Gesundheit und Kinder auf." Aby machte eine kurze Pause. „Die Beschneidung der Jungen findet alle fünf Jahre statt, die der Mädchen alle zwei bis drei Jahre. Sie werden von den älteren Mädchen, meist den Schwestern, auf den Schultern zum Platz der Beschneidung getragen, alle in dunkelblauen Röcken. Auch Nhima …"

„Nhima?", fragte ich.

Aby nickte, ihre Schultern sanken noch weiter nach unten. Sie wandte mir ihr Gesicht zu, und ich las in den dunklen Zügen ihre Trauer.

„Meine jüngste Schwester."

Das war es also.

Aby befeuchtete sich die Lippen. „Sie war so hübsch in ihrem dunkelblauen Rock. Ihre Augen waren mit einem Schal verbunden. Alles war so feierlich, die Mädchen waren so aufgeregt. Nhimas Schal war rosa." Sie kniff die Lippen zusammen, als würde ihr das Weitersprechen Schmerzen bereiten, und ihr Blick wanderte in die Ferne.

„Hast du sie beschnitten?", erkundigte ich mich vorsichtig. Ich konnte mir das einfach nicht vorstellen.

„Mas não!“, entfuhr es Aby. Heftig schüttelte sie den Kopf. „Ich konnte sie drei Jahre zuvor vor diesem sinnlosen Wüten bewahren, denn Nhima war immer schon schwach und kränklich gewesen. Nun hatten unsere Eltern in der Zwischenzeit einen Bräutigam für sie gefunden. Und was, denkst du, verlangte die zukünftige Schwiegermutter? Dieses Aas, diese Kanaille! Sie forderte die Verstümmelung meiner kleinen Schwester!“

Ich nickte traurig. Ich wusste von der verbreiteten Gepflogenheit der Einmischung der zukünftigen Schwiegermutter. Ohne Beschneidung keine Hochzeit. Keinen Mann. Keine Familie ... Schon damals war ich eine Verfechterin der Theorie, dass die Schwiegermütter die Hauptschuldigen an dem ganzen Dilemma der Abschaffung dieser Tradition sind, weil es immer sie trifft, wenn die jungen, lebenslustigen Frauen in die Familie des Mannes einheiraten und der Mutter den Sohn – und vielleicht nicht nur den – wegnehmen, allein durch das Angebot ihrer Sexualität, sprich ihre sexuelle Macht. Und die gilt es einzudämmen, ein für alle mal. Ein beherzter Schnitt, und vorbei ist es mit der Lust.

„Und das“, entgegnete Aby mit noch mehr Temperament, „obwohl ich alle gewarnt habe. Aber sie wollten nicht hören. Auch die Fanateca nicht, die an diesem Tag die Mädchen beschnitt. Es war die Musomansa des Klans persönlich.“

„Deine Großmutter?“

„Die lebte nicht mehr. Drei Jahre zuvor hatte sie meine Bedenken ernst genommen. Nun hatte Nhima nur noch mich ... Ich, ich ...“ Aby brach ab. Um Fassung ringend warf sie den Kopf in den Nacken, als wollte sie die Vögel am Himmel beobachten.

Mir war natürlich klar, dass Aby sich die Schuld an allem gab, was Nhima zugestoßen war. „Wie ging es denn weiter? Was ist geschehen?“, drängte ich sanft, aber bestimmt.

Aby stützte beide Hände auf der Kante der Bank ab. Zögerlich begann sie zu erzählen: „Am Abend vor dem Fest fragte mich Nhima, wie schrecklich es wirklich sei und ob es denn sehr wehtue. In ihren Augen las ich nichts als Furcht. Zunächst wich ich ihr aus, dann log ich sie an. Ich beschwichtigte sie und scherzte sogar. Sie glaubte mir nicht. Sie sah mich nur nachdenklich, vorwurfsvoll an und nickte. ‚Nun schlaf aber und such dir einen schönen Traum aus', riet ich ihr. Später stöhnte Nhima im Schlaf auf und murmelte etwas unverständlich, dass sie so nicht leben wolle. Heute bin ich mir sicher, dass sie etwas ahnte. Ihr vorwurfsvoller Blick von damals verfolgt mich seit jener Nacht." Ein tiefer Seufzer entfuhr Abys Brust. „Kennst du das? Hast du so etwas, so eine Vorahnung, schon einmal als Hebamme erlebt?"

„Ja", sagte ich ernst, „das habe ich. Die Angst einer Frau vor der Geburt, die dann nicht gut ausging. Seit damals nehme ich alle Bedenken der Schwangeren und Gebärenden sehr ernst."

„Ich habe in dieser Nacht kaum geschlafen, es war irgendwie anders als sonst. Am Nachmittag zog dann das ganze Dorf unter Trommelmusik und schrillem Geschrei zu dem ausgesuchten heiligen Platz im Wald. Nhima saß auf den Schultern unserer mittleren Schwester. Sie lächelte tapfer, und ich wich ihren Blicken aus. In Wahrheit war ihr Gesicht eine Maske und ihr aufgesetztes Lächeln falsch. Nhima war immer ein fröhliches Kind gewesen, doch sie war damals eigentlich kein Kind mehr. Sie hatte schon geblutet und in den Augen der Schwiegermutter war es bereits höchste Zeit. Eine Hochzeit ist bei uns ein langwieriger Prozess und sehr kompliziert. Sie kann Jahre dauern …"

„Wie bitte?"

Aby ließ sich nicht beirren. „Nhima war fast zwölf, die Mädchen sind bei der Beschneidung zwischen vier und acht Jahre alt. Sie war meine jüngste Schwester, ich war wie eine Mutter für sie. Nach der Beschneidung wohnen die Mädchen zwei Wochen im Haus der Musomansa und lernen dort die Werte der Dorfgemeinschaft."

„Was ist passiert, Aby?" Sie kam einfach nicht zur Sache.

Aby seufzte. „Bon ... Endlich erreichte der Zug die Stelle im Wald, die Hälfte der Männer war vom Palmwein schon betrunken. Nacheinander setzten sich die Mädchen an den Rand eines Erdlochs, denn Klitoris und Labien müssen begraben werden, damit sie nicht von den Hexen gefunden werden. Alle hoben ihre dunkelblauen Röcke, auch Nhima. Hinter ihnen saßen ihre Schwestern oder ihre Mütter, um sie festzuhalten oder aufzufangen, wenn sie ohnmächtig wurden. Die Musomansa war eine grobschlächtige Alte, die nicht mehr gut sah und schon zitterte. Es wäre besser gewesen, wenn ich ..." Aby schluckte.

„Ja, ich verstehe dich", sagte ich. „Aber du konntest nicht."

„Non", seufzte Aby, „das konnte ich einfach nicht. Nhima wollte so tapfer sein! Sie lächelte, als die Musomansa die blutige Schneide ansetzte. Ein kurzes Messer mit einem Horngriff, mit dem sie schon etliche Mädchen davor beschnitten hatte. Ich hielt Nhimas Knie gespreizt, konnte aber nichts sehen, da sich die künftige Schwiegermutter dazwischendrängte. Nhima schrie. Sie bäumte sich auf. Das klebrige Etwas zwischen den Fingern der Musomansa landete im Erdloch. Hände und Messer waren blutig, nun haftete an ihnen auch Nhimas Blut. Nhima begann wie wild nach mir zu treten, ich musste ihre Knie mit aller Kraft festhalten. Sie weinte, schluchzte jähzornig, wand sich in den Armen unserer Schwester, die sie wie in einem Schraubstock festhielt. Die Musomansa war inzwischen weitergezogen und hatte ihr Teufelswerk beendet. Neun Mädchen jammerten und weinten, ein paar hatten das Bewusstsein verloren und wurden mit kaltem Wasser angeschüttet.

Als Nhimas Widerstand etwas nachließ, öffnete ich schnell ihre Beine, um mir den Schaden anzusehen. Die Erde unter Nhimas Schoß hatte sich rot gefärbt.

Unsere mittlere Schwester sah es und fragte verwundert: ‚Warum so viel Blut?'

Ich riss einen Stoffstreifen aus meinem Rock und drehte ihn zu einem Tupfer zusammen. Als ich ihn fest auf die offene Wunde presste, bäumte Nhima sich erneut auf. Ihr Brüllen war das eines Tieres …"
Aby erbebte in Erinnerung daran.

„Diese Schreie … Ich höre sie noch heute, sie gehen mir durch Mark und Bein – auch nach all den Jahren …" Eine Träne glitzerte auf der dunklen Haut und stahl sich ihren Weg über Abys Wange. „Dann gingen sie über in ein hohes, hysterisches Geschrei, während ich den Lappen immer fester auf die Wunde drückte.

‚Was tust du da?', herrschte die Musomansa mich an. Ihre Augen funkelten böse. Ich hatte ihr Kommen nicht bemerkt.

Auch mein Vater hatte sich unterdessen genähert, mit schwankendem Schritt und kalter Miene. In seinem Schatten erschien meine Mutter. Betreten schweigend hockte sie sich zu ihrer mittleren Tochter. Aus Angst vor ihrem Mann legte sie Nhima beide Hände über den Mund.

‚Was ist da los?', bellte unser Vater, weniger besorgt als erzürnt, weil ihm seine Tochter solche Schande bereitete.

‚Sie blutet zu stark', murmelte ich.

Die Musomansa kniff die Augen zusammen. ‚Lass sehen!' Sie bückte sich und mir blieb nichts anderes übrig, als den mit Blut vollgesogenen Tupfer von der Wunde zu nehmen. Überall Blut. Meine mittlere Schwester und ich warfen uns besorgte Blicke zu. Viel konnte man nicht sehen. Aus dem hellen Fleisch der Wunde blutete es heftig, aber Nhimas dunkle Haut ließ nicht viel erkennen. Ich glaube auch, dass Nhima die Alte wahrgenommen hatte und mit letzter Kraft begann, sich verzweifelt zu wehren. Sie verfiel in völlige Panik. Unser Vater hatte sich schon wieder entfernt, und unsere Mutter und wir Schwestern wurden ihr gemeinsam kaum Herr. Auch ich konnte ihre

Oberschenkel fast nicht festhalten. Dabei fiel mir der Tupfer in das Erdloch.

Mit knochigen Fingern spreizte die Alte die Wundränder, wo sie diese vermutete. Hellrotes Blut spritzte heraus und färbte ihre helle Handfläche rot. Sie fluchte. Auf dem Weg zu Nhimas Gesicht wischte sie ihre Hand an deren weißer Bluse ab, dann prüfte sie die Lippen und das Innere von Nhimas Unterlidern – sie waren blutleer, fast weiß. Das war ein schlimmes Zeichen. Mit kreischender Stimme entfernte sich die Musomansa, um eine Naturgöttin zu beschwören.

Inzwischen war nicht nur der hochgeschobene Saum von Nhimas Rock voll Blut, sondern auch ihre weiße Bluse, mein Rock, meine Hände und Arme. Ich trennte einen weiteren Stoffstreifen von meinem Rock und knüllte ihn zu einem neuen Tupfer zusammen. Wieder kniete ich mich zwischen Nhimas Beine und presste ihn so gut ich konnte auf die Wunde. Bald wurde ihr Schluchzen leiser.

Langsam näherte sich mein Vater erneut, er merkte, dass etwas nicht stimmte.

‚Bring Wasser und irgendetwas zum Zudecken', bat ich ihn, wissend, dass Nhima bald frieren würde. Im Nu brachte mein Vater eine Wasserflasche und ein paar größere Tücher, die meine Schwester um Nhimas Körper wickelte. Trotzdem begann Nhima immer stärker zu zittern. Aber sie schlug nicht mehr um sich und ließ mich gewähren. Ich presste den Stofftupfer weiter auf die Wunde. Unserer Mutter gelang es, ihr etwas Wasser einzuflößen. Das Klappern ihrer Zähne wurde immer lauter und nur schwer verstand ich ihre abgehackten, an mich gerichteten Worte: ‚Warum ma… machst du so etwas?' Ihre Worte trafen mich wie ein Blitz. Kurz darauf wurde Nhima apathisch …" Aby betrachtete ihre nervös wippenden Beine.

„Verzweiflung stieg in mir hoch", flüsterte sie. „Du kennst dieses Flattern unter dem Rippenbogen. Bismillah! Wir konnten doch nicht einfach zusehen, wie sie verblutet! Ich kannte dieses hässliche Gefühl, das langsam hochkriecht, das wie eine dicke Kröte in deinem Hals sitzt, immer dann, wenn du machtlos mitansehen musst, wie das Schicksal seinen unabänderlichen, unbarmherzigen Lauf nimmt. Ich kenne den plötzlichen und den langsamen Tod, den ungerechten und den erlösenden und den über viele Jahre schleichenden, berechnenden Tod der Aussätzigen. Aber das hier war etwas anderes. Noch nie hatte ich auf diese Weise einen geliebten Menschen verloren! Bei dem Gedanken an den Tod meiner Schwester stieg Panik in mir hoch. Ich riss die Tücher weg und tastete nach dem Stumpf der Klitoris unter dem Schnitt. Dieser Körperteil wird in der Tiefe von großen Blutgefäßen versorgt, die halbblinde Alte musste eine wichtige Arterie erwischt haben. Meine Idee war es, dieses Blutgefäß so fest wie möglich zusammenzudrücken.

‚Halt mir Nhimas Beine auseinander und zieh ihre Knie an', bat ich unsere Schwester. Sie spreizte die Beine so weit es ging, aber ich fand das Gefäß nicht. Ich konnte die Blutung nicht stoppen."

Ich nickte traurig.

Aby holte Luft. „‚Sie muss trinken!', fauchte ich zwischen Nhimas Beine deutend, wo sich wieder Blut gesammelt hatte. Meine mittlere Schwester streichelte Nhimas Wangen, die sich trotz der Tücher und der warmen Luft kalt und schlaff anfühlten. Sie war inzwischen eingenickt. Unsere Mutter und meine Schwester bemühten sich, Nhimas Mund zu öffnen und ihr Wasser einzuflößen. Aber sie hustete und spuckte nur und das Wasser lief ihr über die Bluse. Ein paar Mal öffneten sich die flatternden Lider, ihre lebhaften Augen wirkten stumpf und lagen in tiefen Höhlen. Da nahm unsere Mutter meine Schwester wie ein Baby in die Arme. Verzweifelt vergrub sie ihr Gesicht in ihrem krausen Haar. Auch ich spürte, während ich wieder den Tupfer auf die Wunde presste, wie sich ihr Körper zunehmend entspannte und sie immer tiefer in den Schlaf sank.

Meine Schwester und ich sahen uns verzweifelt an. Das war für mich der schlimmste Moment. Diese Ohnmacht. Diese Hilflosigkeit! Glut hämmerte in meinen Schläfen und panisch versuchte ich ein paar Rituale. Wenig später öffnete Nhima die Augen. Ihr Blick war unheimlich und fremd. Dann lächelte sie, aber das Lächeln erreichte nicht ihre Augen. Ausdruckslos und leer starrten sie geradeaus ins Nichts. Ihre Lider schlossen sich nicht mehr und ich spürte, wie ihr Körper ganz schlaff wurde. Ich schob meine Hand unter ihre Bluse, aber ich fühlte keinen Herzschlag mehr. Tränen quollen aus meinen Augen und vermischten sich mit Nhimas Blut. Ungestüm presste meine Mutter den leblosen Körper an sich, berührte ihr Mund ihre kalten Lippen. ‚Meine Kleine!' flüsterte sie wieder und wieder. Meine Schwester konnte es nicht mehr hören."

Ich sog scharf die Luft ein. Gänsehaut breitete sich auf meinen Armen aus und ich schlang sie fest um meinen Körper. Aus meinen Augenwinkeln rollten Tränen, aber ich schämte mich nicht dafür.

Aby fuhr fort. „Wir wussten, dass es vorbei war. Nhima hatte zu stark geblutet. Ihr Wunsch, so nicht leben zu wollen, war erfüllt worden. All mein Bitten und Flehen, meine Beschwörungen und Versprechungen hatten nichts geholfen – die menschenfressende Hexe hatte keine Gnade gezeigt. Die Hexe kleidet sich nicht in Rot, sie suhlt sich darin! Suhlt sich im Blut derer, die sie zu sich holt. Auf diese Art fluchte ich voll Bitterkeit und Schmerz und Tränen des Zorns trübten heiß und nass meinen Blick. An der Hexe klebte Blut! Nun auch das Blut meiner kleinen Schwester.

Mein Vater stand wie vom Donner gerührt, meine Mutter weinte herzerweichend und meine mittlere Schwester bedeckte schluchzend ihr Gesicht mit den Händen. Nur in den kleinen, rot geäderten Augen der Musomansa las ich keine Reue, kein Mitleid. Ihre an meinen Vater gerichteten Worte ‚Deine Frau hat das falsche Fest ausgesucht' drangen erst allmählich in mein Bewusstsein. Ich war wie gelähmt. Und dennoch widerstand ich nur mühsam dem Drang, blindlings auf die Alte einzudreschen.

Mein Vater maß unsere Mutter mit hasserfülltem Blick und wandte sich dann ab. Ich wusste, dass die Fanatecas anderswo, wenn etwas schiefging, die Mütter beschuldigten, dass sie den falschen Tag gewählt hätten. Bei uns hieß es aber bis jetzt immer, dass die Hexen während der Initiationszeremonien versuchen, die Seelen der Initiierten zu fressen, was dazu führt, dass bei diesen nur der tote Körper ohne die Seele zurückbleibt. Deshalb wachen eigentlich Dschinns über die Jugendlichen, die Geister im islamischen Volksglauben. Wahrscheinlich", Aby zuckte müde die Schultern, „mochte die Musomansa meine Mutter nicht." Dann fuhr sie sich durch ihr wirres Kraushaar. „Oder sie wurde bestochen. Bestochen, nicht etwa nur die Spitze der Klitoris wegzuschneiden. Das erklärt auch die Anwesenheit der zukünftigen Schwiegermutter bei der Beschneidung von Nhima. Bestochen, weil sie ein hohes Brautgeld bezahlt hatten. Ein blutiges Brautgeld … Verdammt seien sie! Diese beiden waren in Wahrheit die verfluchten Hexen!"

Diese Erkenntnis kam Aby bestimmt nicht erst jetzt.

„Und deine Eltern?", forschte ich. Immerhin hatten sie ein stattliches Brautgeld kassiert und waren in meinen Augen ebenfalls schuldig.

„Ich habe es meinen Eltern nicht verziehen. Ob es eine Abmachung wegen des Brautgelds gab, weiß ich nicht. Bei den meisten Völkern in Westafrika ist es so, dass die Braut umso teurer wird, je radikaler sie beschnitten ist."

„Ja, das hast du das letzte Mal gesagt …" Wie abscheulich das alles war! Bewegt und doch zaghaft legte ich der Frau einen Arm um ihre hängenden Schultern. „Es tut mir so leid", murmelte ich.

Aby nickte nur. „Ich versuchte alles, jedes Ritual. Ich zeichnete magische Symbole in die Erde, ich sprach heilige Formeln und Gebete …“

Ich seufzte. „Ich weiß … Ich kenne das, ich habe so etwas schon … miterlebt.“ Das Beschwören von Parallelwelten hat Tradition – in Krisensituationen auch bei uns.

„Du? Was hast du denn gemacht?“

„Nein, nein.“ Ich lächelte schwach. „Ich habe gar nichts gemacht. Ich war nur dabei, bei so einer Geburt. Es war in Spanien … Aber sie war nichts, nichts im Vergleich zu deiner Geschichte. Und“, flüsterte ich, „sie ist gut ausgegangen.“

Eine Zeit lang starrten wir nur in die Ferne. Am Himmel zeigte ein sattes Abendrot, dass der Tag sich dem Ende zu neigte. Ich wollte Abys Geschichte zur Gänze hören und überlegte, wie ich sie zum Weiterreden bewegen könnte. Sie war eine Mandinka und lebte jetzt unter den Diola. Aber nicht nur das. Sie war angesehen und wurde als allein lebende Frau respektiert. Für das Dorf, für Felik war sie nun der „gute Engel“. Doch der war sie nicht immer. Aby war eine von ihnen gewesen. Es war unglaublich. Da wie dort stand diesen Verstümmlerinnen keinerlei Gewissen im Weg. Aber Aby hatte die Seiten gewechselt. Wie war sie auf diese Insel gekommen?

„Bist du gleich danach weg?“, fragte ich.

„Nicht gleich.“ Aby verschränkte die Arme und verfiel ins Grübeln. Offensichtlich gab es noch etwas in ihrem Leben, worüber sie nicht gerne sprach.

„Sag, hat nie jemand versucht … wegzulaufen?“ Ich dachte an die Geschichte der Wüstenblume, doch Aby sah mich an, als wäre schon der Gedanke daran irrsinnig. Vor diesem grausamen Schicksal wegzulaufen, war in den westafrikanischen Gesellschaften also keine Option.

Aby schürzte die Lippen und ich fürchtete, sie würde gar nicht mehr weitersprechen. Doch dann sagte sie voller Häme: „Die Beschneidung ist bei den Diola wie bei den Mandinka oder den Peulh ein Initiationsritus. So absurd und fatal er ist, er ist Teil unserer Kultur. Die Bainunk nehmen einen Sonderstatus unter den Ethnien der Casamance ein. Sie gelten als ‚verfluchtes' Volk. Jemand, der eine Bainunk-Frau heiratet, wird zum Beispiel seinen gesamten Besitz verlieren …"

Sanft stupste ich Aby in den Ellenbogen, damit sie wieder zur Sache kam. Schon wollte sie wieder mit irgendeiner Geschichte ablenken. „Es war also keine Flucht?"

„Nein." Aby blickte zu den ersten blassen Sternen, als würde sie den Polarstern oder den großen Wagen suchen. „Eines Tages, ein paar Wochen nach Nhimas Tod, bin ich einfach gegangen. Einfach so. Ich habe sie alle verlassen." Vehement wandte sie sich mir zu. „Ich konnte diese Verlogenheit, diese Feigheit, diese Sturheit nicht länger ertragen. Und damit meine ich alle. Meine gesamte Familie. Meinen Mann."

„Du warst verheiratet?"

„Natürlich war ich verheiratet", sie zögerte, „aber ich bin nie schwanger geworden. Ich nahm mein Bündel Habseligkeiten und marschierte los. Auch andere waren schon von Djirak nach Norden über die Grenze gezogen. Solange es ging, wanderte ich, dem Sonnenstand nach, in nördliche Richtung. Als ich an einem Wasserarm nicht mehr weiterkonnte, stolperte ich zufällig über ein kleines Boot. Nun ja, das war nicht ganz in Ordnung." Aby verschlang ihre Finger ineinander. „Aber ich wollte unbedingt hierher, weil Jahre zuvor eine Tante nach Elinkine gezogen war. Am nächsten Tag war ich dort. Als ich ankam, war gerade eine Childfund-Organisation vor Ort, USAID, damals eine Malariainitiative. Ich schloss mich ihnen an. Ich meine", fügte Aby schnell hinzu, „das war von beiderseitigem Nutzen. Im Team dieser Expedition war auch eine amerikanische Hebamme. Alles, was ich weiß, habe ich von ihr gelernt. Dazu habe ich sie sogar quer durch die ganze Casamance begleitet. Zuletzt brachten sie mich wieder nach Elinkine. Eine Laune des Schicksals wollte es, dass jemand in Felik Hilfe brauchte. So fuhren sie hierher. Der verunglückte Mann war nicht transportfähig, deshalb blieben der Arzt, die Krankenschwester, die Hebamme und ich einige Tage hier. Bei dieser Gelegenheit haben sie diese Krankenstation errichtet. Als sie wieder abfuhren, entschied ich mich zu bleiben." Aby lächelte. „Diese Wochen mit der amerikanischen NGO waren die schönsten und aufregendsten meines Lebens."

„Kann ich verstehen. Aby, du bist eine sehr mutige Frau."

Verlegen zog Aby einen Mundwinkel hoch. Dann schüttelte sie traurig den Kopf. „Nein, wäre ich mutig, hätte ich meine Schwester vor ihrem Schicksal bewahrt. In gewissem Sinne hatte sie mich davor gewarnt, in der letzten Nacht. Damals hätte ich mit ihr weglaufen müssen, anstatt feige und tatenlos diesem Wahnsinn, diesem Verbrechen zuzusehen …" Aby legte die Stirn in Falten. „Du hast mich bis jetzt nicht gefragt, ob ich auch beschnitten bin."

„Nein", bestätigte ich, „ich wollte dich nicht …"

„Verletzen?"

„Oui, brüskieren. Ich wollte bei diesem Thema Geduld und Empathie zeigen, auch unter Kolleginnen. Aber natürlich habe ich es mich ein Dutzend Mal gefragt … In Guinea-Bissau ist Fanado weit verbreitet."

„So ist es. Auch ich habe das als Kind erlitten. Ich war angeblich vier. Heute weiß ich, dass ich deshalb nie schwanger geworden bin. Ich habe das im Krankenhaus in Ziguinchor gelernt. Dort musste ich ein Praktikum machen, um offiziell diese Krankenstation zu übernehmen. Eine der vielen Unterleibsinfektionen, unter denen ich immer wieder gelitten hatte, hat wohl zur Unfruchtbarkeit geführt." Aby senkte den Kopf und blickte zu Boden.

„Hat dein Mann dir die Schuld gegeben?"

„Natürlich, was denkst du! Als ich nach einer gewissen Zeit nicht schwanger geworden bin, hat er eine zweite Frau genommen. Mich hat er nur deshalb nicht verstoßen, weil ich als Fanateca Geld nach Hause gebracht habe. Du willst sicher wissen, wie es mit ihm war, oder?"

Sex, das große Tabuthema in Afrika. Aby sah mich offen an. Sie wirkte entspannt, und so fragte ich: „Schlimm?"

„Der Sex mit ihm war nicht schlimm – er war grauenvoll, abstoßend, schmerzhaft. Die Hölle. Hast du von trockenem Sex gehört?"

„Natürlich, Lubrikationsmangel gibt es auch bei uns. Dann nehmen wir Gleitgels."

„Undenkbar hier." Aby schüttelte den Kopf. „Hier wird alles getan, um die Scheide trockenzulegen, denn ihr Geruch ist ekelerregend. Und die Geräusche, die beim Geschlechtsverkehr durch die Feuchtigkeit auftreten, sind den Leuten peinlich. Manchmal werden auch ätzende Substanzen oder Kräutersud verwendet. Trockener Sex ist in ganz Afrika südlich der Sahara verbreitet. In Wahrheit geht es darum, dass eine trockene, geschwollene Vagina die Lust des Mannes durch zusätzliche Reibung steigert …"

„Wie grauenhaft!" Den Frauen bleibt auch nichts erspart.

„Eben. Noch dazu ist das gefährlich, da es so regelmäßig zu Verletzungen kommt. Na ja, er kam nur noch zu mir, wenn die andere ihre Tage hatte, also unrein war."

„Und das erste Mal, Aby? Wie war deine Hochzeitsnacht?"

Aby zögerte. „Alors, die gab es eigentlich nicht … Nur den Versuch – wenn du verstehst, was ich meine."

„Du willst sagen, es gab keine Penetration, weil er nicht in dich eindringen konnte?"

Aby zog eine Grimasse. „Oui, es dauerte monatelang, bis ich weit genug gedehnt war. Monatelang mit viel Fett." Sie sah mich an. „Ich hatte Glück. Irgendwann nehmen sie ein Messer. Die

Wunden verheilen dann meist nicht richtig und reißen immer wieder auf."

Ich dachte an Dr. Thiams Worte und das Mädchen mit der gebrochenen Kniescheibe. Wieder bekam ich eine Gänsehaut in der Hitze des Nachmittags. Aber ich hatte von der viel brutaleren Variante der Entjungferung, dem Aufschneiden mit dem Küchenmesser in der Hochzeitsnacht, schon gehört gehabt. Das machen jene Männer, die ihren Frauen verbieten, professionelle Hilfe in Anspruch zu nehmen, weil man ein Eingreifen als Schwäche auslegen könnte.

„Das alles tut mir sehr leid, Aby", sagte ich, bemüht, meiner Stimme Festigkeit zu verleihen. „Das ist vielleicht kein großer Trost, aber ich meine es wirklich ernst. Sonst wäre ich nicht hier."

Aby nickte. „Ja, ich weiß. Deshalb erzähle ich dir das alles. Du musst es weitererzählen. Allen, hörst du? Die Welt muss erfahren, was hier geschieht." Nachdenklich fügte sie hinzu: „Es muss ein für alle Mal ein Ende haben."

Die ersten Kochfeuer vor den Hütten erhellten mir den Weg zu Alious Haus. In meinem Rücken setzte die dünne Stimme des Muezzins an. „Allahu Akbar", tönte es von der kleinen Moschee. Der unüberhörbare Ruf zum Gebet begleitete mich nach Hause wie damals – damals nach Ouréyes Geburt.

An diesem Abend gab es einen gegrillten Barrakuda, er sah selbst auf der Platte in gegartem Zustand noch richtig gefährlich aus.

Belustigt, dass wir den Fisch derart bestaunten, lachte Fatinar. Sie machte eine Bemerkung und forderte ihren Mann auf, diese zu übersetzen.

„Sie werden bei uns mehr gefürchtet als Haie! Zeig mal her!", lautete ihre Botschaft, und Aliou entblößte eine Schulter. Am Oberarm sahen wir eine hässliche Narbe. „Die spitzen Zähne der Barrakudas reißen schwere Wunden, die zu großem Blutverlust führen.

Sie beißen allerdings nur einmal zu und schwimmen dann weg." Der Fischer seufzte und hob den Becher mit Palmwein.

Nach dem letzten Bissen legte ich den Löffel beiseite und bedankte mich bei Fatinar für den köstlichen Fisch. Ich wollte den Genuss des Barrakudas nicht trüben, schon gar nicht, wenn der Fang so riskant war. Erst bei einem erneut gefüllten Becher begann ich zu erzählen – von Aby, von Nhima. Als ich endete, stand ich auf, um die Toilette aufzusuchen. Ich trat auf den Hof hinaus. Eine Brise wehte die Straße herauf, bewegte die Palmblätter wie riesige grüne Fächer und ließ mich frösteln.

In dieser Nacht fanden wir lange keinen Schlaf. Zu ungeheuerlich waren die von mir wiedergegebenen Geschichten. Das Prozedere des Initiationsrituals, das die Mandinka an ihren Kindern verbrachen, hatte ich mit Abys Worten geschildert. Erst vor wenigen Stunden vernommen, waren sie mir noch deutlich im Ohr. Nun lag ich wach und starrte in die Finsternis. Über Martas Wangen waren stille Tränen gekullert und auch Gladis hatte sich immer wieder die Augen getupft. Milagros dagegen war wütend geworden. Richtig wütend. Es war ihre Art zu trauern.

Am nächsten Tag stand der Besuch von Cap Skirring auf dem Plan, damit wir sahen, wo der Tourismus blühte, abseits der Probleme der Einheimischen, abseits der Landminen und der uralten Tradition der Beschneidung und Unterdrückung der Frauen.

Auf dem Weg in den Atlantik umrundeten wir die kleine Insel Carabane, die unmittelbar in der Mündung des Flusses der erste Kolonialhandelsposten der Casamance gewesen war. Hie und da wurden Hütten sichtbar, aus denen Rauch aufstieg.

Als wir noch im Seitenarm dahintuckerten, machte unerwartet der Außenbordmotor Schwierigkeiten. Wir schafften es gerade noch bis zu dem kleinen, verschlafenen Nest. Während dort die Maschine zerlegt und die Zündkerzen ersetzt werden mussten, flüchteten wir vor der Hitze und der vom Wasser noch intensivierten Sonneneinstrahlung in die schon von Weitem sichtbare Kirche. Milagros und mich veranlasste auch unsere Neugier, das verfallene Bethaus aufzusuchen. In dem überraschend hellen Inneren war es aber nicht viel kühler als außerhalb. Die Kultstätte war längst aufgelassen, nur ihr dunkles Gebälk wurde von Hunderten Fledermäusen bewohnt. Sonst gab es außer einem auf halber Höhe gekappten Glockenturm nichts zu sehen. Schnell verließen wir das in bretonischem Stil erbaute Gotteshaus.

Die Narben der Kolonialgeschichte aus dem Jahr 1836 waren noch deutlich sichtbar und gaben der vierhundert Einwohner zählenden Insel einen morbiden Charme. Überall stießen wir auf historische Überreste wie Ruinen von Handelshäusern, Lagerhallen und den berühmten Friedhof der Île de Carabane. Bis dato war ich noch nie auf einem Friedhof, wo Gräber und Kreuze buchstäblich im Sand eines Flusslaufs versanken und dabei von Ziegen bewacht wurden.

Unter einer Schirmakazie ließen wir uns auf den alten Steinen nieder. Eine Handvoll Geier auf einem nahen Baobab beobachtete uns.

„Die Kirche, der Friedhof, all diese alten Gemäuer", Gladis machte eine ausholende Handbewegung, „sind Zeugnisse der Blütezeit im 19. Jahrhundert, als die Franzosen die Insel aufgrund ihrer strategischen Lage als wichtigen Vorposten für ihren Vorstoß in die Casamance nutzten. Heute sind sie ein Weltkulturerbe der UNESCO. Abgesehen von ein wenig Tourismus leben die Insel und ihre Bewohner vom Volk der Diola von der Fischerei, vom Reisanbau und Sammeln von Krebs und Austern …"

„Wie auf allen Inseln", meinte Milagros.

Gladis nickte. „Und wie auf allen Inseln im Delta ist die Trinkwasserversorgung das Hauptproblem von Carabane."

„Und der Pool des Hotels?“, überlegte ich und machte die anderen auf eine Anlage hinter den Büschen aufmerksam.

„Ja, da hast du recht. Wo kommt dieses Wasser her?“, empörte sich Gladis.

„Das kann durchaus aufbereitetes Flusswasser sein“, steuerte Marta, wie immer optimistisch, bei.

Milagros deutete zu einem Kiosk. „Vámonos!“

Mit frisch gekauftem Proviant schlenderten wir dann zur verabredeten Anlegestelle. Über uns kreisten Schwarzmilane. Die Mittagshitze stand über dem Seitenarm des Casamance, der tranige Geruch des Wassers vermischte sich mit dem sonnenwarmen Holz der Planken. Winkend näherte sich Aliou. Er sollte uns nach dem am Atlantik gelegenen Djembering bringen, das man vom Delta aus nur mit dem Boot erreichen konnte.

Das am Atlantik gelegene Cap Skirring war eine Erfahrung, die weit unspektakulärer war als das verschlafene Carabane. Es bot weiße Sandstrände, einen Golfclub, den Club Méditerranée und einen eigenen kleinen Flughafen, um Surfer und Golfer in die abgelegene Gegend zu locken. An den kilometerlangen von feinem Sand gesäumten Stränden reihten sich Beach Ressorts locker aneinander, dazwischen staksten Pelikane, Kormorane, rosa Flamingos, Geier und Störche über die mit Steinen beschwerten Badetücher.

Wir tranken einen Kaffee in der Nobelhütte des Clubs – mehr konnte sich ein Team von Non-Profit-Organisationen auch in Afrika nicht leisten – und flüchteten in der gediegenen, mit Aircondition gekühlten Lounge für kurze Zeit ins Internet.

Dies war die andere Seite Afrikas, die kommerzielle, vor der der Tourismus und Lifestyle des Westens nicht Halt machten. Hier herrschten der gleiche Luxus und die gleichen Preise wie auf Malta oder Teneriffa, egal wie ärmlich die Bevölkerung, wie rückständig die

Umgebung war. Und draußen auf dem Meer zogen die internationalen Fangflotten vorbei und ruinierten den senegalesischen Fischfang.

„Hier so zu leben wie Eva würde mir nichts ausmachen“, meinte Marta auf dem Weg zu unserem Wagen. Den hatte Aliou in Djembering organisiert, zufällig hatte ein Verwandter von ihm Zeit und Lust, uns die elf Kilometer nach Cap Skirring zu fahren.

„Eva lebt aber nicht hier“, konterte Gladis und deutete ringsum, „vermutlich hat sie ihre Gründe.“

„Ich könnte mir das auch nicht vorstellen“, lachte ich und Milagros nickte.

Die Sonne stand schon im Westen, als wir das Ferienparadies verließen. Parallel zur Küste ging es in nördlicher Richtung zurück nach Djembering, wo Aliou auf uns wartete.

Schon von weitem sahen wir, dass wir uns genau zur Stunde des Fischmarkts einfanden, der einzigen Tageszeit, wo dort wirklich die Hölle los war. Zumindest an der Küste, oder besser gesagt am Strand, an dem nun alle Fischerboote mit ihrer Fracht einliefen.

Dank seiner Schirmmütze war Aliou unter all den Fischern am Pier schnell ausgemacht. Wir bezahlten seinen Cousin und wechselten vom Taxi auf die Piroge. Der Einheimische am Pier, mit dem Aliou gerade noch in ein Gespräch vertieft war, reichte einer nach der anderen die Hand, um uns beim Einstieg in die Piroge behilflich zu sein. Wie sich herausstellte, hatte er die Oberaufsicht über den Markt.

„Nur ein kleiner Fischmarkt“, lächelte er bescheiden, „nichts, was an den Markt in M’bour oder Dakar erinnert. Dort wird viel Fisch nach Europa geflogen, vor allem nach Frankfurt.“

„Nach Frankfurt?“, fragte ich.

Der grauhaarige Mann mit dem roten Adidashut nickte. „Die großen Cargo-Flugzeuge aus São Paulo oder Buenos Aires fliegen mit halb gefüllten Tanks, um Gewicht zu sparen, darum müssen sie in Dakar zwischenlanden und auftanken. Wir liegen genau auf ihrer Strecke von Südamerika nach Europa." Er lachte. „In Frankfurt wird mehr Fisch umgeschlagen als am Hamburger Hafen!"

Auf meinen ungläubigen Blick hin lächelte der Oberaufseher. „Ich habe dort ein paar Jahre gearbeitet. Aber hier ist das Wetter besser!" Er grinste, dann wurde er ernst. „Leider muss auch ich zusehen, wie Senegals Küsten leergefischt werden. Europäische Megatrawler erbeuten 200 Tonnen Fisch am Tag, die sie gleich an Bord verarbeiten – das ist der Fang von 50 Pirogen in einem Jahr …"

Alious Mundwinkel wanderten nach unten. Er nickte und lüftete seine Kappe zum Abschied.

Wir legten die Schwimmwesten an und nahmen Platz. „Vielen Dank für die interessanten Details", rief ich auf Deutsch.

Sein Lächeln wurde verschmitzter. „Gerne, Madame."

Aliou startete den Motor. Das Wasser war aufgewühlt von Dutzenden Fischerbooten und Männern und Frauen, die ins Wasser wateten, um den Fang an Land zu bringen. Blitzschnell wurden die Fische am Strand sortiert, gewogen, verpackt und in die wartenden Laster verladen, die dann die umliegenden Hotels und Restaurants belieferten.

Trotz des Lärms war auf einmal der laute Ruf eines Marabouts zu hören. Die metallisch tönende Stimme kam aus einem riesigen Lautsprecher, den sich der hagere Mann umgehängt hatte. Damit sprang er, die Predigt singend, durch das Chaos und sammelte von jedem Fischer Geld ein. Und jeder gab ihm etwas.

Langsam suchte sich Aliou einen Weg aus dem Getümmel. Im Vorbeifahren bestaunten wir Haie, Aale, Makrelen, Thunfische und Barrakudas. Meeräschen, Sardinen, Muscheln und Tintenfische lagen im Sand, auf dem betonierten Pier standen Paletten mit Zackenbarschen,

Seeteufeln, Hummern und Krabben. Die Küsten des Senegals zählten zu den fischreichsten der Welt. Aber wie lange noch?

In einer Kiste am Boden von Alious Piroge befand sich das heutige Abendessen, zwei ansehnliche Hummer und einige Seesterne.

„Fünfarmige Stachelhäuter habe ich noch nie gegessen", bemerkte ich und betrachtete die sandfarbenen handtellergroßen Kreaturen, die frisch gar nicht so flach waren, wie ich sie getrocknet in Erinnerung hatte.

Zügig Fahrt aufnehmend verließen wir das südlich der Mündung des Casamance gelegene Fischerdorf. Der rauschende Gesang des Wassers unter dem Bug und die gleitenden Bewegungen des Boots waren uns mittlerweile vertraut. Neu und überwältigend war das einzigartige Schauspiel, das uns nach wenigen Seemeilen erwartete. Dort, wo Fluss und Meer verschmolzen, glitzerte das zuvor satte Grün des Flusses in den letzten Sonnenstrahlen, als wäre es flüssiges Gold.

Als wir Felik betraten, waren die Frauen gerade dabei, aus den verbliebenen Äpfeln des Cashewbaums Saft zu machen. Die Mädchen des Dorfs waren damit beschäftigt, von den Früchten die schlechten Stellen wegzuschneiden, sie dann in einen schiefen Trog zu leeren, zu zerstampfen und auszuquetschen. Der Saft rann durch ein Loch im Trog in eine Schüssel, die mit einem Tuch als Sieb überspannt war. Wenn sie voll war, wurde der Inhalt in Plastikkanister und Gläser abgefüllt und zum Gären in die Sonne gestellt. Den vergorenen Saft nannten sie Wein oder Bier des Cashewapfels.

Während wir zusahen, bekamen wir Kostproben zu trinken. Wie der Apfel selbst kratzte auch der frische Cashewsaft etwas im Hals, schmeckte aber nicht schlecht.

Auf dem Weg zu Alious Kate trafen wir Malamine. Der Lehrer lud uns zum Abschied zu sich auf einen Tee ein, den wir nicht ausschlagen konnten.

„Nur wenn auch deine Frau dabei ist“, war meine spontane Bedingung.

Wir folgten ihm, nur Marta lief zu Alious Haus, um den Versuch zu unternehmen, Fatinar mit Gesten über das verzögerte Abendessen zu informieren. Binta trug Stühle ins Freie, und Malamine befreite einen Plastiktisch von diversen Küchenutensilien – auch seine Frau pflegte unter freiem Himmel zu kochen. Auf ihrem Rücken baumelte ihre kleine Tochter im Tragetuch und schlief. Während sie Schälchen mit Nüssen und Kernen auf dem Tisch platzierte, entzündete Malamine Gaslampen. Dann erschien er mit dem Tee aus der Küche.

Ich schnüffelte dem Aufguss entgegen. „Kinkéliba, der Tigerbusch?“

„C’est ça!“, lächelte der Lehrer und schenkte uns ein. „Binta ist übrigens Christin – ihr könnt sie alles fragen.“

„Du aber nicht, oder?“ In Wahrheit waren die beiden vermutlich Animisten mit dieser oder jener Färbung. Heimlich beobachtete ich, wie seine Frau an dem heißen Gebräu nippte. Binta hatte feine, hübsche Gesichtszüge und war sehr zurückhaltend.

Malamine schüttelte den Kopf. „Im Senegal, aber auch in Gambia herrscht große gegenseitige Toleranz zwischen den Religionen. Beide Länder sind überwiegend muslimisch. Es werden aber immer wieder Mischehen geschlossen und von der Gesellschaft voll akzeptiert. Dafür gibt es prominente Beispiele: Der erste senegalesische Staatspräsident Leopold Sedar Senghor war Christ, zwei seiner Nachfolger sind mit Christinnen verheiratet.“

„Woran liegt das? Was denkst du?“, fragte Gladis.

Ich kannte sie gut genug, um sicher zu sein, dass sie ihm das nicht abnahm. Ich auch nicht. Die Erklärung für diese Toleranz liegt – wenn überhaupt – in den animistischen Religionen, die einen stärkeren Zusammenhalt schaffen als die eine oder die andere monotheistische Religion, in die man hineingeboren worden ist, die man sich nicht ausgesucht hat. Das ist bei der Naturreligion des Stammes ähnlich, in diese ist man auch hineingeboren, aber sie geht mit vielen alten Traditionen einher und ist dichter verwoben mit der Kultur des Stammes.

Ich wettete, dass es in der Casamance keine Handvoll Schwarzer ohne Bekenntnis gab. Atheismus ist in Senegal kein Thema. Im Gegenteil. Jüngste Umfragen sprechen von einer großen Religiosität im Land. Laut der Timbuktu-Studie zum Beispiel ist das Konzept der Scharia mehr jungen Senegalesen bekannt als das des Säkularismus. Sie schätzen inzwischen auch Imame und Marabouts mehr als staatliche Einrichtungen. Nur unser Dorflehrer ignorierte dies alles und wollte uns vom Gegenteil überzeugen.

„Religion wird als Privatsache gesehen“, versicherte Malamine und tippte sich an die Brille, wie um das Gesagte zu unterstreichen. „Die muslimischen Lebensregeln wie das Freitagsgebet in der Moschee und die fünf Gebete täglich sind für die meisten Muslime im Land selbstverständlich. Auch die im Leben einmalige Pilgerfahrt nach Mekka wird angestrebt. Und noch etwas verrate ich euch: Es leben mehr Christen im Senegal und noch viel mehr in der Casamance als die offiziellen fünf Prozent. Die Zahlen sind gefälscht, und zwar aus ökonomischen Gründen. Und Anhänger von Naturreligionen gibt es noch viel mehr. Das kann man bei den traditionellen Ringkämpfen wunderbar beobachten. Bei dem inzwischen wichtigen nationalen Sportereignis dauern die Aufführungen zu Beginn – die Tänze und Beschwörungen zu Ehren der jeweiligen Schutzgeister – länger als der eigentliche Ringkampf …“

„Der Animismus als Bindeglied“, resümierte ich. Darauf konnte man sich einigen. Blieben die angedeuteten falschen Zahlen.

Malamine nickte lächelnd.

Ich runzelte die Stirn. „Was sind das für ökonomische Gründe, Malamine?“

Der Dorflehrer holte Luft. „Geld. Es geht immer nur um den Mammon. Und um Macht. Und wer hat das alles? Genau, Saudi-Arabien. Die Saudis und andere Golfstaaten investieren bei uns seit Jahren in Infrastrukturprojekte, Moscheen, Koranschulen und anderes. Weil jeder zweite Senegalese noch kein eigenes Konto hat, bewerben saudische Banken die Eröffnung islamkonformer Bankkonten. Auch die von Saudi-Arabien beherrschte Islamische Entwicklungsbank sieht im Senegal einen lukrativen Markt. Gemeinsam mit anderen golfarabischen Vereinigungen werden jährlich hunderte Stipendien vergeben, leider allzu oft auch ultraorthodoxe Prediger finanziert …"

„Verstehe. Mehr Muslime, mehr Kohle." Ich seufzte und legte den Kopf in den Nacken. Es war ein warmer Abend, das klare Nachtblau des Himmels spielte hie und da in schmeichelndes Violett hinüber. „Demokratie und Islam?", fragte ich.

Malamine schenkte allen Tee nach. „Der erste Artikel unserer Verfassung ist eindeutig: Die Republik Senegal ist laizistisch, demokratisch und sozial. Das heißt, sie garantiert die Gleichheit aller Bürger vor dem Gesetz, ohne Unterscheidung von Herkunft, Rasse, Geschlecht und Religion. Sie respektiert alle Glaubensformen."

„So steht's im Gesetz, bien", ereiferte sich Gladis und zog eine Braue hoch.

Ich spähte zu Binta, die das Gespräch aufmerksam verfolgte.

„Demokratie und Islam", wiederholte Malamine, „in Senegal gelebte Wirklichkeit!"

Aber so positiv war es nicht. Ich schüttelte den Kopf. „Ich habe inzwischen nachgelesen. Der senegalesische Islam gilt gemeinhin als liberal, d'accord. Dennoch ist eine, vermutlich durch ausländische Interessen gesteuerte, Entwicklung im Gang, die eine orthodoxere Lehrmeinung fördert. Wir können uns auch vorstellen, welche, wenn wir uns anschauen, wie Saudi-Arabien sein ultraorthodoxes Weltbild verbreitet – du selbst hast uns soeben davon erzählt! Dabei geht es um Macht, hast du gesagt, nämlich um die Macht, die ideologische Vorherrschaft über den im Senegal praktizierten Islam zu gewinnen. Laizismus im strengsten Sinne wird nur in wenigen Staaten so gelebt wie in Frankreich, klar, wo die Trennung von Staat und Religion bedeutet, dass der Staat keine Kirchen und Moscheen finanziert und keinerlei religiösen Symbole in staatlichen Einrichtungen geduldet sind. Genau deshalb wird der senegalesische Staat heute diesem ersten Artikel seiner Verfassung nicht oder nicht mehr gerecht."

„Wie kommst du darauf?" Malamine tippte sich nervös auf die Brille. „Du darfst das nicht so eng sehen!"

„Ich habe, wie gesagt, inzwischen recherchiert. Nimm den Einfluss der Bruderschaften auf die Politiker her. Der Präsident selbst stützt sich auf die Hilfe der Kalifen und mächtigen Marabouts. Ohne deren Wohlwollen wird kein Politiker gewählt werden. Zwar kündigte Macky Sall vor seiner Wahl an, die Macht der einflussreichen Anführer einzuschränken, doch dann hat er sein Wahlversprechen schnell vergessen. Im Gegenteil, er beugt sein Knie in aller Öffentlichkeit vor einem dieser Kalifen. Und noch viel schlimmer, inzwischen stellen die mächtigsten Bruderschaften selbst Kandidaten auf …"

Malamine tat das Gesagte mit einer ungeduldigen Handbewegung ab. Schade, fand ich. Selbst Malamine. Obwohl der Dorflehrer zu den Gebildetsten hier gehörte, war er in erster Linie Muslim und wollte Senegals schleichende Islamisierung nicht sehen. „Genug politisiert!", rief ich und klatschte in die Hände.

Auch Milagros versuchte das Thema zu wechseln. „Binta, welche Informationen kannst du uns über die Beschneidung geben? Du lebst ja hier, mitten unter all den verstümmelten Frauen."

Binta räusperte sich. „Der Fanado", begann sie mit leiser Stimme, „ist eine Praxis, die in einem großen Teil der Bevölkerung verwurzelt ist, insbesondere im Osten, wo der Islam präsenter und weniger tolerant ist. Das wiederum hängt damit zusammen, wann die Völker islamisiert wurden, da liegen oft Jahrhunderte dazwischen … Also, erstens handelt es sich um eine falsche Darstellung der angeblichen Worte des Propheten, zweitens wird diese mit animistischen Praktiken kombiniert."

„Es existiert keine Sure im Koran, die sich mit diesem Thema beschäftigt", unterbrach sie Malamine und schüttelte den Kopf. „Alle beziehen sich immer auf den Hadith, die schriftliche Überlieferung des Propheten. Im Hadith soll der Prophet der Hebamme Umm Atiyyah empfohlen haben, ‚nicht mit Gewalt zu schwächen'. Diese Worte sollen angeblich von der pharaonischen Beschneidung abraten und eine Empfehlung für einen leichteren Eingriff sein." Wir hatten Malamine noch nie so empört gesehen. „Kein Gesetz wird dieser uralten sinnlosen Unsitte Herr", schnaubte er. „Meine Tochter wird auf keinen Fall auch nur angerührt!"

Vermutlich hatte er recht. Kein Gesetz allein konnte einer Tradition wie dieser ein Ende setzen.

„Erzähle uns mehr darüber", bat Marta. „Über das Ritual."

Binta nickte. „Bei einem solchen Einweihungsritual wird oft ein Dutzend Mädchen beschnitten – und alle mit demselben Messer. Die Zeremonie kann mehrere Tage dauern und wird begleitet von Musik, Tänzen, Mutproben oder anderen Beweisen des Erwachsenseins wie Kämpfen mit traditionellen bunten Kostümen. Meist laden Dorfbewohner mit typischen Gerichten zum gemeinsamen Mittagessen auf dem zentralen Platz ein."

Auf Martas ungeduldige Geste hin wurde Binta konkreter. „Nach der Beschneidung schmiert die Fanateca eine Paste aus Kuhdung und Milchfett auf die Wunde. Die Fanateca von damals sagte meiner Mutter, sie koche das Wasser lange mit Stroh, was die Mädchen schnell heile. Danach verbringen sie mehrere Wochen im Lager, in denen sie Frauensachen lernen wie Kochen … und den Umgang mit alten Männern.“ Binta kicherte verlegen.

„… und Eheangelegenheiten“, warf ich ein.

Malamine mischte sich ein. „In unserer Gesellschaft ist es die *Badiénou gokh*, die Tante, welche die sexuelle Aufklärung der Mädchen übernimmt. Nicht die Fanateca. Die Institution der *Badiénou gokh* wurde vor ein paar Jahren ins Leben gerufen und in vielen Gemeinden im Senegal etabliert. Sie sind die Vertrauten der Jugendlichen und arbeiten als Freiwillige.“

„Als eine Art Sozialarbeiterin?“, fragte Milagros.

„C’est ça. Leider auch vollkommen unentgeltlich.“

Binta nickte. „Die Fanateca ist die Hüterin der Tradition, sie ist sehr mächtig. Tradition ist alles bei uns. Alle Frauen wenden sich an sie. Die Männer auch.“ Und dann flüsterte sie: „Du kannst dir nie sicher sein.“

„Wie meinst du das?“, fragte ich nach.

„Das Brautgeld steigt mit dem Grad der Verstümmelung. Und auch sie …“ Binta räusperte sich.

„… partizipiert dabei mit?“ Ich dachte an Abys Schwester. „Oder wird von der Schwiegermutter in spe bestochen …?“

Binta nickte.

„Verdammt!“ Marta sprang auf, während Gladis sarkastisch meinte: „Aber klar doch.“

Milagros und ich schüttelten nur angewidert den Kopf.

„Ich verstehe nicht, Binta“, knirschte ich, bemüht, den verächtlichen Unterton zu verbergen, „wofür ist dann diese *Badiénou* gut? Als staatliche Einrichtung muss sie doch gegen die Verstümmelung sein!“

Bevor Binta antworten konnte, stellte Malamine klar: „Das war vermutlich die Idee dahinter … ein Gegengewicht zu den Fanatecas zu erschaffen. Aber wenn die *Badiénou* ins Spiel kommt, ist das Mädchen schon längst beschnitten. Ihre Aufgabe ist also vielmehr die

Aufklärung, also Eheberatung, Familienplanung und Ähnliches." Er goss allen Tee nach.

„Meine Güte!", fluchte ich. Diese Initiative verfehlte völlig ihr Ziel!

„Vergiss es", raunte Gladis auf Spanisch. „Am Land werden die prähistorischen Strukturen nicht angetastet."

Binta wurde mutiger: „Uns Mädchen wurden folgende Lügen aufgetischt, wieder und wieder: Klitoris und Vulva wachsen bis zu den Knien. Nichtbeschnittene Frauen riechen schlecht und ziehen Insekten an. Nichtbeschnittene werden von der Reibung der Kleidung erregt, sie werden alle Prostituierte. Die Klitoris wird groß, hart und spitz und verletzt die Babys während der Geburt."

Martas Blick sprach Bände. Vermutlich stellte sie sich gerade das Sexleben hier im Busch vor.

Und dann sagte Binta noch etwas, ganz leise, und sie vermied es dabei ihren Mann anzusehen: „Der Koran verbietet den Männern Sex mit irgendjemand anderem zu haben als mit einer Frau. Und sogar die Selbstbefriedigung. Machen sie es, ist es eine Todsünde …"

„Joder!", entfuhr es Marta. „Das erklärt ja so manches!"

„Ich schätze, du bist auch beschnitten", resümierte Milagros traurig.

„Nein, ja …", Binta senkte den Blick. „Nicht so wie Ouréye." Kaum vernehmlich flüsterte sie: „Ich wurde nur der Klitoris beraubt. Ich wurde nicht zugenäht. Ich hatte eine normale Geburt und habe normalen Sex."

Nur keine Lust. Aber das sagte ich nicht.

Unter halb gesenkten Lidern beobachtete ich Malamine, der unterdessen eine undurchschaubare Miene aufgesetzt hatte. Er saß nur etwas steif da und wartete offensichtlich, dass wir das heikle Thema beendeten. Ich blickte in das samtene Schwarz über mir. Menschen und Delfine sind angeblich die einzigen Gattungen, die Sex zum Vergnügen haben. Das gilt vielleicht für die Delfine, für 200 Millionen Frauen gilt das nicht. Ich leerte meine Tasse und lächelte Binta zu. Dann wiederholte ich ihre Worte anlässlich unseres Gesprächs in den frühen Morgenstunden am Ufersteg. „Du sagtest nach Oureyes Geburt: ‚So ist unser Leben hier. Kein Film, kein Fiebertraum. Es ist die Wahrheit über Afrika.'"

„C'est ça", bestätigte Binta.

„Nun, wir haben inzwischen viele Gespräche geführt und einiges gesehen. Wir verstehen vieles nicht. Das Land hier ist so reich! Das haben mir auch Einheimische bestätigt, Leute, die in Europa waren und mit Know-how zurückgekehrt sind. Aber wir haben auch von vielen korrupten Einheimischen Kenntnis, Afrikanern, denen die eigenen Landsleute nicht das Geringste bedeuten – und das war auch schon zu Zeiten des Kolonialismus, den ich überhaupt nicht schönreden will, ganz im Gegenteil, und zur Zeit des Sklavenhandels ein großes Problem, wie ihr wisst. Wo liegt da die Wahrheit? Wie viel Mitschuld haben eure eigenen Landsleute? Und dann diese mittelalterlichen Traditionen … Wir hatten die Hexenverbrennungen, auch nicht fein. Das haben wir Gott sei Dank schon lange überwunden. Man muss sich weiterentwickeln, jedes Volk, jede Gesellschaft sollte zu Besserem streben, zu mehr Gerechtigkeit, Gleichheit, Humanität. Ihr habt es euch auf die Fahnen geschrieben: ‚Un Peuple, Un But, Une Foi' – ‚Ein Volk, ein Ziel, ein Glaube'. Ich sah Malamine an. „Aber wo sind Gerechtigkeit, Gleichheit, Humanität für eure Frauen? Ich sehe sie nicht. Wo sind die gleichen Chancen auf Bildung für die Mädchen auf dem Land? Ist das Humanität, sie zu verstümmeln? Sie als Kinder zu verheiraten? Ihr habt schon viel erreicht. Ihr habt eine Republik, eine Demokratie, eine stabile Regierung und Frieden im Land. Und Recht und Gesetz und Menschenrechte. Aber für alle? Die

Wahrheit sieht anders aus, mon ami, vor allem für eure Frauen …“ Ich nahm Binta in die Arme.

„Oui“, nickte sie, „so ist das mit der Wahrheit bei uns.“

Dann kam der Tag des Abschieds. Zu Mittag wurde für uns in Felik ein großes Essen organisiert. Das halbe Dorf war versammelt, immerhin gaben uns der Dorflehrer und Aby die Ehre.

Mehrere Frauen hatten sich um das Kochen gekümmert, und wir hatten Aliou gebeten, in Elinkine eine Menge Süßigkeiten und Coca-Cola einzukaufen – für alle Fälle. Denn für die Erwachsenen gab es neben Wasser nur Palmwein und den leicht vergorenen Saft der Cashewäpfel. Als wir ihn probierten, verzogen wir das Gesicht und griffen dankbar zu den Colaflaschen. Vergoren roch und schmeckte er wie alter Käse und das war so gar nicht nach unserem Geschmack.

Irgendwann nach Tiof und gebratenen Krabben saßen wir mit Aby allein an einem Tisch. Ein Kranich zog über uns hinweg zum Ufer und passierte mit langsamen Flügelschlägen das Idyll planschender Kinder.

„Sag, Aby, wie geht es Ouréye?“, erkundigte sich Marta.

„Gut … nun ja, den Umständen entsprechend, aber gut. Dem Jungen auch. Er wird Essamaye heißen, das bedeutet in unserer Sprache Löwe.“

„Verstehe“, meinte Milagros. Spontan ergriff sie die Hand der Hebamme. „Aby, sag du uns: Weshalb geschieht dieses sinnlose Wüten? Was meinst du? Du hast bestimmt viel darüber nachgedacht.“

Aby sah mich an. Dann nahm sie sich ein Herz und öffnete sich meinen Begleiterinnen. „Oui. D’accord. Ihr wollt meine Meinung hören. Sie nehmen uns nicht nur unsere Lust, das ginge dann außer uns nur unsere Männer etwas an. Die alten Kanaillen, die Schwiegermütter, wollen keine Konkurrenz im Haus – das ist es! Keine Ausschweifungen, das Thema Sex ist absolut tabu. Und wenn man darüber nicht reden darf, muss man es unterdrücken. Es ist eine verlogene, falsche Gesellschaft. Sie bestraft die Frauen dafür, dass der Sexualtrieb einer der stärksten Triebe ist. Aber das alleine ist es nicht." Aby senkte die Stimme. „Das Problem sind natürlich auch unsere Männer … sie sagen, sie müssten jeden Tag Sex haben."

„Bei uns ist das nicht so." Das kam von meinem Gegenüber. Nein, in Gladis Geburtsland ist das nicht so und auch bei uns ist Sexsucht kein allgemeines Phänomen. Aber ein gesteigerter Sexualtrieb passte nicht nur nahtlos zu Bintas gestriger Schilderung, ich kannte das Problem auch aus vielen Klagen saharauischer Frauen.

„Die Vorstellung", fuhr Aby fort, „die Macht im Haus einer jüngeren, attraktiveren Frau zu überlassen, die den Sohn mit ihren sexuellen Reizen manipuliert, ist fatal. Um das zu verhindern, ist alles recht und billig. Die Beschneidung, das Festhalten am Aberglauben, dass ein Kind Schaden nimmt, wenn es unter der Geburt mit der Klitoris in Kontakt kommt, oder am Glauben, dass der Mann Schaden nimmt, wenn er daran ankommt …"

„Das ist nicht dein Ernst?" Milagros blieb der Mund offen.

Aby zog eine Schulter hoch. „Oh doch."

„In Ägypten", fiel mir ein, „gibt es für die Klitoris Ausdrücke wie Wespe, Stachel oder Exzess. Nach den Vorstellungen dort wird sie als Körperteil behandelt, der Mann oder Kind bei Berührung sogar töten kann."

„Darum muss sie weg", warf Gladis ein.

„Interessant ist", ergänzte ich, „dass an diese vermeintliche Gefährlichkeit sowohl im Osten als auch im Westen des Kontinents geglaubt wird."

„Ich sehe nur Wahnsinn, absoluten Wahnsinn!", rief Milagros.

Ich nahm den letzten Schluck Wasser. „Und heute, Aby?"

„Heute, Ursula, werden Kleinkinder, nein, Babys beschnitten …“

Also stimmte, was wir bei UN Women gehört hatten.

„Es dauerte zwanzig Jahre, die Politiker zu überzeugen, die nie etwas gegen den Willen der Wähler unternehmen wollten. Aber nachdem das Fanado-Ritual 2011 – zwölf Jahre nach dem Senegal – endlich in Guinea-Bissau und danach in Gambia verboten worden war, kam es zu einer Perversion.“ Aby stockte. Sie sah von einer zur anderen.

„Was ist passiert, Aby?“

„Eine Perversion, die nicht vorhersehbar war. Wenn wir über ein solches Vorgehen bei einem Baby sprechen, betreten wir Neuland. Es ist das Widerlichste, was man tun kann. Einfach entsetzlich. Denn es ist nicht bekannt, welche Konsequenzen sich im Erwachsenenalter ergeben, da die Praxis noch zu neu ist. Bis jetzt hatten wir aufgrund der Verstümmelung der Klitoris Gesundheitsprobleme wie Inkontinenz, Fisteln, chronische Infektionen, Beschwerden bei der Fortpflanzung, ganz zu schweigen von der fehlenden Lust am Sex und das Risiko von HIV. Was mit diesen verstümmelten Babys im Erwachsenenalter sein wird, ist nicht abzusehen. Das Unfassbare ist, dass die Beschneidung bei Babys gerade deshalb geschieht, um das Verbot zu umgehen. Aber jeder sagt, dass es eine schreckliche Sache ist, da die Fanatecas selbst mit solch kleinen und zerbrechlichen Körpern nicht vertraut sind. Viele sind uralt, halb blind und zittrig.“

„Furchtbar, mir wird gleich schlecht“, stöhnte Milagros.

„Eben. Ganz furchtbar“, nickte Aby. „Verwendet wird meist eine gebogene Klinge von circa 5 cm Länge. Aber wir sprechen von der Anatomie eines Neugeborenen.“

„Jetzt ist mir schlecht.“ Dankbar griff Milagros nach der Wasserflasche, die Marta ihr reichte.

„Milagros, du wolltest doch Antworten. Ich gebe dir Antworten, aber sie sind nicht angenehm. Noch einmal: Als NGOs im Süden und Osten des Landes begannen, die Polizei zu den *Tabancas,* den rituellen

Festen, zu rufen und die Durchsetzung des Gesetzes forderten, hörten die Familien mit den Beschneidungsritualen der fünf-, sechs-, sieben- oder achtjährigen Mädchen allmählich auf. Die guineischen Politiker mussten unter großem Druck nachgeben, als Letztes folgte Gambia. Bis dahin sind Familien immer wieder in die Nachbarländer ausgewichen. Heute ist nur noch das östliche Mali eine gute Möglichkeit, dort gibt es kein Gesetz, das FGM explizit verbietet. Ihre Beschneidungsrate ist im benachbarten Teil zum Senegal sehr hoch, es sind neun von zehn Mädchen betroffen Als auch Gambia als Ausweiche im Westen wegfiel, begannen die Eltern der grenznahen Regionen, um jegliche Art von Problemen zu vermeiden, ihre Mädchen statt sieben Jahre nun sieben Tage nach der Geburt zu beschneiden, zu einem Zeitpunkt, an dem auch die Ohren der weiblichen Neugeborenen für Ohrringe durchbohrt werden. Es ist klar, dass sich das Gesetz so leichter umgehen lässt."

„Sind das Einzelfälle?", erkundigte sich Gladis.

Aby schüttelte heftig den Kopf. „In der Casamance ganz und gar nicht! Die Eltern befürchten, dass ihre Mädchen schmutzig werden, also unrein, Prostituierte. Und dass sie sogar ihre Kinder während der Geburt töten, was dazu führt, dass niemand sie heiraten will. Das ist die Überzeugung, die stark verwurzelt ist. Ein Vater ist sogar bereit, für diese Überzeugung und für das vermeintliche Wohl seiner Tochter ins Gefängnis zu gehen. Und ich sage euch noch etwas", raunte Aby, „viele Imame hier behaupten, die Mädchen müssen beschnitten werden, weil es im Koran steht. Hier müsste man in Wahrheit ansetzen, von oben her, beziehungsweise durchgreifen, damit diese Imame damit aufhören, aber das ist heikel ..."

„Wie?" Marta schnappte nach Luft. „Es ist nicht zu fassen!"

„Das wäre ein guter Ansatz, oui", schnaubte Gladis und zog bedeutungsvoll die Brauen hoch. „Frauenfeindliche Bagage!"

„Es gibt doch schon Fatwas", knirschte ich, „in denen oberste Vorsteher, Großmuftis und Imame – unter ihnen der höchste Glaubensvorsteher in Ägypten in einer Fatwa aus der Al-Azhar-Moschee – erklären, dass der Prophet keine Beschneidung forderte! Weil Allah doch alle Menschen perfekt gestaltet habe und die Schöpfung Gottes unangetastet bleiben müsse."

Milagros zog eine Schulter hoch. „Die Zahlen in Ägypten haben sich in den letzten zwanzig Jahren aber kaum verändert …"

„Wir werden sie wohl auch nicht verändern", seufzte Gladis.

„Wir alleine nicht", flüsterte Aby und griff nach unseren Händen, „aber irgendwann werden wir viele sein. Und wir werden nicht mehr schweigen."

7. Ziguinchor

Mit der Sonne im Rücken verließen wir Felik. Zum Anlegesteg begleiteten uns Aby, Fatinar, Binta und Malamine. Wir winkten, bis ihre gegen die Sonne abgehobenen Silhouetten mit dem hellen Sand des Eilands verschmolzen und sie unseren Blicken entschwanden. Aby würde vermutlich wie alle anderen ein Schläfchen machen, und der Dorflehrer vielleicht einen Tee trinken. Felik würde, wie jeden Nachmittag, in einen Dornröschenschlaf versinken. Wenn es etwas gab, das hier jeder hatte, war es Zeit.

Aliou drehte eine kurze Abschiedsrunde durch ein nahes Labyrinth an Wasserwegen, darauf bedacht, dass wir auf dieser Ehrenrunde noch einmal die imposantesten Bewohner dieser gewaltigen Naturlandschaft bestaunen konnten. Und tatsächlich sichteten wir einen Pelikan, der sich vor uns in die Höhe schraubte, und in einer Mangrove hautnah einen mächtigen Fischadler.

Doch ich war in Gedanken noch bei Aby. Für kurze Momente spiegelte sich ihr Gesicht im Wasser wie ein Spuk. Aber Aby war kein Spuk, ich spüre noch deutlich ihre von der Sonne erhitzte Haut. Wir hatten uns nur kurz fest umarmt, im letzten Augenblick, bevor ich auf die Piroge gesprungen war. Als würden wir morgen wieder auf der Steinbank vor Adouna sitzen und uns Geschichten erzählen, als würde ich morgen weitere Details aus ihrer Welt erfahren. Adouna ist ihr Lebenswerk, hier bemüht sie sich, gutzumachen, was sie im Namen der Tradition an zig kleinen Mädchen verbrochen hat. All diese menschlichen Tragödien, die sie mit zu verantworten hat – hier hat sie ihren Frieden gefunden. Ich dagegen würde hinausgehen und ihre Geschichte erzählen, der Welt berichten, was hier wirklich geschieht. Das war unsere Abmachung.

Mit etwas Wehmut gingen wir an Land, überzeugt, nicht so schnell wieder eine Piroge zu besteigen oder gar diesen magischen Ort wiederzusehen. Ich wusste auf meinen Reisen immer, wann es ein Abschied sein würde. Auch diesmal war ich mir sicher.

Aliou schlichtete unser Gepäck auf den Steg, als ich neben mir Martas freudige Erwartung spürte. Aus der Hafenbar kommend schlenderten Moussa und Zale auf uns zu. Die Begrüßung war überaus herzlich. Wie angekündigt holten sie uns ab, um uns auf der Fahrt in die Stadt ihrer Familie vorzustellen. Während die zwei unser Gepäck zum Wagen brachten, verabschiedeten wir uns von Aliou.

Auf der Rückfahrt nach Ziguinchor wurde es dann etwas eng im Wagen. Eine Zeit lang waren nur das Summen des Dieselmotors und der Fahrtwind durch die halb geöffneten Fenster zu hören.

Ich saß auf dem Vordersitz und grübelte vor mich hin. Uns blieb nicht mehr viel Zeit in der Casamance und ich hatte das Gefühl, dass wir unbedingt etwas erreichen mussten. Spontan wandte ich mich um. „Leute, wir müssen etwas unternehmen!“

„Na klar“, rief Milagros, „dazu sind wir hier.“

„Ich meine, wir sollten schon in Ziguinchor mit den Behörden Kontakt aufnehmen. Nicht erst in Dakar.“

Gladis nickte. „Das sehe ich auch so.“

„Genau. Welche Programme gibt es? Wie sehen sie das Problem? Was sind ihre Pläne, ihre Vorgehensweise? Gibt es Kooperationen mit NGOs – wenn ja, welche? … Wer ist hier in der Provinz die höchste Ansprechperson?“

„Oh, das ist irgendeine feine Exzellenz Soundso, und an die kommst du nicht ran.“ Gladis wusste einfach wieder alles besser.

„Hast du eine Ahnung, an wen ich rankomme, wenn ich es mir in den Kopf setze. Aber die Zeit spielt eindeutig gegen uns. In den zwei Tagen wird es nicht leicht werden."

„Wir sind in Afrika, schon vergessen?", spöttelte Gladis.

„Ursula hat recht", mischte Marta sich ein. „Zumindest an den Leiter des Gesundheitsressorts könnten wir uns wenden. Wie auch immer die Hierarchie hier aussieht …" Nachdenklich warf sie einen Blick aus dem Fenster. „Hey!", rief sie plötzlich. „Komm, fahr näher ran, Moussa!" In der Ferne waren Kaffernbüffel aufgetaucht. „Würdest du ihm das bitte übersetzen?"

Moussa hatte auch so verstanden und wurde langsamer. Dann suchte er für den Wagen eine Umkehrmöglichkeit.

„Kaffernbüffel sind von Natur aus bösartig", warnte Gladis erneut. „Ich weiß nicht, was du ständig mit diesen Büffeln hast."

Moussa wendete den Wagen in einem abzweigenden Feldweg und fuhr die Strecke zurück. „Das sind irgendwelche anderen Büffel, aber sie werden alles zertrampeln … Seht, Roselle, so weit das Auge reicht. Daraus machen wir unseren Bissap und aus den getrockneten Blüten Marmelade und Liköre."

„Und wie aus dem Hanf-Eibisch", ergänzte Zale, „können aus der Roselle wertvolle Fasern gewonnen werden, die wir wie Jute verarbeiten. Rückstände aus dieser Nutzung dienen zur Herstellung von Papier."

„Wow", staunte Marta, nachdem ich ihr die Antwort übersetzt hatte, „ihr habt so wunderbare Reichtümer hier. Ich verstehe immer weniger, warum es den Ländern Westafrikas so schlecht geht!"

„Weil wir immer ausgebeutet worden sind", murmelte Zale. Er deutete nach vorne. „Ziguinchor heißt in der Sprache der Diola so viel wie ‚Ort, an dem du weinen wirst', was eine Anspielung auf den ehemaligen Sklavenhandel ist, der auch von diesem Hafen aus betrieben wurde."

„Stopp, stopp!“, fuhr ihm Gladis ungewohnt impulsiv dazwischen. „Die Kolonialzeit – nicht rühmlich für Europa, keine Frage – ist definitiv vorbei.“

„Wir werden das heute nicht erörtern, Gladis“, versicherte ich auf Spanisch und wunderte mich, wo ihre Diplomatie geblieben war. Auch die Kinderarbeit nicht. In Westafrika leisten heute 2 Millionen Kinder Schwerarbeit auf den Kakaoplantagen, inklusive dem Versprühen von Pestiziden. Obwohl sich die Großkonzerne verpflichtet haben, die Ausbeutung der Kinder bis 2020 um 70 Prozent zu reduzieren.

„Non, non, pas de problème, Gladis hat recht“, beschwichtigte Zale. „Heute erledigen das unsere eigenen korrupten Leute.“

Kurz vor Sonnenuntergang erreichten wir die Ausläufer der Stadt. Wir zweigten von der Hauptstraße ab und rumpelten eine Sandpiste entlang. Durch die offenen Fenster wehte uns ein ekliger Geruch entgegen. Beim Näherkommen sahen wir auf Brettergerüsten Unmengen von Rochen und Haien, überwiegend Bullenhaie, die auch im Süßwasser leben. Sie trockneten, mit Salz überstreut, an der warmen Luft. Der Gestank war erbärmlich. Gleich dahinter stand eine kleine Moschee, vermutlich eines Sufi-Ordens. Das schlanke Minarett fing die letzten Strahlen der untergehenden Sonne ein. Zwei Straßen weiter hielt Moussa vor einer Blechtüre in einer langen Mauer.

Zale öffnete sie und ließ uns den Vortritt. „Bitte“, lächelte er, „fühlt euch ganz wie zu Hause! Ma luup est ta luup.“

„Luup bedeutet auf Jola Haus? Also mein Haus ist dein Haus?“, fragte ich.

Zale nickte. Er führte uns durch einen kleinen Innenhof mit Orangenbäumchen in einen Raum, der nur mit einem niedrigen Tisch, einem abgewetzten Sofa und einem alten Fernseher möbliert war. Dort erwartete uns eine großgewachsene, weißhaarige, alte Frau. Ein breites Lachen hieß uns willkommen und war durch die Tatsache, dass ihr die Hälfte ihrer Zähne fehlten, nicht weniger herzlich.

Immer mehr junge Leute erschienen, lauter schlanke, sehnige Burschen, einer größer als der andere. Sie schleppten klapprige Stühle heran und im Nu saßen wir alle rund um den langen Tisch. Zuletzt erschien ein Mann in mittleren Jahren, offensichtlich der Vater einiger der Jungen. Mit ihm waren wir zwölf Personen. Die Großmutter verzog sich in die Küche, und ihr Sohn kümmerte sich um den Tee. Uns war bis dato nicht bekannt, dass man an der gesamten westafrikanischen Küstenregion *Ataya* pflegte, die maghrebinische Tradition der Zubereitung von grünem Tee. Umso überraschter waren wir, als der Vater den Tee nach Berber-Zeremonie wiederholt in hohem Bogen in kleine Gläser goss, bis er aufgrund des hohen Zuckeranteils die signifikante Schaumkrone bekam.

Ein Sohn reichte das Tablett der ersten Runde reihum und bat uns, zuzugreifen: „Das erste Glas", schmunzelte er verschmitzt, „ist bitter wie das Leben, das zweite süß wie die Liebe und das dritte sanft wie der Tod."

Dankend griff ich nach dem heißen, klebrigen Glas. „Eine Weisheit der Berber, die wir bereits aus der Sahara kennen", lächelte ich zurück. „Aber die Sahara ist weit weg …"

„Mekka ist noch weiter weg", entgegnete der Vater, „und dennoch pilgern sie jedes Jahr hin." Das klang nicht sehr begeistert.

„Deine Familie ist katholisch", ich zeigte auf die wenigen Insignien christlicher Zugehörigkeit an den fleckigen Wänden und zu einem kleinen Altar in der Ecke.

„C'est ça. Ich muss zugeben, dass sich der Islam in Westafrika unter dem Einfluss der weit älteren Traditionen und Naturreligionen etwas anders entwickelt hat als in den Ländern des Maghreb oder der arabischen Halbinsel, von wo er seinen Ausgang nahm." Das klang schon freundlicher.

Wir stellten die leeren Gläser zurück auf das Tablett. Gekonnt goss der Vater den zweiten Aufguss aus großer Höhe in die schlanken Trinkgefäße.

„Inwiefern?", erkundigte sich Gladis.

„Das zeigt sich in vielen Dingen, wie etwa bei der Kleidung. Ihr habt gewiss nur sehr wenige vollverschleierte Frauen wie im Orient gesehen. Im Senegal tragen Muslimas je nach Vorliebe die bunten afrikanischen Kleider oder westliche Mode. Oder beim täglichen Einkauf. Im Supermarkt wird sogar das verpönte Schweinefleisch neben anderen Fleischsorten angeboten."

Nun reichte Zale das Tablett reihum. „Die Dörfer am Land stellen ihren Palmwein her und in den städtischen Läden und Restaurants bekommt man alkoholische Getränke zu kaufen."

„Im Senegal wird Bier gebraut, wie ihr wisst", warf Moussa dazwischen und zwinkerte.

Zale nickte. „Christen und Muslime können auf gemeinsamen Friedhöfen beigesetzt werden, und alle Feste der beiden Konfessionen sind gesetzliche Feiertage, die in gemischten Familien zusammen gefeiert werden. Und wie ihr auf dem Schiff gesehen habt: Frauen und Männer besuchen gemeinsam Discos und Bars."

„Schon möglich", räumte Gladis ein und griff grübelnd nach dem zweiten Glas.

„Ja, das ist uns alles aufgefallen", versicherte Milagros.

„Und was", ich nickte zu dem antiken Röhrenbildfernseher, „sieht man hier so im Fernsehen?" Ich hatte keine Vorstellung, ob westliche Filme unter Zensur fielen. „Talk-Shows, Dokus, Liebesfilme?"

„Harmlose, brave Filme." Zale schob mehrdeutig eine Schulter hoch, während die anderen nur grinsten.

Der Vater räusperte sich. „Ihr im Westen leidet doch an absoluter sexueller Überfütterung!"

„So?", schmunzelte Milagros. „Wenn ich den Fernseher andrehe, sehe ich lauter Kochshows."

„Sexuelle Überfütterung?", spöttelte ich und stellte das heiße Gebräu vor mir auf dem Tisch ab. Gut möglich, dass die Menschen hier eine Lebensfreude ausstrahlen, der man in anderen islamischen Ländern nicht begegnet – zumindest diejenigen, die nicht verstümmelt waren. Aber für 30 Prozent der Frauen in diesem Land gilt das nicht. „Ja, vielleicht sieht es für euch danach aus. Sex ist bei uns allgegenwärtig. Sex sells, heißt es. Aber es kann gar nicht so viel Sex in der Werbung oder Unterhaltungsindustrie geben, dass kleine Mädchen nur annähernd so schlimm traumatisiert werden wie durch eure Beschneidungen. Auch unter den christlichen Stämmen. Und warum, wenn man fragen darf, wenn hier alles so ‚brav' ist, warum werden dann Mädchen auf brutalste Art und Weise verstümmelt und zwar unter den so toleranten, offenbar problemlosen Muslimen gleich viermal so häufig?"

Alle warfen sich ratlose Blicke zu. Ein besonders hoch aufgeschossener Junge belehrte mich: „Der Islam bei uns im Senegal ist toleranter und gewaltloser als anderswo. Er wird anders praktiziert."

„Ah ja", bemerkte Gladis.

Der Vater rückte auf seinem Hocker zurecht. „Neben dem religiösen Aspekt", begann er und setzte sein Glas ab, „gibt es aber noch andere Eigenheiten hier. Archaische kulturelle Eigenheiten …"

„Ja?", drängten wir, denn natürlich interessierte uns alles, was hier archaisch war, um das Puzzle FGM zu lösen.

„Schmied und Töpfer sind zwei Berufe, die in Westafrika immer schon miteinander in Verbindung standen. Aus diesem Naheverhältnis resultieren viele Ehen. Die Schmiede und Töpfer sind in Geheimbünden organisiert, zu denen Musiker keinen Zutritt haben. Aber auch dort, wo es keine Berufskasten gibt, werden Schmiede fast immer ausgegrenzt. Generell werden sie nördlich des Senegals geringer geschätzt als südlich von uns."

„Wir wissen das von unseren Aufenthalten in der Sahara", bestätigte Milagros. „Bei den Berbervölkern stehen die Schmiede in der sozialen Hierarchie weit unten und werden verachtet."

„Wie seltsam", überlegte ich, „auch im europäischen Raum stand diese Zunft immer am Rande der Gesellschaft. Zwar war sie eine unehrenhafte Handwerkerkaste, dennoch wurden den Schmieden magische Kräfte zugesprochen – vermutlich weil man ihnen vielerorts einen Bund mit dem Teufel nachsagte. In jedem Fall hatte auch in Europa der Großteil der Gesellschaft ein ambivalentes Verhältnis zur Gruppe der Schmiede."

Der Vater nickte. „Hier ist es ähnlich. Ich bin ein Kujamaat Diola. Wir stellen zum Beispiel eine magische Assoziation zwischen den Schmieden, Lepra und Hyänen her."

„Wie geht das denn?", wollten wir wissen.

„Nun, wenn Erz schmilzt, wandelt es sich von einem festen schwarzen Erzstück in rotes weiches Roheisen um. Nach dem Schmieden wird das Eisen wieder fest und dunkel. Diese Verwandlung passiert auch bei einem an Lepra Erkrankten. Seine befallene schwarze Haut wird rot und nach der Ausheilung wieder schwarz. Lepratote dürfen demnach nur von Schmieden außerhalb des Dorfes beigesetzt werden."

„Und die Hyänen?"

„Hyänen fressen Leichname von Aussätzigen."

„Ah ja …" So viel zu den magischen Assoziationen.

„Es sind übrigens Schmiede, die häufig die Beschneidung der Knaben durchführen, und Töpferinnen sind sehr oft Fanatecas und Hebammen."

Wir bekamen das dritte Glas, das sanft wie der Tod sein sollte. In diesem Augenblick erschien die Großmutter im Türrahmen mit einem triumphierenden Lächeln auf den Lippen. „Bei uns hier ist niemand beschnitten!“, verkündete sie und machte mit ihren groben Händen drängende Gesten Richtung Tisch, zum Zeichen, dass das Essen knapp bevorstand.

Die Jungen verschwanden daraufhin mit dem Teegeschirr in die Küche. Auch das Thema FGM war, für den Moment zumindest, vom Tisch. Gleich darauf wurde das Essen aufgetragen. Es war beschämend, denn wir waren außer mit einer Großpackung Cola und Bier mit leeren Händen gekommen. Nach Platten mit Salaten und Thunfisch wurden Reis und das traditionelle Yassa serviert, ein pikantes, mariniertes Gericht, diesmal mit Hühnchenfleisch statt mit Fisch.

Yassa. Schon nach den ersten Bissen war klar, wenn ich weiteresse, könnte ich genauso gut Stroh kauen. Denn meine Geschmacksnerven hätte es samt und sonders weggebrannt – obwohl die Köchin weiter hartnäckig behauptete, ihr Yassa sei nicht scharf.

Irgendwann stand eine Karaffe Palmwein auf dem Tisch und langsam kam mehr Schwung in den Nachmittag. Neben mir auf dem dichtgedrängten Sofa machte sich Zales Cousin schlank.

„Ihr seid also vom Volk der Diola“, resümierte ich, am Palmwein nippend, weil in meinem Rachen ein byzantinisches Feuer wütete. „Was sind eigentlich eure nichtkatholischen Vorstellungen?“

Die gerade noch heiteren Gesichtszüge der Großmutter wichen einer großen Ratlosigkeit, und auch der Vater furchte seine Stirn. Aus meinem Vorstoß in die Naturreligion wurde wohl nichts.

„Wodurch“, versuchte es Gladis, „unterscheidet ihr euch zum Beispiel von uns spanischen Christen?“

Bei den Jungen löste diese Frage größte Heiterkeit aus und auch der Blick des Vaters war amüsiert. Selbst die Großmutter entspannte sich wieder.

„Der Mensch“, erklärte sie und hob einen knochigen Zeigefinger, „besteht aus einem guten Teil, der wiedergeboren wird, einem schlechten Teil, der vernichtet wird, und einem außerordentlichen Teil, der in das Paradies kommt."

Gladis neigte sich zu mir: „Sie haben ein moralisches Konzept für das Leben nach dem Tod, ist dir das aufgefallen?"

„Müssen sie doch", lachte ich, „sie sind ja Christen!" Dann tauchte Koumba vor meinem geistigen Auge auf und ich runzelte die Stirn.

„Nicht jeder schlechte Teil wird vernichtet werden", raunte Gladis.

„Durch die Einflüsse der christlichen Missionare an der Küste, vor allem in Guinea-Bissau, wo Portugiesen Handelsniederlassungen gründeten", fügte der Vater erklärend hinzu, „nahmen manche Diola das Christentum an. Andere wandten sich durch die Nähe zu dem damals sagenumwobenen Reich von Ghana, das schon im 13. Jahrhundert islamisiert worden war, dem Islam zu. Ob Christen oder Muslime, sie alle halten an einem Teil des alten Naturglaubens mit seinen magischen Elementen fest: Glaube an die Wiedergeburt, die beseelte Natur und Unterwerfung des Individuums unter die Interessen der Gesellschaft."

Marta nickte und wandte sich mit einem ähnlichen Gedanken an die Großmutter: „Wie kommt es eigentlich, dass die Diola von Menschen wie den Wolof geringschätzig als ‚Leute aus dem Wald' bezeichnet werden, die einer rückständigen Kultur anhängen?"

„Dieses Pack!", zeterte die Großmutter sofort. „Halsabschneider!"

Milagros spülte die Schärfe bereits mit dem zweiten Becher Wein hinunter und wechselte erneut das Thema. „Sagt, was hat es mit den Rebellen auf sich? Was ist eure Ansicht?"

„Die Diola", erklärte der Vater, „bilden in der Casamance die stärkste Volksgruppe, neben einer Anzahl anderer Volksstämme, die hier in friedlicher Koexistenz miteinander leben. Tatsächlich aber heben wir uns deutlich von den anderen Stämmen ab …"

„Inwiefern?", fragte ich.

„Wir haben niemals einen Staat gegründet, die einzige Hierarchie bilden die Familien- und Dorfgemeinschaften. Und niemals hatten wir Griots, die traditionellen Sänger und Geschichtenerzähler, keine Sklaven und kein Kastenwesen …"

„Wir wollten immer unsere Traditionen bewahren", ergänzte Zale. „Schon die Franzosen als Kolonialherren hatten ihre Mühe!" Er lachte. „Die Diola weigerten sich, Abgaben zu leisten, denn wir hatten unsere eigene Auffassung von Politik."

„Und wie sieht die aus?", fragte Gladis vorsichtig.

„Keine Hierarchien, keine feudalen Strukturen. Es gibt bei uns nur Dorfgemeinschaften."

„Aber", sagte der Vater gedehnt und sah von einer zur anderen, „es gibt da noch eine kulturelle Dimension des Konflikts. "

„Mon dieu", stöhnte Gladis. „Ich wusste, es würde noch komplizierter werden!"

Der Vater lächelte. „Die Abgrenzung zur Bevölkerung des Restsenegals hat auch mit der Vergangenheit der Region zu tun. Bis vor circa hundert Jahren, also vom 16. bis zum 19. Jahrhundert, gab es hier eine gemeinsame Kultur, nämlich das Königreich Gabou. Es erstreckte sich von Conakry und Guinea-Bissau über die Casamance bis nach Gambia. Ihr gehörten dieselben Ethnien an, die auch heute hier leben."

„Ich verstehe das nicht", ich schüttelte den Kopf, „es geht also um eine historisch-kulturell gewachsene Groß-Casamance und die Abgrenzung zu den Völkern nördlich von Gambia, sprich zum Restsenegal? Dann verstehe ich erst recht nicht, wieso Sie vorhin die Diola als so ganz anders zu den übrigen hier lebenden Ethnien hervorgehoben haben …"

„Und was", warf Marta ein, „hat es nun mit der Rückständigkeit auf sich? Warum dieser Vorwurf der Wolof?"

„Die Wolof, meine lieben Freunde, sind diejenigen, die im Norden den Ton angeben." Der Mann rieb sich die Hände und schloss mit den Worten: „Dieser historische, kulturelle, ethnische Konflikt ist der Ursprung der auch heute noch vorhandenen separatistischen Bestrebungen in der Casamance."

Seufzend griff ich erneut zum Glas, um noch Restschärfe des Yassa-Hühnchens zu löschen. Wen auch immer man zu dieser Angelegenheit befragte, man bekam die unterschiedlichsten Erklärungen für einen Konflikt, dessen Wurzeln in die Kolonialzeit und noch weiter zurückreichen und der, wie mir schien, inzwischen eine Eigendynamik entwickelt hat.

Zum Abschluss gab es Kaffee und Süßigkeiten. Genüsslich wählte ich aus herausgebackenen Chin Chins – kleinen frittierten Küchlein –, kandierten Früchten, karamellisierten Mandeln und Bananenchips.

Im ganzen Haus breitete sich der würzige Duft von frisch gemahlenen und mit Ingwer aromatisierten Bohnen aus. Zale griff zur dickbauchigen Kanne aus Zink. Bedächtig goss er das dampfende Gebräu in die schlanken Gläser. Dann war für kurze Zeit nur das Klappern unserer Löffel zu hören, mit denen wir eine Unmenge von Zucker in den starken Kaffee rührten.

„Fahrt ihr schon wieder nach Hause?", erkundigte sich einer der jungen Männer.

„Nein, wir sehen uns noch andere Gegenden des Senegals an", entgegnete Milagros, „zum Beispiel Gorée, Saint-Louis und M'bour."

Nur Zale schien mit den Namen etwas anfangen zu können. Die Insel Gorée und M'bour hatten vermutlich keine nennenswerten Basketball- oder Fußballmannschaften, mit denen man die Gegenden verorten konnte, aber im Falle der Provinzhauptstadt Saint-Louis im Norden käme man damit vielleicht weiter.

„Und einige Tage werden wir auch in Dakar verbringen", räumte ich ein, „um mit Behörden und Organisationen bezüglich Beschneidung zu sprechen."

Alle nickten, aber es interessierte niemanden wirklich, was wir punkto FGM vorhatten.

Nach dem Essen erhob sich der Vater, setzte eine feierliche Miene auf und verneigte sich vor uns. „Wir möchten euch bitten, unsere Gäste zu sein. In unserer bescheidenen Hütte ist Platz für alle."

Gladis und ich warfen uns einen kurzen Blick zu. „Oh, merci beaucoup!", riefen wir wie aus einem Munde. Dann schüttelte ich bedauernd den Kopf. „Das können wir auf keinen Fall annehmen! Unsere Höflichkeit verbietet uns das, versteht ihr?"

Wir dankten für die Gastfreundschaft, lobten die Küche und versprachen wiederzukommen. Nur Zale legte leicht zweifelnd den Kopf schief, er glaubte wohl nicht an ein Wiedersehen.

Dann umarmte ich die imposante alte Frau.

„Gebt Acht, passt auf euch auf! Vor allem in der Dämmerung" Sie tastete an meine Brust. „Du hast kein Amulett!"

„Nein, ich bin getauft – wie du."

Die Alte verstand meine Anspielung und lächelte. „Die Hexen kommen auf den Flügeln des Windes", murmelte die Großmutter, bekreuzigte sich mit der Rechten und griff mit der Linken an ihr Gris-gris.

Zale fuhr uns persönlich ins Hotel. „Falls ihr mich morgen braucht, ich bin in der Stadt beim Laamb."

„Wo bist du?", wollte Marta wissen.

„In Ziguinchor finden die regionalen Ausscheidungskämpfe für die *Luttes sénégalaises* statt."

„Und du machst mit?", fragte Marta.

Zale boxte Marta in die Seite und lachte. „Das ist was für Schwergewichte."

„Afrikanisches Wrestling?" Auch Milagros schien interessiert. „Hat nicht der Lehrer etwas von Tänzen und Beschwörungen geredet?"

„Du hast recht. Es treten nicht nur die Kämpfer selbst, sondern auch die Schutzgeister aller Beteiligten gegeneinander an. Das Ringen ist ein uralter Kampfsport in dieser Region, aber er hat sich nur bei jenen Stämmen bis heute erhalten, die spät islamisiert wurden – etwa bei den Diola, Serern und Lebu. Seine Entstehung wird wohl auf Zweikämpfe zur Streitbeseitigung und auf archaische Wettkämpfe zurückzuführen sein. Inzwischen ist der Laamb im Senegal und Gambia vom beliebtesten traditionellen Sport zum Nationalsport aufgestiegen und füllt Stadien."

„Mitsamt den Schutzgeistern, oder ohne?" Ich schnitt eine Grimasse.

„Früher waren die Kämpfe von richtigen Ritualen und Opferzeremonien begleitet und jeder Kämpfer musste vor Beginn des Kampfes bestimmte heilige Krokodilbecken aufsuchen und um Räucherstäbchen tanzen."

Wir lachten bei der Vorstellung daran.

„Und heute?", forschte ich.

„Auch. Aber es ist mehr symbolisch."

Das nahmen wir Zale nicht ab. Die alten Mythen und Bräuche waren nichts, was man hier so schnell aufgab.

Ich fand angesichts unserer knapp verbleibenden Zeit, dass man das nicht unbedingt gesehen haben musste. Wir stimmten ab und Milagros und Marta waren dafür. Kein Problem, ich hatte Gladis zur Verstärkung für die Amtswege.

Ich reichte Zale die Hand. „Du kommst morgen bitte auf alle Fälle mit dem Auto zum Hotel, in Ordnung? Wir haben etwas für deine Großmutter." Ich dachte an einen 50-Kilo-Sack Reis.

Das Hotel war gepflegt und hatte sogar eine schöne Poolanlage. Viel wichtiger aber war uns das WLAN. Die köstlichen frisch gepressten Säfte, das Obst, der Käse, all das ging unter bei meinem Versuch, herauszufinden, wer in der Provinzregierung für den Gesundheitsbereich zuständig war. Das war eine Menge. Nun gut, bei irgendjemand würden wir schon landen.

Räder aufzutreiben, war im Hotel einfacher als erwartet, denn sie hatten eine ganze Flotte davon für Touristen, die die weitläufige Provinzhauptstadt und ihre Umgebung per Fahrrad erkunden wollten. Gladis auf eines der Trekkingräder zu bekommen, bedurfte allerdings hemmungslos hinauflizitierter Eisversprechen. Es gelang schließlich, was aber bedeutete, dass ich gutes Eis auftreiben musste.

Die Außenstelle des Ministère de la Santé war bald ausgemacht und dem Besuch beim zuständigen Leiter des Gesundheitsressorts Ziguinchor stand nichts mehr im Wege.

Ein gelangweilter Türsteher in Uniform brachte uns in den ersten Stock des Amtsgebäudes. In einem Korridor waren etliche Bänke aufgestellt, auf denen sich Kläger und Bittsteller in Geduld üben konnten, während der eine oder andere Amtsträger Kaffeepause machte oder sein Verdauungsschläfchen hielt. Vor dem Büro des Bürgermeisters fand sich dann eine Menschentraube, wie sie überall die Amtsstuben der Mächtigen belagerte.

Souverän lotste uns der Uniformierte bis zur Gesundheitsbehörde. Er bat uns zu warten und verschwand durch die Türe.

Keine Chance. Es dauerte. Neben dem Eingang lungerte bereits eine kleine Gruppe junger Männer herum. Einer von ihnen, ein schlaksiger Typ, sprach mich an und erklärte uns, dass es sich hier immer so lange hinzog. Er sagte, er sei einmal in Deutschland gewesen, in Düsseldorf und Aachen. Aber er habe kein Glück gehabt. Afrikaner, betonte er, die nach Europa aufgebrochen waren, dann aber wieder in ihre Heimat zurückmussten, gälten bei ihrer Familie als gescheitert und als Versager. Das sei sehr bitter, sagte er. Ich versuchte, es mir vorzustellen, die großen Anstrengungen, um überhaupt erst einmal in ein Land wie Deutschland zu gelangen, und dann die Abschiebung. Ich bedauerte sein Schicksal, aber er hörte nicht auf, auf mich einzureden. Die anderen aus seiner Gruppe waren mit Kopfhörer und Handy verschmolzen. Ich zog mich ob dieser Zudringlichkeit weiter zurück und wandte mich ab, was den Typ nur noch mehr animierte. Hilfesuchend warf ich Gladis einen Blick zu.

Doch die Spanierin schmunzelte. „Solche Reaktionen sind typisch. Es ist ein sozial-kulturelles Missverstehen zwischen so unterschiedlichen Mentalitäten."

Endlich erschien der Uniformierte wieder und erlaubte uns, die heiligen Hallen der Autorité sanitaire zu betreten. Ein Mann mit breitem Gesicht und noch breiterem Grinsen begrüßte uns und bat uns, an dem ausladenden Schreibtisch Platz zu nehmen. Der Funktionär rieb sich die Hände und entschloss sich dann dazu, uns einen Kaffee anzubieten. Er hatte eine leise kultivierte Stimme, der irgendwie nicht zu trauen war.

Ich sah mich um. Wir saßen in einem Büro, dessen übertriebene Größe bestimmt seiner beschränkten Persönlichkeit schmeichelte. Mein Blick glitt von dem verschlagenen Gesicht zu seiner rechten Hand auf der polierten Tischplatte. Den Mittelfinger zierte ein protziger goldener Siegelring. Diese Insignie und seine hintergründige Miene verrieten, dass der Beamte schon durch schlichtes Ein- und Ausatmen Geld verdiente. Nun, nicht mit uns. Falls er Bestechungsgeld erwartete, würden wir die Unterredung sofort beenden.

Immerhin hörte er uns zu. „Oui, d'accord", meinte er schließlich auf unsere Bitte um Unterstützung, obwohl der hämische Blick unter den halb gesenkten Lidern nicht wirklich Anlass zu großem Optimismus gab. Wir blieben, bis wir unsere Daten ausgetauscht und uns dahingehend geeinigt hatten, in einem ersten Schritt Ideen zu sammeln und Kontakte weiterzuleiten. Beide Seiten versprachen, an einem Entwurf für eine mögliche Kooperation zu arbeiten, für deren Einhaltung sich der Beamte als oberste Sanitätsbehörde in diesem Distrikt verpflichtete.

Als wir gingen, war die bunte Gruppe gangabwärts kaum geschrumpft, aber die Menschen vor den Büros hielten tapfer aus. Die armen Leute hatten alle Anspruch auf Rente oder medizinische Grundversorgung, aber nicht einmal diese war hier gesichert. Und so hoffte man, sich den Anspruch mit kleinen Geschenken zu erkaufen oder abzusichern.

„Aber er", ich deutete in die Richtung, aus der wir gerade kamen, „hat nichts von Schmiergeld gesagt. Wir Menschen freuen uns nun einmal über Geschenke, oder?"

Gladis nickte. „In unserem Gehirn lösen sie eine sozial tief verwurzelte Interaktion aus. Man fühlt sich dem Geschenkgeber für kurze Zeit verpflichtet."

Ich zeigte zu den Wartenden, an denen wir vorbeiliefen. „Und je weiter südlich und östlich man sich befindet, desto kürzer scheint das Gedächtnis zu sein. Schließlich geht ohne Geschenke gar nichts mehr."

Wieder auf der Straße holte ich tief Luft.

Zügig steuerten wir die Alliance Franco-Sénégalaise an, das wenn nicht schönste, so doch originellste Gebäude der Stadt. Das mit auffälliger afrikanischer Holzdekoration versehene Kulturinstitut, in dem die unterschiedlichsten kulturellen Aktivitäten stattfanden, hatte auch ein Café. In seinem Park standen bunt bemalte Bänke unter Palmen. Wir ließen uns auf einer freien nieder und reflektierten das Gespräch.

„Das Problem mit dem vermutlich korrupten Beamten", seufzte Gladis, „werden wir nicht lösen. Wir können ihn nur ignorieren. Man muss eine Stufe höher gehen im Denken. Die Lösung steht über dem Problem."

„Im Westen", korrigierte ich. „Das alles hilft in Afrika wenig. In Afrika stehen die eigenen Bewohner der Lösung im Weg. Mit ihrer Bildung …"

„Welcher Bildung?"

„Eben. Mit ihrer Mentalität. Mit ihrer Religion. Das Gesetz genügt nicht – ein Verbot allein hilft nicht." Gereizt tupfte ich mir den Schweiß von der Stirn. „Oder wir lassen es überhaupt!"

„Bist du verrückt?" Gladis' rüder Ton überraschte mich. „In Dakar haben wir mehr Möglichkeiten als den einen Idioten hier!"

Ich lehnte mich zurück und schloss die Augen. Unruhig tanzte das Sonnenlicht über meine Lider. „Aufgegeben wird ein Brief", pflegte meine Großmutter zu sagen und sie hatte recht. Ich hatte nur großes Glück gehabt, es war nicht mein Verdienst. Das Glück, nicht in einem der 28 Länder Afrikas geboren worden zu sein, in dem Mädchen nicht nur keine Rechte haben, keine Chancen auf Bildung oder ein erfülltes Leben, sondern auch ihrer körperlichen Integrität beraubt werden. Wo sie im Zuge einer sinnlosen Tradition auf brutalste Weise verstümmelt und misshandelt werden und wo diese Praktik nun zwecks Umgehung der dagegen verabschiedeten Gesetze in ein Alter verschoben wird, wo den Kindern noch größerer und vor allem unabsehbarer Schaden zugefügt wird. Wie könnte ich da wegsehen und schweigen? „Du hast recht. Zumindest gibt es dort eine größere Auswahl an Funktionären. Das ist schon etwas."

„Es ist einfach", meinte Gladis und legte den Kopf schief. „Wir wenden uns erneut an Professor Coll-Seck. Und an UN Women."

„De acuerdo. Und wenn dort nichts geht, suchen wir uns Kooperationen unter den in Westafrika tätigen NGOs."

Gladis nickte zuversichtlich. „So machen wir es."

Den Kopf in den Nacken gelegt betrachtete ich das Spiel der Palmblätter im Wind. Ich dachte an Seynabou und Bainno und mir blutete das Herz. Ich dachte an Aby und Nhima und unerträgliche Bilder stiegen in mir hoch. Und an Felik ... Wehmütig ließ ich meinen Blick in die Ferne schweifen, dorthin, wo ich das kleine Eiland vermutete, dieses fantastische Märchen aus einer fremden Welt, irgendwo zwischen grandiosem Traum und brutaler Realität.

Nachwort

Es gibt nicht viele wirklich magische Begegnungen im Leben. Sie ergeben sich zufällig, wenn man offen für Neues ist, wenn man bereit ist, sich mit anderen Kulturen auseinanderzusetzen. Jede Gesellschaft verfällt gerne ins Schubladisieren. Darum zeigt sich gerade bei dem tabuisierten Thema Sexualität und Fortpflanzung, wie wichtig es für beide Seiten ist zuzuhören und sich in liebevollem Respekt zu nähern. Auch wenn ein wertschätzendes Aufeinanderzugehen nicht immer leichtfällt.

Durch Abysarr werden beide Seiten der 5000 Jahre alten Tradition beleuchtet. Sie ist selbst Opfer dieser Tradition, und zwar im doppelten Sinne: als Betroffene aufgrund ihrer eigenen Verstümmelung und dann später als Täterin, die ihre Verfehlung erkannt hat und zutiefst bereut.

Der Westen, der mit seiner kolonialistischen Politik den Kontinent nur ausgebeutet hat, müsste in Afrika endlich in einer Art und Weise aktiv werden, dass er statt Menschenverachtung und Gier humane Absichten nicht nur erklärt, sondern auch mit Respekt und Verstand zum Wohle der Bevölkerung durchsetzt. Und dort, wo es um die elementarsten Menschenrechte geht, durch Wirtschaftssanktionen o. Ä. auch die Politik und die Verantwortlichen in die Pflicht nimmt. Denn das Leid und das Unrecht, das Mädchen und Frauen nach wie vor angetan wird, darf nicht einfach hingenommen werden.

Ein paar nüchterne Fakten sprechen für sich, um das Ausmaß dieses Wahnsinns schnell zu erfassen: Die von der weltweit anerkannten Thomson Reuters Foundation bereitgestellten Zahlen, die erst kürzlich, im Februar 2019, nach oben revidiert werden mussten, vermitteln nicht den Eindruck, dass sich die Situation für die Frauen und Mädchen in Afrika deutlich bessert oder nicht in dem Ausmaß, das die zahlreichen Programme und Projekte vermuten und erwarten lassen. Warum geht seit Waris Diries ersten Sensibilisierungsversuchen so wenig weiter im Kampf gegen diese brutale sinnlose Praktik? Waren vor zehn Jahren noch geschätzte 140 Millionen Frauen und Mädchen Opfer dieser Tradition, so spricht die Stiftung heute von 200 Millionen. Jedes Jahr werden weitere drei Millionen Mädchen verstümmelt, 6000 bis 8000 jeden Tag, alle elf Sekunden ein Kind …

Nicht gezählt werden jene, die bei dieser Tortur ihr Leben lassen: Zehn Prozent der Kinder versterben an lebensbedrohlichen Blutungen oder Infektionen der Wunde, auf die noch Asche, Erde, Kuhdung oder der Sud aus Wasser und Stroh aufgetragen werden, ein weiterer Teil wird durch die rituelle Massenbeschneidung mit derselben Klinge mit HIV infiziert. Der größte Teil aber leidet ein Leben lang an den vielfältigsten Kalamitäten wie Schmerzen beim Geschlechtsverkehr, Ausfluss, Infektionen, Zysten, Fisteln, Inkontinenz, Unfruchtbarkeit u. v. a. m.

Mir geht es um diese traumatisierten Frauen. Da es für eine Europäerin sehr schwierig, ja fast unmöglich ist, dort anzusetzen, wo wahrscheinlich am meisten bewirkt werden kann, nämlich in den Dorfgemeinschaften und dort vor allem bei den Dorfältesten und religiösen – meist muslimischen – Führern, lege ich den Fokus meines Engagements auf die Opfer. Die Beschneiderinnen selbst werden ihre einträgliche Tätigkeit und ihre Machtposition nie freiwillig aufgeben, hier sind andere Maßnahmen gefordert. Die gesetzlichen Möglichkeiten dazu wurden geschaffen, wenn auch oft nicht aus freien Stücken. Mir und meinem Verein SAAMA ist die Hilfe für diejenigen Frauen und Mädchen ein Anliegen, die unter den Folgen der Verstümmelung leiden. Und Leid gibt es genug.

Um überhaupt etwas im Senegal umsetzen zu können, gründete ich 2014 mit meiner Wiener Kollegin Sigrid Wernegg die Non-Profit-Organisation SAAMA – Verein gegen weiblichen Genitalverstümmelung in Österreich und 2015 die NGO S.A.A.M.A. im Senegal. Für Letztere gewann ich als Leiter vor Ort Mamoudou Ndiaye, einen ehemaligen UNO-Trainer gegen Korruption. Einen Schwarzen, einen Mann. Sein Wort ist vielleicht mehr wert als zig Einrichtungen bei uns. Im bunten Kreis von Gremien, Beiräten, Expertengruppen und Ausschüssen ist doch keiner für irgendetwas zuständig. Das läuft in Westafrika völlig anders, hier ist jeder Experte, und jeder Politiker und Funktionär ist schnell willig und mächtig, wenn für ihn dabei ein Vorteil herausschaut. Mit anderen Worten, praktisch jeder hält die Hand auf. Mamoudou nicht. Mamoudou ist ein Garant dafür, dass alles seine Richtigkeit hat.

Im Ministerium arbeiten wir seit der Gründung von S.A.A.M.A. eng mit Dr. Magatte Ndome zusammen, wodurch sich eine fruchtbare Kooperation entwickelte. Auch diese Ärztin ist ein Beispiel dafür, dass es anders geht: ohne Korruption, ohne Handaufhalten, ohne ausschließlich in die eigene Tasche zu wirtschaften – für die Menschen, für das Land.

Wir begannen mit einem Beratungs- und Behandlungszentrum im Areal eines öffentlichen Krankenhauses in Dakar, wo wir traumatisierten FGM-Opfern eine schnelle und unbürokratische medizinische wie auch psychologische Hilfe zukommen ließen, und schlossen dann eine Kooperation mit der senegalesischen Organisation CEGID (Centre de Guidance Infantile et Familiale). Gemeinsam führen wir mit einem eigenen Bus Kampagnen im Süden und Südosten des Landes durch, in Regionen, die am meisten von der Verstümmelung betroffen sind. Mit an Bord sind Psychologen, Hebammen, Sozialarbeiter, ein Gynäkologe, Musiker und ein Clown.

Es sind nur kleine Initiativen, nicht mehr als ein Tropfen auf dem heißen Stein, aber es geht um jedes Kind und um jede Verstümmelung, die verhindert werden kann. Wenn dadurch auch nur ein paar hundert Frauen erreicht werden, war all unser Engagement diese Mühen wert. Denn diese Frauen werden zu Multiplikatorinnen. Und eines Tages werden sie viele sein, die nicht mehr schweigen.

In welchem Kontext diese Tradition mit ihren Ritualen ursprünglich auch gestanden haben mag, weder damals noch heute hat sie als frauenfeindliche und gesundheitsgefährdende Praktik eine Berechtigung.

Die ägyptische Ärztin, Autorin und Frauenrechtlerin Nawal El Saadawi weist auf den Zusammenhang zwischen dem Brauch und der Relevanz von Jungfräulichkeit in den praktizierenden, meist muslimischen Gesellschaften hin. Es sollten die Keuschheit junger Mädchen gewährleistet und ihre sexuellen Wünsche eingedämmt werden. Die Tradition stelle ein patriarchales Instrument der Kontrolle von Frauen durch Männer dar, so die Aktivistin.

Das vorliegende Buch erzählt von menschlichen Tragödien, der Respektlosigkeit vor dem Individuum und von der Niedertracht menschlichen Denkens und Handelns. Es zeigt neben der allgegenwärtigen Unterdrückung der afrikanischen Frauen durch Männer, dass Neid und fehlende Solidarität unter den Frauen – vor allem zwischen den jungen und den verhärmten älteren Frauen – fatale Auswirkungen haben. Das Buch berichtet aber auch von senegalesischen UNO-Mitarbeiterinnen, von NGO-AktivistInnen und engagierten Einheimischen, die für den Kampf gegen FGM brennen. Und es erzählt von Aby, die ihr Dorf verließ, weil sie den Irrsinn und die Sinnlosigkeit der Verstümmelungen erkannte.

In diesem Sinne ist *Blutiges Brautgeld* ein Buch voller Tragik und zugleich voller Hoffnung.

Verwendete und weiterführende Quellen

Peter-Matthias Gaede (Hrsg.): Frühstück in Timbuktu. Abenteuerliche Geschichten aus GEO. Piper: 1999.

Rüdiger Nehberg: Karawane der Hoffnung: Mit dem Islam gegen den Schmerz und das Schweigen. Piper: 2008.

Ilija Trojanow: Kampfabsage: Kulturen bekämpfen sich nicht – sie fließen zusammen. Fischer: 2016.

Peter Fuchs: Afrikanisches Dekamerone. Erzählungen aus Zentralafrika. DVA: 1961.

Hassoldt Davis: Das Dorf der Zauberer. Ullstein: 1958.

Ellen T. Ismail: Frauen im Sudan. Peter Hammer Verlag: 1999

Online [Stand Dezember 2019]:

www.unicef.at/einsatzbereiche/fgm/

www.fulda-mosocho-project.com/beschneidung-genitalverstummelung/zahlenfaktengruende-fgm/

www.frauenrechte.de/images/downloads/fgm/EU-StudieFGM.pdf

www.unicef.at/news/einzelansicht/weibliche-genitalverstuemmelung-ein-globales-problem/

www.reuters.com/article/us-global-women-fgm-factbox/factbox-what-is-female-genital-mutilation-and-where-does-it-happen-idUSKCN1PV00N

www.liportal.de/no_cache/senegal/?type=998

www.ecoi.net/en/file/local/1241531/1002_1257194690_senegal.pdf

www.welt.de/reise/Fern/article163247096/Im-Senegal-haben-die-Taxis-Schwaenze.html

www.wwf.de/themen-projekte/projektregionen/westafrikanische-meeresregion/schutz-der-mangroven/

www.tagesspiegel.de/wissen/medizin-nach-der-geburt-allein/1277038.html

www.spiegel.de/gesundheit/diagnose/wie-afrikanerinnen-unter-fisteln-leiden-leben-in-scham-a-1163441.html

www.kas.de/laenderberichte/detail/-/content/islam-und-politik-in-westafrika

www.kas.de/web/auslandsinformationen/artikel/detail/-/content/auf-dem-weg-in-die-marabukratie-

www.kas.de/veranstaltungsberichte/detail/-/content/senegalesischer-laizismus-und-das-verhaltnis-von-staat-und-religi-1

www.kas.de/c/document_library/get_file?uuid=cfd25a36-41c3-499e-b9c7-6600cac28b82&groupId=252038

www.tangbad.eu/MediaTB/traditions/Tradition_CasamanceB.pdf

www.nzz.ch/international/wo-kinderhochzeiten-normal-sind-ld.1325993

www.28toomany.org/static/media/uploads/Country%20Research%20and%20Resources/Senegal/senegal_country_profile_v2_(august_2018).pdf